神经系统疾病诊疗学

主编　孙光涛

U0338720

中国纺织出版社有限公司

图书在版编目(CIP)数据

神经系统疾病诊疗学 / 孙光涛主编. —— 北京：中国纺织出版社有限公司, 2020.7

ISBN 978-7-5180-7672-7

Ⅰ. ①神… Ⅱ. ①孙… Ⅲ. ①神经系统疾病—诊疗 Ⅳ. ①R741

中国版本图书馆 CIP 数据核字(2020)第 128985 号

责任编辑:樊雅莉   责任校对:高 涵   责任印制:王艳丽

中国纺织出版社有限公司出版发行

地址:北京市朝阳区百子湾东里 A407 号楼   邮政编码:100124

销售电话:010—67004422   传真:010—87155801

http://www.c-textilep.com

中国纺织出版社天猫旗舰店

官方微博 http://weibo.com/2119887771

北京玺诚印务有限公司印刷   各地新华书店经销

2020 年 7 月第 1 版第 1 次印刷

开本:787×1092   1/16   印张:10.5

字数:239 千字   定价:88.00 元

前　言

　　神经系统主要分为中枢神经系统及周围神经系统,在机体内起着主导作用。人体结构及功能极其复杂,神经系统直接或间接对体内各器官、系统的功能及生理过程进行调节控制,以实现和维持人体正常的生命活动,并且随时迅速根据外部环境变化进行各功能的调整。神经系统对人体正常的生命活动而言,起着至关重要的作用。一旦神经系出现问题,会给人体带来严重的后果。

　　伴随医学科技的发展,神经系统疾病相关临床医学的进步,在神经系统疾病的诊断及治疗技术方面都有着巨大的提升,科学先进的诊治仪器与方法的出现,帮助临床医生进一步了解疾病、帮助患者。鉴于对神经系统疾病相关认识的逐渐加深,本编委会组织相关人员认真编写了此书,以更好地提高广大神经科临床医务人员的诊治水平。

　　本书共五章,内容涉及神经系统内外科常见疾病的诊治,具体包括脑血管疾病、中枢神经系统感染性疾病、周围神经疾病、神经系统先天性和后天性异常、颅脑损伤性疾病。书中对疾病的叙述涵盖病因、病理、症状表现、检查诊断方法、鉴别诊断、内外科治疗方法以及预后等内容,尤其强调临床实用价值。

　　本书在编写过程中,参考了许多神经学相关专业内容的书籍及文献,在此对所有作者表示衷心的感谢。由于编委会人员均身担神经科一线临床诊治工作,故时间及精力有限,虽然竭尽全力,但书中难免存在诸多错误及不足之处,恳请读者给予谅解并提出意见及建议,以起到共同进步、提高神经内外科综合水平的目的。

《神经系统疾病诊疗学》编委会

2020 年 8 月

目　录

第一章　脑血管疾病

第一节　短暂性脑缺血发作

一、概述

缺血性脑卒中/短暂性脑缺血发作是一组不同病因的急性脑循环障碍迅速导致局限性或弥漫性脑功能缺损的临床综合征。该病目前已成为人类第二大致死致残率高的疾病。我国是缺血性脑卒中/短暂性脑缺血发作复发率最高的国家之一,其复发造成的患者残疾和病死率与初发者相比呈倍增趋势。不同时期短暂性脑缺血发作的定义见表1-1。

表 1-1　不同时期短暂性脑缺血发作的定义

时期	定义
1965 年	突然出现的局灶性或全脑神经功能障碍,持续时间不超过 24h,且排除非血管源性原因
2002 年	由病灶大脑或视网膜缺血引起的短暂性神经功能紊乱,其典型的临床症状持续不到 1h,且无急性梗死形成的证据。如果临床症状持续存在,并有与梗死相符的特征性影像学异常,则诊断为卒中
2007 年	症状、体征在 24h 完全缓解并且 MR 弥散加权成像正常者为经典短暂性脑缺血发作;而症状、体征在 24h 完全缓解但 MR 弥散加权成像异常者被称为"伴有梗死的短暂症状"
中国目前	急性脑缺血性症状、体征在 24h 内完全缓解,同时影像学未见梗死病灶者(MR 弥散加权成像正常)诊断为经典短暂性脑缺血发作;急性缺血性症状、体征,无论持续时间长短,只要有梗死证据(MR 弥散加权成像异常)均诊断为脑梗死 在发病之初的数小时内,尤其在溶栓时间窗的 3h 内,症状、体征持续存在但影像学未见异常者,在排除其他原因后可以先冠以"急性缺血性脑血管病综合征",之后可根据临床和影像学复查结果给予进一步的明确诊断

二、流行状况

正常人群中每 1000 人每年发病为 0.31~0.64 人,中老年人中最为常见,75 岁以上年发病率达 2.93/1000。在美国每年短暂性脑缺血发作有 20 万~50 万人,1999 年的美国调查显示,短暂性脑缺血的年患病率为 2.3%,约有 490 万患者。短暂性脑缺血发作的患病率随着年龄的增长而增加,不同种族的短暂性脑缺血发作患病率不同。短暂性脑缺血发作在社会经济地位低和教育水平低的人群中发病率较高。

三、病因

(1)动脉硬化,如颈动脉粥样硬化斑块形成、颈内大动脉硬化狭窄等。

(2)心脏病,如心房颤动、瓣膜病变、卵圆孔未闭等。

(3)高血压、高脂血症、糖尿病和肥胖等代谢综合征。

(4)年龄>65 岁。

(5)雌激素替代治疗。

(6)吸烟。

(7)过度饮酒。

(8)体力运动过少。

(9)其他,如高纤维蛋白血症、高 C 反应蛋白水平和维生素 B_6 水平降低。

四、临床表现

(一)颈内动脉系统短暂性脑缺血发作

颈内动脉系统的短暂性脑缺血发作最常见的症状为单瘫、偏瘫、偏身感觉障碍、失语、单眼视力障碍等,也可出现同向性偏盲等。主要表现:单眼突然出现一过性黑矇,或视力丧失,或白色闪烁,或视野缺损,或复视,持续数分钟可恢复。对侧肢体轻度偏瘫或偏身感觉异常。优势半球受损出现一过性的失语或失用或失读或失写,或同时面肌、舌肌无力。偶有同侧偏盲。其中单眼突然出现一过性黑矇是颈内动脉分支眼动脉缺血的特征性症状。短暂的精神症状和意识障碍偶也可见。

(二)椎—基底动脉系统短暂性脑缺血发作

椎—基底动脉系统短暂性脑缺血发作主要表现为脑干、小脑、枕叶、颞叶及脊髓近端缺血,神经缺损症状。最常见的症状是一过性眩晕、眼震、站立或行走不稳;一过性视物成双或视野缺损等;一过性吞咽困难、饮水呛咳、语言不清或声音嘶哑;一过性单肢或双侧肢体无力、感觉异常;一过性听力下降、交叉性瘫痪、轻偏瘫和双侧轻度瘫痪等。少数可有意识障碍或猝倒发作。

五、诊断措施

影像学检查:随着影像学技术的发展,CT 和 MRI 已成为短暂性脑缺血发作患者的常规检查项目。短暂性脑缺血发作患者中,2%～48%可在 CT 检查时显示相应缺血病灶。MRI 评估脑卒中较 CT 更准确,特别是对一些病灶较小的脑卒中,MRI 较 CT 能够提供更多的信息。使用常规 MRI 发现,30%～80%的短暂性脑缺血发作患者存在相应病灶。但是,MRI 同样不能区分急性与慢性病灶。DWI 对于急性缺血性脑卒中是非常敏感且方便的检查技术。它能很好地反映脑缺血和脑梗死的动态演化过程,可明确脑梗死灶与短暂性脑缺血发作的关系。CT 灌注成像(CTP)是利用同位素对比剂的原理计算脑血流灌注量,CTP 中的平均通过时间图像显示脑缺血更为敏感,能够评估短暂性脑缺血发作患者的脑血流灌注情况,对于早期常规影像学检查未能发现病灶的短暂性脑缺血发作患者具有诊断价值。正电子发射计算机断层扫描(PET)是体外测量局部脑血流量、局部脑血容量的“金标准”。而单光子发射计算机断层摄影是利用注入人体内放射性核素射出的单光子为射线源反映人体功能的解剖图像。

脑动脉的影像学检查:经颅多普勒超声可以无创地评测颅外的颈动脉和椎—基底动脉的高度狭窄。脑血管造影主要表现为较大的动脉血管壁(颈动脉及颅内大动脉)及管腔内有动脉硬化斑块性损害,如溃疡斑块、管腔狭窄、完全性闭塞。

六、治疗措施

(一)评估

短暂性脑缺血发作是脑梗死的预警信号,发展成脑梗死的风险很高。英国的 Rothwell 等通过对 209 例临床疑诊和确诊的短暂性脑缺血发作患者进行队列研究后,提出了一个

ABCD评分系统,用于短暂性脑缺血发作后7d内卒中危险性的预测。该评分系统有如下内容:①年龄(Age,A)≥60岁评1分。②血压(blood pressure,B)>140/90mmHg评1分。③临床特征(clinical features,C):单侧肢体乏力评2分,语言障碍但无肢体乏力评1分。④症状持续时间(duration,D):≥60min评2分,10～59min评1分。总分6分,评分≥5分者近期梗死风险较大。

Johnston在ABCD评分中加入糖尿病一项制订出ABCD2评分标准,即糖尿病患者评1分,总分增至7分,与ABCD评分比较,ABCD2评分具有更高的预测短暂性脑缺血发作后卒中的价值。ABCD2评分将短暂性脑缺血发作患者划分为低危(0～3分)、中危(4～5分)、高危(6～7分)3组,低危、中危和高危组在短暂性脑缺血发作后1周内发生脑梗死的比例分别为1.2%、5.9%和11.7%。

(二)危险因素的干预

对于短暂性脑缺血发作患者,高血压、糖尿病、高脂血症、不良生活方式是可以干预的危险因素,其中高血压是最重要的危险因素。老年单纯性收缩期高血压患者(收缩压>160mmHg,舒张压<90mmHg)进行降压治疗(氯噻酮或阿替洛尔)可使总体卒中发生减少36%,并且年龄>80岁者卒中发生减少40%。缺血性卒中和短暂性脑缺血发作治疗指南指出,建议高血压患者要改进生活方式,进行个体化药物治疗,目标值是120/80mmHg的正常水平。高血压前期患者(120～139/80～90mmHg),如伴有充血性心力衰竭、心肌梗死、糖尿病或慢性肾衰竭,应当给予抗高血压药。建议糖尿病患者要改进生活方式,进行个体化药物治疗。糖尿病患者的高血压要强化治疗,目标值是低于130/80mmHg。如果可能,治疗应当包括血管紧张素转化酶抑制剂或血管紧张素受体拮抗剂。应当定期监测血胆固醇。建议高胆固醇患者要改进生活方式,服用他汀类药物。建议不要吸烟及大量饮酒,定期进行体力活动,摄入低盐和低饱和脂肪饮食,体重指数增高者采用减肥饮食。

(三)抗栓治疗

对于非心源性栓塞所致短暂性脑缺血发作患者,推荐使用抗血小板药物而非口服抗凝药,阿司匹林(50～325mg)、阿司匹林联合缓释潘生丁,氯吡格雷均可用于初始治疗。但阿司匹林与氯吡格雷合用增加了出血危险性,不推荐常规使用。阿司匹林过敏者宜选择氯吡格雷。对于心源性栓塞所致短暂性脑缺血发作患者:①非瓣膜性心房颤动患者,如年龄<65岁、没有血管危险因素,可建议服用阿司匹林;如年龄在65～75岁、没有血管危险因素,除非禁忌,建议服用阿司匹林或口服抗凝剂(INR 2.0～3.0);如年龄>75岁,或者虽<75岁,但有高血压、左心室功能不全、糖尿病等危险因素,建议口服抗凝剂(INR 2.0～3.0)。②心房颤动患者,如不能接受口服抗凝剂,建议服用阿司匹林。③心房颤动患者,如有机械性人工瓣膜,建议接受长期抗凝,INR目标值因人工瓣膜类型不同而异,但不能低于2～3。

阿司匹林是研究最深入和广泛的抗血小板药物,总体上阿司匹林(50mg至1500mg)可以减少15%的复发风险。低剂量阿司匹林(61mg到每天325mg)同样有效,其胃肠道出血的发生率较低。氯吡格雷和阿司匹林/双嘧达莫联合预防短暂性脑缺血发作的复发疗效相当。阿司匹林和氯吡格雷的联合使用比任一单药都会增加出血风险,但是早期联用和短期联用效果还是值得肯定的。

(四)血管内治疗和外科治疗

北美有症状颈动脉内膜切除试验(NASCET)和欧洲颈动脉外科试验(ECST)研究证实了

颈动脉内膜切除术(CEA)治疗颈动脉狭窄的有效性和安全性。①狭窄70%～99%的患者,建议颈动脉内膜切除术。颈动脉内膜切除术只能在围术期并发症(所有卒中和死亡)发生率<6%的医学中心进行。②某些狭窄50%～69%的患者,建议可以考虑颈动脉内膜切除术;有非常近期的大脑半球症状的男性患者最有可能获益。狭窄50%～69%的颈动脉内膜切除术只能在围术期并发症(所有卒中和死亡)发生率<3%的医学中心进行。③不建议给狭窄<50%的患者施行颈动脉内膜切除术。④建议将颈动脉经皮腔内血管成形术和(或)支架置入术(CAS)仅用于筛选过的患者。仅限用于有严重症状性颈动脉狭窄的下列患者:有颈动脉内膜切除术禁忌者,狭窄处于手术不能到达的部位,早期颈动脉内膜切除术后再狭窄,放射后狭窄。支架置入术前即给予氯吡格雷和阿司匹林联用,持续至术后至少1个月。

七、预后

未经治疗的短暂性脑缺血发作患者,约1/3缓解,1/3将反复发作,1/3发展为脑梗死。临床研究发现,脑卒中患者中15%发病前有短暂性脑缺血发作,近50%卒中都发生在短暂性脑缺血发作后48h内。因此必须积极治疗短暂性脑缺血发作。高龄、体弱、高血压、糖尿病、心脏病等均影响预后,主要死亡原因是完全性脑卒中和心肌梗死。

第二节 脑梗死

一、概述

脑梗死又称缺血性脑卒中或中风,指因动脉管腔狭窄或者堵塞形成脑血栓,引发局部脑组织血液供应障碍,继而发生缺血缺氧性病变后局部脑组织坏死和脑软化,最终导致相应的神经功能缺失的脑血管疾病。脑梗死的发病率高,病死率高,致残率高,复发率高。

二、流行状况

中国1986—1990年大规模人群调查显示,脑卒中发病率为109.7/10万～217/10万人,患病率为719/10万～745.6/10万人,死亡率为116/10万～141.8/10万人。男性发病率高于女性,男:女比例约为1.3:1～1.7:1。脑卒中发病率、患病率和死亡率随年龄增加到45岁后均呈明显增加,65岁以上人群增加最明显,75岁以上发病率是45～54岁组的5～8倍,存活者中50%～70%患者遗留瘫痪、失语等严重残疾,给社会和家庭带来沉重的负担。1990年全国流行病学调查显示,重症脑血管病的发病率为115.61/10万人,患病率为256.94/10万人,死亡率为81.33/10万人。我国每年新发生脑卒中患者近150万人,年死亡数近100万人。脑梗死患者约占全部脑卒中的70%。

三、病因

脑梗死是临床常见的脑血管疾病之一,主要是由于供应脑部血液的动脉出现粥样硬化和血栓形成,使管腔狭窄甚至闭塞,导致局灶性急性脑供血不足而发病;也有因异常物体(固体、液体、气体)沿血液循环进入脑动脉或供应脑血液循环的颈部动脉,造成血流阻断或血流量骤减而产生相应支配区域脑组织软化坏死者。

无症状脑梗死比较少见,但是死亡率较高,它是由于脑供血障碍引起的脑组织缺血、缺氧而引起的脑软化,引起这类脑梗死发生的原因主要有以下几方面:第一,患者年龄较大,兼有动脉硬化等疾病,一旦精神高度紧张或抑郁可能导致发病;第二,在脑部缺血部位或血肿较小,仅有轻微或偶发的麻木感或疼痛感,未引起重视;第三,原来就有脑部疾病,如脑血肿或脑血管瘤等,随着运动或饮食不当(如饮酒、吸烟)逐渐加重。

外伤性脑梗死一般是在外伤 24h 后经头颅 CT 检查时而发现的一种并发症。发生的原因主要有:第一,蛛网膜下隙出血,它占颅脑外伤患者的 40% 以上,而这类患者可以出现脑血管痉挛、脑缺氧或循环障碍,最后导致脑梗死;第二,有些患者年龄较大,多为 50 岁以上,再伴有高血压、高血脂病史,本来血管已经老化,若遭受外伤后,可导致脑内血肿或脑水肿,结果颅内血压增高,最后产生脑梗死,可见外伤是这类患者脑梗死的重要诱因;第三,外伤引起内源性脑损伤因子积聚从而引起脑梗死,部分患者在遭受外伤后,神经递质的含量发生变化,体内的自由基或代谢废物积累增加,而这些物质都可增加脑梗死的概率。

四、临床表现

根据部位可以分为颈内动脉系统(前循环)脑梗死和椎—基底动脉系统(后循环)脑梗死。颈内动脉系统(前循环)脑梗死可以分为颈内动脉血栓形成、大脑中动脉血栓形成、大脑前动脉血栓形成。椎—基底动脉系统(后循环)脑梗死可以分为大脑后动脉血栓形成、椎动脉血栓形成、基底动脉血栓形成。

颈内动脉血栓形成,临床表现复杂多样。①大脑中动脉血栓形成:大脑中动脉主干闭塞可出现对侧偏瘫、偏身感觉障碍和同向性偏盲,可伴有双眼向病灶侧凝视,优势半球受累可出现失语,非优势半球病变可有体像障碍。②大脑前动脉血栓形成:大脑前动脉阻塞时由于前交通动脉的代偿,可全无症状。③大脑后动脉血栓形成:大脑后动脉闭塞引起的临床症状变异很大,动脉的闭塞位置和 Willis 环的构成在很大程度上决定了梗死的范围和严重程度。④椎动脉血栓形成:若两侧椎动脉的粗细差别不大,当一侧闭塞时,通过对侧椎动脉的代偿作用,可以无明显症状。在小脑后下动脉或椎动脉供应延髓外侧的分支闭塞时发生延髓背外侧综合征。⑤基底动脉血栓形成:基底动脉主干闭塞,表现为眩晕、恶心、呕吐及眼球震颤,复视,构音障碍,吞咽困难及共济失调等,病情进展迅速而出现球麻痹,四肢瘫,昏迷,并导致死亡。基底动脉的短旋支闭塞,表现为同侧面神经和外展神经麻痹,对侧瘫痪,即为脑桥腹外侧综合征。当脑桥基底部双侧梗死,表现为双侧面瘫,球麻痹,四肢瘫,不能讲话,但因脑干网状结构未受累,患者意识清楚,能随意睁闭眼,可通过睁闭眼或眼球垂直运动来表达自己的意愿,即为闭锁综合征。基底动脉尖端分出两对动脉,大脑后动脉和小脑上动脉,供血区域包括中脑、丘脑、小脑上部、颞叶内侧和枕叶。这 2 支动脉血栓形成临床表现为眼球运动障碍,瞳孔异常,觉醒和行为障碍,可伴有记忆丧失,及对侧偏盲或皮质盲,少数患者可出现大脑脚幻觉,称为基底动脉尖综合征。

五、分类

目前进展性脑梗死的诊断标准国内外有所不同。国外对进展性缺血性卒中定义为发病 1 周内临床症状和体征逐渐进展或呈阶梯式加重的缺血性卒中。其标准为病情在 1 周内逐渐进展,当 Canadian 卒中量表评分下降 1 分、Scandinavian 卒中量表(SSS)评分下降 2 分或更多、美国国立卫生研究所卒中量表(NItiSS)评分下降 3 分或更多时,可诊断为进展性卒中。国内学者多认为发病后 48h 内神经功能缺损症状逐渐进展或呈阶梯式加重的缺血性卒中为进展性缺血性卒中。

根据临床表现,进展性脑梗死可分为以下 4 种类型:①急性进展型,病情可在数小时内明显加重,当时即可观察或被患者及家属觉察,该型占 53.6%。②缓慢进展型,病情多在 3～5d 加重,个别在 2 周内病变达高峰,逐渐缓慢加重,不易被察觉,特别是发生在椎—基底动脉系统上行网状结构时,有嗜睡、昏睡逐渐加重,该型占 36.4%。③台阶式进展型,病变达高峰后病情稳定,或略为好转,产生一个平台期,数小时或数天后再次加重,达到另一高峰,稳定后再次形成平台期,该型占 6.2%。④波浪式进展型,发病初期类似短暂性脑缺血发作发作,早期 CT 表现不显示,常诊断为短暂性脑缺血发作,经过数小时、数天再次短暂性脑缺血发作样发作,行颅脑 CT 检查发现已有小灶性梗死,该梗死灶实际上是上次发作所致,该型占 3.8%。

六、诊断措施

1. CT 血管成像

通过静脉注射碘化造影剂后,经螺旋 CT 扫描进行血管重建成像,它可检测到颅外颈动脉的狭窄程度及是否形成血液斑块,还可检测到颅内血管狭窄的程度、血栓的大小或有无动脉瘤;可直观看到脑血液循环情况,非常有利于脑梗死的早期诊断。

2. CT 灌注成像

这项技术是通过注射碘对比剂显示毛细血管的变化动态,从而观察脑组织密度有无改变,该技术可用于发病早期的检测,特别是发病 2～4h 的超早期,如果发现脑部的低密度病灶,可判断形成了缺血性脑梗死。

3. 核磁共振(MR)检测

核磁共振成像(MRI)技术是目前最重要的辅助检查之一,特别是超早期检测(如脑梗死数分钟后)发现异常,就可确定病情,对症治疗。该技术主要有以下几类。

(1)磁共振弥散加权成像(DWI)技术:这种检测方法对早期缺血改变非常敏感,如果脑血管缺血发生仅 1～5min 就能收集高信号,它能反映细胞是否发生了水肿,所以在脑梗死发生早期,利用 DWI 检测可特异性观察到病情的严重程度。

(2)磁共振灌注成像(PWI)技术:利用团注对比剂追踪技术可观察到血流灌注情况,从成像上可直接看到脑部血流的变化,一旦发现脑部缺血,就非常敏感地观察到各种信息。

(3)磁共振血管成像(MRA)技术:这是一项血流依赖性技术,由于血流信号消失的因素是多方面的,不一定是血管完全闭塞,因此,必须细致区分血流缓慢、无血流形成的原因,再加上其他技术的联合应用,以免误诊。

(4)磁共振频谱(MRS)技术:该技术可判断特定脑区的代谢活动是否正常,脑部某些代谢产物的含量是否超标,最大限度地进行早期诊断,对脑梗死的严重程度做出判断。

中老年患者,有动脉粥样硬化及高血压等脑卒中的危险因素,安静状态下活动起病,病前可有反复的短暂性脑缺血发作发作,症状常在数小时或数天内达高峰。出现局灶性神经功能缺损,梗死的范围与某一脑动脉的供应区域一致。一般意识清楚。头部 CT 在早期多正常,24～28h内出现低密度病灶。脑脊液正常,SPECT、DWI和PWI有助于早期诊断,血管造影可发现狭窄或闭塞的动脉。

七、治疗措施

（一）对症支持治疗

（1）卧床休息,注意对皮肤、口腔及尿道的护理,按时翻身,避免出现压疮和尿路感染等。

（2）调控血压。如收缩压小于180mmHg或舒张压小于110mmHg,不需降血压治疗,以免加重脑缺血;如收缩压在185～210mmHg或舒张压在115～120mmHg,也不需降血压治疗,应严密观察血压变化;如收缩压大于220mmHg,舒张压大于120mmHg以上,则应给予缓慢降血压治疗,应严密观察血压变化,防治血压降得过低。

（3）控制血糖。脑卒中急性期血糖增高可以是原有糖尿病的表现或是应激反应。当患者血糖增高超过11.1mmol/L时,应立即给予胰岛素治疗,将血糖控制在8.3mmol/L以下。

（4）吞咽困难的处理。30%～65%的急性卒中患者会出现吞咽困难,吞咽困难治疗的目的是预防吸入行肺炎,避免因饮食摄入不足导致的体液缺失和营养不良。水、茶等稀薄液体最易导致误吸。

（5）肺炎的处理。约5.6%卒中患者合并肺炎,误吸时卒中合并肺炎是患者死亡的一个主要原因,急性脑卒中还可以并发急性神经源性肺水肿。治疗主要包括呼吸治疗（如氧疗）和抗生素治疗,药敏试验有助于抗生素的选择。

（6）上消化道出血的处理。是脑卒中患者急性期临床上较常见的严重并发症,病死率较高,是由于胃、十二指肠黏膜出血性糜烂和急性溃疡所致。主要采用胃内灌洗和使用制酸止血药物进行治疗。

（7）水、电解质紊乱的处理。由于神经内分泌功能的紊乱、意识障碍、进食减少、呕吐、中枢性高热等原因,尤其是脱水治疗,常并发水、电解质紊乱,进一步加重脑组织的损害,严重时可危及生命。

（8）心脏损伤的处理。主要包括急性心肌缺血、心肌梗死、心律紊乱及心力衰竭等,是急性期脑血管病的主要死亡原因之一。早期密切观察心脏情况,必要时行动态心电监测及心肌酶谱检查,及时发现心脏损伤。

（二）溶栓治疗

主要是在缺血脑组织出现坏死之前,迅速重建缺血脑组织的血供循环,挽救受损脑细胞,尽可能缩小因缺血缺氧对脑组织造成的不可逆性损伤,改善脑梗死的预后。溶栓治疗因受梗死脑组织生理特性差异以及脑梗死患者个体差异的限制,具有一定的不确定性,因而临床应用时具有其相应的适应证和禁忌证。一般认为,18～80岁;脑功能损害的体征比较严重,持续存在超过1h;颅内无出血,无早期大面积脑梗死影像学改变;红细胞、血红蛋白、血小板、凝血功能正常的患者在6h内溶栓是安全有效的。主要包括静脉溶栓,动脉溶栓和药物溶栓。

（三）静脉溶栓

一般采用静脉滴注或静脉推注的方法,设备简单,操作便捷,创伤较小,耗时较短,费用较低,患者易于接受,但该溶栓方法用药剂量较大,对纤溶系统影响较大,出血较多见,对大血管的血栓再通率较低,因而适用于弥散性微血栓的溶栓。

（四）动脉溶栓

一般采用 Seldinger 技术穿刺股动脉或颈动脉，根据血管数字减影的图像示踪，将微导管插入血栓部位，注入溶栓药物，进行超选择性动脉内溶栓治疗。动脉溶栓法对设备要求高、操作复杂、用药量小、耗时长、溶栓效率高，对纤溶系统影响小，适用于大血管内单一或少量血栓栓塞的患者。

（五）药物溶栓

1.尿激酶

非选择性的纤维蛋白溶解剂，直接将纤溶酶原激活转化为纤溶酶，裂解血栓表面和游离于血液中的的纤维蛋白，在血栓内外发挥纤溶作用，抗原性小，安全有效，较为常用。

2.链激酶

非选择性纤维蛋白溶解剂，可经血浆及血清中的蛋白激活，提高体内纤维蛋白溶解系统的活力，将纤溶酶原激活转化为纤溶酶，溶解血栓，有一定抗原性，给药前应静脉推注地塞米松。

3.重组组织型纤溶酶原激活物

是目前公认的最有效的溶栓药，特异性降解血栓部位的纤维蛋白原，不产生自身纤溶作用，脑梗死发作 3h 内静脉输入该药有较好的预后。

（六）抗凝药物治疗

抗凝药物治疗是为了防止脑梗死患者因血栓扩展引发再梗死，神经功能缺失加重。适用于心源性脑梗死和进展型脑血栓患者。主要治疗药物有阿司匹林、肝素、低分子肝素钙和奥扎格雷钠等。

1.阿司匹林

抗血小板聚积，广泛地应用于缺血性脑血管病的治疗，服用后有效降低脑梗死的复发率和病死率。研究显示，阿司匹林联合氯吡格雷效果可能优于阿司匹林单用。

2.肝素

通过阻止凝血酶原转变为凝血酶，抑制纤维蛋白原转变为纤维蛋白，阻止血小板的凝聚。

3.低分子肝素钙

通过结合抗凝血酶Ⅲ及其复合物，抑制Ⅹa因子和凝血酶，同时还可促进血浆纤溶酶原激活物释放，发挥纤溶作用。临床使用时无需监测凝血指标，使用方便，治疗急性脑梗死安全有效。

4.奥扎格雷钠

血栓烷（TX）合酶抑制剂，抑制前列腺素 H_2（PGH_2）生成血栓烷 A_2（TXA_2），促进血小板所衍生的 PGH_2 转向内皮细胞后合成前列环素（PGI_2），改善 TXA_2 与 PGI_2 的平衡异常，发挥抑制血小板聚集和扩血管的作用，改善缺血区微循环。

（七）脑神经保护剂

脑梗死患者局部脑组织的神经元损伤，同时神经元的蛋白合成停止，膜离子转运停止，神经元发生去极化，钙离子内流促进氨基酸—谷氨酸的释放，进一步加强钙离子的内流和神经元的去极化，加重神经元损伤。因此，及时使用脑神经保护剂一方面可以阻断神经细胞损伤及凋亡的病理生理过程，另一方面增强脑细胞对缺血缺氧的耐受性，从而保护神经细胞，促进脑梗死局部组织的恢复。主要治疗药物包括钙通道阻滞剂、NO 合酶抑制剂、自由基清除剂、神经营养药物。

1. 钙通道阻滞剂

代表性药物为尼莫地平，易通过血脑屏障而选择性作用于脑血管平滑肌，有效阻止 Ca^{2+} 进入细胞内，抑制血管平滑肌收缩，减轻血管痉挛，扩张脑血管，改善病灶区血液循环；另有降低血浆黏稠性，抑制血小板聚集并防止微血栓形成的作用。

2. NO 合酶抑制剂

代表性药物为 NG 位硝基左型精氨酸（IN-NA）。NO 是一种血管、神经活性物质，而氧化亚氮合酶（NOS）是合成 NO 的关键酶，包括神经元型 NOS（nNOS），内皮细胞型 NOS（eNOS）和诱导型 NOS（iNOS），其中 nNOS 和 iNOS 过度表达释放的 NO 具有神经毒性，损伤神经元。NO 合酶抑制剂可以缓解 NO 的神经毒性作用，减轻脑损伤。

3. 神经营养药物

代表性药物为脑神经生长素、吡拉西坦、尼麦角林、脑活素、阿米三嗪萝巴新等，此类药物能促进脑细胞对葡萄糖的利用和能量的储存，促进脑组织的新陈代谢，增加脑血流量，刺激神经传导，兴奋受抑的中枢神经，促进损伤神经元的修复再生。

4. 自由基清除剂

代表性药物为维生素 C、维生素 E、超氧化物歧化酶（SOD）、甘露醇、糖皮质激素、依达拉奉等，此类药物通过清除自由基，抑制脑细胞的脂质过氧化，延迟神经细胞死亡，减小梗死面积。

（八）亚低温疗法

该方法是将人体体温降至 $32 \sim 35℃$ 而保护人体组织，特别是可保护脑组织。其机制是通过降低脑组织内葡萄糖的利用率和耗氧量而减缓脑代谢，若在脑梗死发病 $2 \sim 5d$ 用亚低温疗法治疗，并持续 72h，就能减轻脑水肿高发期的脑损伤。

（九）高压氧疗法

将患者置于高压氧舱中吸纯氧或高浓度氧，提高患者体内的氧含量，改善梗死病变组织氧气供应量，使受损的神经细胞得以修复，促进毛细血管的再生，提高循环系统的快速运转，缩小缺血脑组织。同时，由于血液中氧气含量增加，促使血管内皮生成因子的表达，尽量减少脑梗死的体积。

八、预后

大约 30% 幸存者不能达到完全恢复，尽管日常活动不需要帮助。另外 20% 的幸存者至少有一项活动需要接受帮助，多数（60%）需要接受医疗机构的帮助。脑卒中幸存者的寿命会急剧减少，并且脑血管事件复发的可能性迅速增高。

第三节　脑动脉硬化症

一、概述

脑动脉粥样硬化主要侵犯管径 $500\mu m$ 以上的脑部大、中动脉，东方人 Willis 环周围主要脑动脉病变严重，并与高血压密切相关。以往认为，小动脉主要承担和调节血管阻力，高血压主要引起小动脉硬化,近来发现正常时脑主要动脉占整个脑血管阻力 20％～30％,慢性高血压时可达 50％,长期高血压必然导致脑部主要动脉壁粥样硬化损害。脑动脉硬化常发生于40 岁以上的中老年人,男性多于女性,有高血压、糖尿病、高脂血症、长期吸烟、饮酒及精神紧张的人多见。

二、临床表现

脑动脉硬化症由于血管壁增厚,管腔狭窄,使脑实质慢性缺血,常引起大脑功能减退,主要是高级神经活动。

1. 神经衰弱症候群

早期脑动脉硬化可没有症状,但发展到相当程度大多数患者会逐渐出现慢性弥漫性脑功能不全的轻微症状和体征,如头痛、头晕、疲乏、注意力不集中、记忆力减退、情绪不稳、思维迟缓、睡眠障碍(睡眠减少或嗜睡)等症状,呈波浪式发展。

2. 脑动脉硬化性痴呆

主要表现为精神情感障碍。不能准确计算和说出时间、地点、人物,出现明显性格改变,如情感淡漠、思维迟缓、行为幼稚、不拘小节,有时其举动像平常所说的"老顽童",严重者还可出现妄想、猜疑、幻觉等各种精神障碍。

3. 假性球麻痹("球"指脑干的延髓)

表现为四肢肌张力增高,出现难以自我控制的强哭强笑,哭笑相似分不清、吞咽困难伴呛咳及流涎等。

4. 帕金森综合征

面部缺乏表情,直立时身体向前弯,四肢肌强直而肘关节略屈,手指震颤呈搓丸样,步态小而身体前冲。

5. 反复短暂脑缺血发作

有症状与无症状动脉粥样硬化两者并无不可逾越的界线。无症状的颈动脉粥样硬化的斑块微栓子脱落可反复出现反复短暂脑缺血发作,一旦斑块破裂出血、血栓形成,就可引起脑卒中。

三、诊断措施

1. 血脂测定

胆固醇＞11.1～13.8mmol/L,甘油三酯＞7.2mmol/L,β脂蛋白＞25～33.3mmol/L。

2. X 线表现改变

(1)心影丰满,左心室扩大。

(2)主动脉弓突出,明显迂曲、延长。

(3)主动脉结钙化。

3. 颅脑 CT

常有程度不等的脑萎缩和大小、数量不等的梗死灶。

4. 异常心电图的表现

主要是 T 波,ST 段的改变,或提示左心室肥厚合并劳损。异常脑电图:α 波频率稍趋慢化,过度换气后出现阵发性,双侧同步,中高波幅慢节律,这类脑电图变化对于脑动脉硬化症引起一过性脑缺血发作有助于诊断。

5.脑血流图

脑血流图有上升时间延长，重搏波减弱或消失，主峰夹角变钝，波幅下降表现。

四、诊断标准

脑动脉硬化症除引起反复短暂脑缺血发作和脑卒中等急性脑循环障碍外，还引起慢性及非定位性脑缺血症状。在无症状脑血管疾病与脑卒中之间除反复短暂脑缺血发作外还应有脑动脉硬化症这一过渡类型。在无症状脑血管疾病患者发作过反复短暂脑缺血发作和无明显后遗症的脑卒中后 1 年以上，只能诊断为脑动脉硬化症，而不应诊断为无症状或继续诊断为反复短暂脑缺血发作或脑卒中。

一般认为，50 岁以后，隐袭起病，进行性加重的脑功能不全综合征，无严重脑局灶损害的体征，有明显的眼底动脉和全身动脉硬化表现，尤其有高血压、高脂血症、糖尿病者，均应考虑脑动脉硬化症。根据上述的体征和有阳性辅助检查结果结合病史询问不难除外神经官能症。根据神经官能症的典型症状，诊断同时合并脑动脉硬化症也不困难。但由于老年人中有动脉硬化的相当普遍，当首诊时不要轻易就下脑动脉硬化症的诊断，应进行全面检查，既要注意有无慢性颅内病变，如脑瘤、慢性感染等，也要警惕全身性疾病引起的脑症状。对精神障碍较明显者，要注意除外老年性痴呆、老年性精神病。为防止诊断扩大化，应在严格排除其他疾病后作出。对发生过反复短暂脑缺血发作或脑卒中的脑动脉硬化患者可定为"确诊的脑动脉硬化症"。对无临床症状的正常老人，不能只根据影像学发现有动脉硬化改变就诊断为脑动脉硬化症，因为从病理上说，60 岁以上的老年人几乎都有不同程度的脑动脉硬化。

五、治疗措施

（一）一般疗法

饮食应避免经常食用过多的动物性脂肪及含胆固醇较高的食物。多吃富含维生素的食物，如新鲜蔬菜、水果；含谷固醇的食物，如豆油、花生油、菜籽油、茶油等。戒烟，禁饮烈性酒。

参加一定的体力劳动及体育活动，如跑步、散步、保健体操、太极拳等活动，有利于增强体质，控制体重，防治肥胖，锻炼循环系统调节功能，调整血脂代谢等。

注意劳逸结合，生活起居尽量规律，保持乐观，愉快的情绪，避免过度劳累和情绪激动。

（二）药物治疗

1.菸酸及其衍生物

此类药物可使高的胆固醇、磷脂和甘油三酯降低，并能减少肝内总胆固醇、磷脂的存积，对动脉粥样硬化的斑块有抑制其发展作用，临床应用对心、脑动脉硬化有较好的治疗及预防作用。不良反应常见皮肤潮红及瘙痒。用量：菸酸 100mg，每日 3 次，菸酸肌醇脂 200～400mg，每日 3 次。饮后服用不良反应可减少。

2.苯氧乙酸衍化物

此类药物作用主要是抑制甘油三酯由肝脏转移到血液，血中极低密度脂蛋白含量降低。此外尚能增加纤维蛋白原的含量及降低血小板的黏附性。不良反应较少，偶有胃肠不适，食欲不振、恶心呕吐，少数可有脱发、白细胞减少、粒性白细胞缺乏等。故服药期间，应定期检查肝功能和白细胞，肝肾功能不全及孕妇应忌服此类药物。常用的药物有：安妥明又名祛脂乙酯，每天 1.5～2.0g，分 3 次，饭后服用。脉康（每 500g 含安妥明 80mg，其他 20% 为槐花粉及芹菜籽），每日 3 次，每次 3 片。心脉宁主要成分为毛冬青（每片含 50mg），安妥明（每片含 50mg）及各种维生素。此外，还有安妥明铝盐，双安妥明等。

3. 不饱和脂肪酸及其复发制剂

常用的有亚油酸丸、益寿宁、脉通、心脉乐、血脂平等。此类药物可使胆固醇沉积于血管外组织，从而改变胆固醇的分布，但作用缓慢，疗效亦不恒定。

4. 右旋甲状腺素

能促进胆固醇的分解，并加速分解物的排泄，同时使脂蛋白明显下降。剂量：开始 1～2mg/d，以后每隔 1 个月增加 1～2mg，直至 4mg/d。不良反应：长期应用可出现甲亢症状，停药后可消除。冠心病患者可诱发及加重心绞痛，故应特别小心。

5. 雌激素

此药有抗动脉硬化作用，可阻断脂质对动脉内膜的浸润，防止缓激肽对血管的损害，其作用可能与雌激素对网状内皮系统有刺激作用。剂量：口服 2～3mg/d，一般用 20d，停药5～7d。

6. β谷固醇

其分子机构与胆固醇十分相似，但不能很好地被肠道吸收，具有竞争抑制作用，能降低胆固醇，增加胆固醇的排泄，4～6g，每天 3 次，饭前服用。

7. 维丙胺

此药原为一种治疗肝病的药物，毒性低。动物实验中观察到有明显改善肝脏功能的作用，并能促进肝细胞再生能力。临床发现有降脂作用，并有降压作用。剂量：每片 25mg，每次50～75mg，每天 3 次。针剂每支 30mg，肌注，每日 1 次。

8. 其他抗动脉硬化的药物

如酸性黏多糖，临床应用证明有降低血脂、抗动脉粥样硬化及抗斑块形成作用。剂量：每片 0.13g，每天 3 次，每次 5 片。安吉宁，此药能对抗缓激肽，具有抗动脉粥样硬化作用。剂量：每片 0.25g，每次 1～2 片，每天 3 次。不良反应主要是肠胃反应和肝毒性。故应慎用。

9. 异去氧胆酸片

本药是从猪胆中提取的一种胆醛酸，具有抑制胆酸形成及溶解脂肪的作用，能降低胆固醇及甘油三酯，无其他不良反应。剂量：每片含去氧胆酸 150mg，每次 1～2 片，每天 3 次。

10. 维生素 C

维生素 C 在临床治疗动脉硬化症具有重要的作用。

11. 增加脑血流量的药物

罂粟碱 0.1～0.3mg，3 次/日，地巴唑 20～40mg，3 次/日，脑益嗪 25～50mg，3 次/日。川芎嗪每片 50mg，每次 2 片，3 次/日。针剂：80～100mg，加入 10% 葡萄糖注射液 250mL 内静脉滴注，每天 1 次，15 次为 1 疗程。5% 碳酸氢钠 300mL，静脉滴注，1 次/日，3～7d。

12. 促进脑代谢的药物

维生素 B 族、三磷酸胞苷、细胞色素丙、ATP、辅酶 A 等。

第四节　脑出血

一、概述

脑出血占国内脑卒中的 17.1%～55.4%,高于西方国家的 6.5%～19.6%。1 个月内病死率超过 40%,大多数幸存者常常遗留严重的神经功能缺损,是常见的临床重症之一。在我国脑出血占全部卒中的 20%～30%,急性期病死率为 30%～40%。高血压是卒中的独立危险因素,由高血压所致脑出血占全部脑出血的 60%～70%。

目前研究显示,高血压、淀粉样血管变性、动－静脉畸形连接、颅内动脉瘤、凝血机制障碍、饮酒、吸烟可能与脑出血有关。脑出血最初的损伤由血肿扩大的机械性压迫所致;血肿形成后,凝血酶引发的凝血连锁反应,红细胞溶解后血红蛋白、铁诱导的毒性反应,炎症反应等机制引起脑组织的继发性损害,最终导致神经元坏死,灰质损害,血管损伤,血脑屏障破坏和脑水肿。

二、临床表现

脑出血的好发年龄为 50～70 岁。男性稍多于女性,冬春两季发病率较高,多有病史。多在情绪激动或活动中突然发病。发病后病情常于数分钟至数小时内达到高峰。

脑出血患者发病后多有血压明显升高。由于颅内压升高,常有头痛、呕吐和不同程度的意识障碍,如嗜睡或昏迷等,大约 10%脑出血病例有抽搐发作。

（一）基底节区出血

1.壳核出血

最常见,约占脑出血病例的 60%,是豆纹动脉尤其是其外侧支破裂所致,可分为局限型（血肿仅局限于壳核内）和扩延型。常有病灶对侧偏瘫、偏身感觉缺失和同向性偏盲,还可出现双眼球向病灶对侧同向凝视不能,优势半球受累可有失语。

2.丘脑出血

占脑出血病例的 10%～15%,是丘脑膝状体动脉和丘脑穿通动脉破裂所致,可分为局限型（血肿仅局限于丘脑）和扩延型。常有对侧偏瘫、偏身感觉障碍,通常感觉障碍重于运动障碍。深浅感觉均受累,而深感觉障碍更明显。可有特征性眼征,如上视不能或凝视鼻尖、眼球偏斜或分离性斜视、眼球会聚障碍和无反应性小瞳孔等。小量丘脑出血致丘脑中间腹侧核受累可出现运动性震颤和帕金森综合征样表现;累及丘脑底核或纹状体可呈偏身舞蹈－投掷样运动;优势侧丘脑出血可出现丘脑性失语、精神障碍、认知障碍和人格改变等。

3.尾状核头出血

较少见。多由高血压动脉硬化和血管畸形破裂所致,一般出血量不大,多经侧脑室前角破入脑室。常有头痛、呕吐、颈项强直、精神症状,神经系统功能缺损症状并不多见,故临床酷似蛛网膜下隙出血。

（二）脑叶出血

占脑出血的 5%～10%,常由脑动－静脉畸形、血管淀粉样病变、血液病等所致。出血以顶叶最常见,其次为颞叶、枕叶、额叶,也有多发脑叶出血的病例。如额叶出血可有偏瘫、尿便障碍、Broca 失语、摸索和强握反射等；颞叶出血可有 Wernicke 失语、精神症状、对侧上象限盲、癫痫；枕叶出血可有视野缺损；顶叶出血可有偏身感觉障碍、轻偏瘫、对侧下象限盲，非优势半球受累可有构象障碍。

（三）脑干出血

1.脑桥出血

约占脑出血的 10%，多由基底动脉脑桥支破裂所致，出血灶多位于脑桥基底部与被盖部之间。大量出血（血肿＞5mL）累及双侧被盖部和基底部，常破入第四脑室，患者迅即出现昏迷、双侧针尖样瞳孔、呕吐咖啡样胃内容物、中枢性高热、中枢性呼吸障碍、眼球浮动、四肢瘫痪和去大脑强直发作等。小量出血可无意识障碍，表现为交叉性瘫痪和共济失调性偏瘫，两眼向病灶侧凝视麻痹或核间性眼肌麻痹。

2.中脑出血

少见，常有头痛、呕吐和意识障碍，轻症表现为一侧或双侧动眼神经不全麻痹、眼球不同轴、同侧肢体共济失调，也可表现为 Weber 或 Benedikt 综合征；重症表现为深昏迷，四肢弛缓性瘫痪，可迅速死亡。

3.延髓出血

更为少见，临床表现为突然意识障碍，影响生命体征，如呼吸、心率、血压改变，继而死亡。轻症患者可表现不典型的 Wallenberg 综合征。

（四）小脑出血

约占脑出血的 10%。多由小脑上动脉分支破裂所致。常有头痛、呕吐，眩晕和共济失调明显，起病突然，可伴有枕部疼痛。出血量较少者，主要表现为小脑受损症状，如患侧共济失调、眼震和小脑语言等，多无瘫痪；出血量较多者，尤其是小脑蚓部出血，病情迅速进展，发病时或病后 12～24h 出现昏迷及脑干受压征象，双侧瞳孔缩小至针尖样、呼吸不规则等。暴发型则常突然昏迷，在数小时内迅速死亡。

（五）脑室出血

占脑出血的 3%～5%。分为原发性和继发性脑室出血。原发性脑室出血多由脉络丛血管或室管膜下动脉破裂出血所致，继发性脑室出血是指脑实质出血破入脑室。常有头痛、呕吐，严重者出现意识障碍如深昏迷、脑膜刺激征、针尖样瞳孔、眼球分离斜视或浮动，四肢弛缓性瘫痪及去大脑强直发作，高热，呼吸不规则，脉搏和血压不稳定等症状。临床上易误诊为蛛网膜下隙出血。

三、诊断措施

1.CT 检查

颅脑 CT 扫描是诊断脑出血首选的重要方法，可清楚显示出血部位、破入量大小、血肿形态、是否破入脑室以及血肿周围有无低密度水肿带和占位效应等。病灶多呈圆形或卵圆形均匀高密度区，边界清楚，脑室大量积血时多呈高密度铸型，脑室扩大。1 周后血肿周围有环形增强，血肿吸收后呈低密度或囊性变。动态 CT 检查还可评价出血的进展情况。

2.MRI 和 MRA 检查

对发现结构异常，明确脑破入的病因很有帮助。对检出脑干和小脑的出血灶和监测脑出血的演进过程优于 CT 扫描，对急性脑出血诊断不及 CT。

3.脑脊液检查

脑出血患者一般无须进行腰椎穿刺检查,以免诱发脑疝形成,如需排除颅内感染和蛛网膜下隙出血,可谨慎进行。

4.DSA

脑出血患者一般不需要进行 DSA 检查,除非疑有血管畸形、血管炎又需外科手术或血管介入治疗时才考虑进行。DSA 可清楚显示异常血管和造影剂外漏的破裂血管及部位。

5.其他检查

包括血常规、血液生化、凝血功能、心电图检查和胸部 X 线摄片检查。外周白细胞可暂时增多,血糖和尿素氮水平也可暂时升高,凝血活酶时间和部分凝血活酶时间异常提示有凝血功能障碍。

四、治疗措施

治疗时间的概念,国内争议尚大。超早期为 3～6h,急性期为 2～7d,亚急性期为 8～30d,防止急性脑出血后血肿扩大的治疗时间窗一般认为血肿扩大多发生在 6h 内,少数发生在 6～24h 内,24h 后几乎血肿不再扩大。

(一)止血药和降血压

无论对凝血功能正常或异常者,都肯定重组因子 VHa 有止血作用,是急性脑出血内科治疗最有前途的药物,许多国家临床对照试验都证实其可显著降低急性脑出血的病死率和致残率。重组因子 VHa 是一种维生素 K 依赖糖蛋白,是止血的始动因子。降血压不要过于积极,一般应维持在血压<180/105mmHg。

(二)脑水肿

脑出血早期病情恶化是血肿增大的结果,而 48h 后则主要是脑水肿所致。当颅内压>20mmHg 持续 5min,降压目标:颅内压<20mmHg,脑灌注压>70mmHg。病初 24h 内不主张预防使用甘露醇,除非病情危重有脑疝或脑疝危险者用。剂量 0.25～0.5g/kg,每 4～6h,可同时用速尿 10mg/次,每 2～8h,时间<5d,使血浆渗透压≤310mmol/L。白蛋白可提高胶体渗透压,反跳少,有神经保护作用,100mL/d,3～5d。亚低温疗法(32～35℃)一直被人认为是减轻脑水肿、降低颅内压最有效的措施,国内外亚低温治疗时间窗:开始时间越早越好,最好在 12h 内开始实施;持续时间应在脑出血后,出现颅内高压降至正常后再维持 24h,如无颅内高压,亚低温持续 24h,即可复温;七叶皂苷钠可稳定血管内皮细胞,改善微循环,抗炎性介质,抗自由基损伤,与甘露醇联用效果更好。

(三)早期血压管理

2003 年欧洲卒中促进会指南指出:不建议在急性期降低血压,除非血压特别高(出血性卒中>180/105mmHg)。脑出血急性期血压控制方案(<24h):①间隔 5min 以上的 2 次血压,如 SBP>230mmHg 或 DBP>140mmHg,应用硝普钠 0.5～1.0μg/(kg·min),静脉滴注,将血压控制在平均动脉压 130mmHg 左右,脑灌注压>70mmHg。②间隔 20min 以上 2 次血压,SBP 180～230mmHg 或 DBP 105～140mmHg,平均动脉压>130mmHg,可静脉给拉贝洛尔、艾司洛尔、依那普利或其他易于调整剂量的药物,将血压控制在上述标准。③如 SBP<

180mmHg、DBP<105mmHg,可暂不降压。④对 SBP<180mmHg、DBP 105mmHg,何时将血压降到正常水平无统一意见,主张脑出血后 2 周开始用温和长效降压药物,用 1~2 个月将血压降到正常。

(四)防止细胞凋亡治疗

在脑出血发病后 24h 内血肿周围组织中即可出现细胞凋亡,持续 5d。水蛭素可减轻凝血酶诱导的脑水肿和神经细胞凋亡,水蛭素可与凝血酶的活性中心形成高度稳定的非共键化合物从而抑制凝血酶活力,脑出血发生后 24~72h 给水蛭素。牛磺酸熊去氧胆酸可通过调控细胞凋亡的经典途径减少细胞凋亡,是治疗脑出血及其他与凋亡相关急性神经系统损伤极有潜力的药物。

(五)血肿周围缺血半暗带治疗

由于少数患者 48h 内仍有活动性出血,所以治疗脑缺血定在 48h 后进行较为安全,尼莫地平以 2~5mg/d 缓慢静脉滴注。只要血压稳定,无明显凝血机制障碍,可进行活血化瘀,给予川芎嗪剂、复方丹参、灯盏花等。

(六)神经保护剂治疗

目前证实有一定神经保护作用的药物有尼莫地平、硫酸镁、银杏制剂、丹参制剂;突触前谷氨酸释放抑制剂有苯妥因、拉莫三嗪衍生物,二者均为钠通道阻滞剂,正在进行Ⅲ期临床试验;γ-氨基酸受体激动剂(妥泰);自由基清除剂(维生素 E、维生素 C、20%甘露醇)。

抗炎治疗,认为白细胞造成继发性脑损伤为缺血性脑损伤提供了"第二治疗时间窗",使用单核巨噬细胞拮抗剂、IL-1 受体拮抗剂等。胞二磷胆碱:抗自由基、抗氧化、清除有害因子,稳定细胞膜,有双重神经保护作用,改善认知功能障碍(已进入Ⅲ期临床试验),(0.5~1.5)g/d×6 周。脑复康:具有神经保护作用,可增加受损伤区血流,降低梗死灶及其附近葡萄糖代谢,增加 ATP 的产量,改善神经传导等功能,12g/d×4 周静脉滴注,继之口服 4.8g/d×8 周。

(七)干细胞移植

干细胞移植能够明显改善脑出血动物模型的功能转归,有可能确定干细胞治疗脑出血的有效时间窗。

(八)控制癫痫

大多数发生在脑出血后最初 24h 内,首选大伦丁,如 1 个月无再次发作可逐渐停药,如果出血 2 周后发作,再次发作风险性很高,应长期预防用抗癫痫药物。

(九)胰岛素

脑出血急性期由于应激高血糖反应,可常规应用胰岛素以降低高血糖,并注意钾的补充。另外胰岛素对出血周围的缺血脑组织有保护作用,其作用机制可能是:纠正缺血引起的细胞内酸中毒,改善细胞代谢;清除自由基;调节神经递质的释放。胰岛素疗效确切、价格便宜,可在临床上广泛应用。

五、预后

脑出血死亡率约为 40%,脑水肿、颅内压增高和脑疝形成是致死的主要原因。预后与出血量、出血部位及有无并发症有关。脑干、丘脑和大量脑室出血预后较差。

第五节　蛛网膜下隙出血

一、概述

蛛网膜下隙出血是多种病因引起脑底部或脑及脊髓表面血管破裂导致的急性出血性脑血管疾病,血液直接流入蛛网膜下隙,又称原发性或自发性蛛网膜下隙出血。由于脑实质内、脑室出血和硬膜下血管破裂,血液穿破脑组织和蛛网膜流入蛛网膜下隙者,称为继发性蛛网膜下隙出血。而由于外伤导致的蛛网膜下隙出血又称为外伤性蛛网膜下隙出血。

二、病因

蛛网膜下隙出血的独立危险因素主要包括:国别、高血压、吸烟、酗酒、口服避孕药、冠心病、家族史等。蛛网膜下隙出血的病因中 85% 为脑动脉瘤破裂,10% 为中脑环池蛛网膜下隙出血,5% 是因为罕见原因所致。前者称为动脉瘤性蛛网膜下隙出血,后两者称为非动脉瘤性蛛网膜下隙出血。脑动脉瘤分为囊状、动脉硬化性、细菌性、夹层、外伤性、肿瘤性、多发性和偶然性及巨大动脉瘤,最常见的为囊状动脉瘤。非动脉瘤性蛛网膜下隙出血的原因可能是脑桥前池或脚间池扩张的静脉和静脉急性破裂。

三、临床表现

（一）诱因及先驱症状

发病前多有明显诱因,如剧烈运动、过劳、激动、用力、排便、饮酒等,少数可在安静条件下发病。当动脉瘤扩张压迫邻近结构可出现头痛或脑神经麻痹,如后交通动脉动脉瘤易引起动眼神经麻痹;颈内动脉海绵窦段动脉瘤易损害第Ⅲ、第Ⅳ、第Ⅴ、第Ⅵ对脑神经,破裂后可导致颈内动脉海绵窦瘘;大脑前动脉瘤可出现精神症状;大脑中动脉瘤可出现偏瘫、偏身感觉障碍和癫痫发作;椎—基底动脉瘤可引起面瘫等脑神经麻痹等。约 1/3 的蛛网膜下隙出血患者动脉瘤破裂前数日或数周有头痛、恶心、呕吐等"警告性渗漏"症状。

（二）典型临床表现

蛛网膜下隙出血在任何年龄均可发病,由动脉瘤破裂所致者好发于 30～60 岁,女性较多。蛛网膜下隙出血典型表现为突发剧烈头痛、呕吐,脑膜刺激征与血性脑脊液 3 大症状。发生短暂意识丧失的比例可达到 50%。患者可因发病年龄、病变部位、破裂血管的大小及发病次数不同,临床表现各异,轻者可无明显症状体征,重者突然昏迷并在短期内死亡。绝大多数病例发病后数小时内可出现脑膜刺激征,有时脑膜刺激征是蛛网膜下隙出血唯一的临床表现。如不出现脑膜刺激征提示血量少,病情较轻。眼底检查可见视网膜出血、视神经乳头水肿,约 25% 的患者可见玻璃体膜下片块状出血,发病 1h 内即可出现,是急性颅内压增高、眼静脉回流受阻所致,具有诊断特异性。可出现脑神经瘫痪、轻偏瘫、感觉障碍、眩晕、共济失调和癫痫发作等,少数患者急性期可出现精神症状,如欣快、谵妄、幻觉和烦躁不安等,2～3 周后自行消失。

（三）不典型临床表现

儿童或 60 岁以上老年蛛网膜下隙出血患者表现不典型,老年人对疼痛不敏感,无头痛或头痛不剧烈,脑膜刺激征不显著,与老年人伴脑萎缩和蛛网膜下隙扩大有关。起病较缓慢,但意识障碍和脑实质损害症状较重,精神症状较明显,常伴心脏损害的心电图改变、肺部感染、消化道出血、泌尿道和胆道感染等并发症。

四、诊断措施

(一)CT 检查

蛛网膜下隙出血首选的常规诊断方法,但确定出血动脉及病变性质仍需借助于 DSA。蛛网膜下隙出血急性期 CT 检查较敏感,发病当日 CT 阳性率为 95%,1d 后降至 90%,5d 后 80%,7d 后 50%。CT 增强扫描可能显示大的动脉瘤和脑血管畸形,高分辨率 CT 可确诊大的动脉瘤,约 1/3<6mm 的动脉瘤仍不能发现。某些外伤患者在环池后部、小脑幕边缘水平可见明显积血,可能是静脉被小脑幕边缘割破所致。CT 显示弥漫性出血或局限于前部的出血可能有再出血危险,应尽早行 DSA 检查,确定动脉瘤部位并早期手术。

(二)脑脊液检查

蛛网膜下隙出血主要的辅助诊断方法,常见均匀一致血性脑脊液,压力增高,蛋白含量增高,糖和氯化物水平正常。最初脑脊液中红、白细胞数比例与外周血一致(700∶1),数日后因无菌性炎性反应,细胞数可增加,糖含量轻度降低。发病 12h 后开始黄变,如无再出血,2~3 周后脑脊液中红细胞及黄变消失。脑脊液氧合血红蛋白含量增加,多种酶活性增高,细胞学检查可见巨噬红细胞及碎片,这些发现均有助于蛛网膜下隙出血诊断和与损伤鉴别。目前脑脊液检查已被 CT 所取代,由于腰穿有诱发脑疝的风险,只有在无条件作 CT 检查且病情允许的情况下,才考虑腰椎穿刺检查。

(三)数字减影血管造影(DSA)

临床确诊的蛛网膜下隙出血患者应尽早做 DSA 检查,确定动脉瘤部位,或发现蛛网膜下隙出血的其他病因如动-静脉畸形、烟雾病和血管性肿瘤等。DSA 可显示 80% 的动脉瘤和几乎 100% 的脑血管畸形,对诊断继发性动脉痉挛亦有帮助,可为蛛网膜下隙出血病因诊断提供可靠的证据,对外科治疗确定手术方案有重要价值。约 1/3 的患者有多发性动脉瘤,故应做全脑血管造影,若仍为阴性应考虑颅内夹层动脉瘤、硬膜动-静脉畸形、出血性疾病或颈髓出血等可能,也可能因动脉瘤血栓形成、隐匿性血管畸形或出血后血管痉挛等所致。是否需重复造影一直存有争议,DSA 检查阴性的自发性蛛网膜下隙出血可占 13%~25%,每年再发率为 0.6%~0.8%。重复 DSA 检查应遵循选择性原则,如第一次 DSA 发现血管痉挛或再出血应予复查,重复造影阳性率 0~22%,需权衡重复血管造影检出动脉瘤概率很小与脑血管造影风险的利弊。血管造影正常但基底池显示弥漫性或前部局限性出血患者需考虑其他原因,其中大部分是不可能看到的潜隐性动脉瘤。

(四)MRI 检查

蛛网膜下隙出血急性期通常不采用,因可能诱发再出血。磁共振血管造影(MRA)对直径 3~15mm 动脉瘤检出率可达 84%~100%,但显示动脉瘤颈部和穿通支动脉不如 DSA,检查潜隐性动脉瘤的价值还不清楚。可发现血管畸形流空现象,但空间分辨率较差,还不能取代 DSA。

(五)经颅多普勒(TCD)

作为非侵入性技术,对追踪检测蛛网膜下隙出血后脑血管痉挛有一定局限性,不能确定脑动脉远端分支狭窄,10％的患者找不到适当超声窗。

（六）实验室检查

血常规、凝血功能及肝功能等检查有助于寻找出血的其他原因。

（七）诊断

根据患者突发剧烈头痛、恶心、呕吐,出现脑膜刺激征,CT 检查显示蛛网膜下隙及脑池、脑室积血,或血性脑脊液等临床表现与辅助检查结果,可以作出蛛网膜下隙出血的诊断;眼底发现玻璃体膜下出血等支持颅内压增高;DSA 检查可确定蛛网膜下隙出血病因诊断。

五、治疗措施

（一）蛛网膜下隙出血的早期评估和治疗

应该重视蛛网膜下隙出血的超急性期处理,一旦怀疑蛛网膜下隙出血,急救人员应首先对患者进行评估以维持气道通畅、呼吸和循环功能。若患者出现意识障碍、呼吸困难时,应行气管插管,维持患者的血氧浓度,检测心脏情况,并避免血压波动。纠正低钠血症可联合使用氟氢可的松和高渗盐水。对年轻或有药物滥用史的患者必须要检测是否中毒。

（二）一般治疗

卧床休息是预防蛛网膜下隙出血患者再出血的重要措施。目前尚无严格的对照研究证实控制血压与蛛网膜下隙出血急性期再出血的关系,各项研究的结果不尽相同,可能是由于其观察的时间及应用降压药物的不同造成的。当患者血压升高时,应静脉持续输注短效、安全的降压药。因此,最好选用尼卡地平、拉贝洛尔和艾司洛尔等降压药。若患者出现急性神经系统症状,则最好不要选择硝普钠,因为硝普钠有升高颅内压的不良反应,长时间输注还有可能引起中毒。因此,必须检测和控制患者的血压,以预防卒中、高血压相关性的脑出血,并维持脑灌注压。

（三）脑血管痉挛的治疗

蛛网膜下隙出血的患者有 30％～90％发生脑血管痉挛的可能,分为急性脑血管痉挛和迟发性脑血管痉挛,特别是后者具有较高的致死性和致残性。迟发性脑血管痉挛发生于出血后 4～15d,7～10d 达高峰,12～14d 开始缓解。通常症状性脑血管痉挛的第一个客观标志是,一个新出现的且不能用脑水肿或再出血解释的局灶性病变。血管成像是诊断脑血管痉挛的金标准,经颅多普勒超声(TCD)及单光子发射计算机体层摄影(SPECT)也可用于判断有无脑血管痉挛。

3H 疗法是通过升高血压(hypertension)来提高脑灌注压、增加脑血流量;扩充血容量(hypervolemia)增加前负荷;降低血液黏度(hemodilution)防止脑缺血缺氧、脑水肿、脑梗死。高血流动力学治疗在初始阶段可能带来明显的风险,如心力衰竭、电解质异常、脑水肿及凝血因子稀释导致的出血,甚至潜在的未经治疗的未破裂动脉瘤破裂。因此,在破裂动脉瘤早期处理阶段,需要维持正常循环血容量,避免低血容量。

1. 钙通道阻滞剂

口服尼莫地平可降低动脉瘤性蛛网膜下隙出血所致的各种严重并发症的风险,其他口服药物以及静脉注射钙通道阻滞剂的疗效尚不明确。

2. 其他药物治疗

有研究表明,镁离子可使迟发型脑缺血的发生率降低 34％。患者经 3 个月的治疗后,其不良预后的风险降低 23%。内皮素抗体、阿司匹林、抗氧化剂以及他汀类药物对脑血管痉挛有一定的治疗作用,尚需进一步研究。

3.血管内治疗

1989 年,Newe 等报道了血管成形术治疗蛛网膜下隙出血后症状性血管痉挛的方法,阐述了该操作的可行性、安全性和经血管造影证实的有效性。近 10 年,随着微导管技术水平的提高和超选择技术的发展,已经可以将导管超选择置入 3、4 级脑血管。此外,有文献报道,在血管内介入治疗中联合应用球囊成形术和血管扩张剂灌注以治疗末端脑血管痉挛,其疗效有待进一步考证。因此,在 3H 治疗同时或治疗后或替代 3H 治疗时,采用脑血管成形术或选择性动脉扩张剂灌注治疗可能是有效的,具体情况需视临床情况而定。

(四)蛛网膜下隙出血合并脑积水的治疗

对蛛网膜下隙出血后合并慢性症状性脑积水的患者,推荐进行临时或永久大脑脊液分流术。蛛网膜下隙出血后出现脑室扩大并且伴有意识障碍的患者,可对其行脑室穿刺术。

(五)蛛网膜下隙出血合并癫痫的治疗

目前,尚不能确定蛛网膜下隙出血并发癫痫对患者造成的危害,临床上也没有对蛛网膜下隙出血患者行常规的抗癫痫治疗。建议在蛛网膜下隙出血出血后的超急性期对患者预防性应用抗惊厥药。不推荐对患者长期使用抗惊厥药,但若患者有以下危险因素,如大脑中动脉瘤、脑实质内血肿、脑梗死以及高血压病史等则可考虑使用抗惊厥药。

(六)病因治疗

1.动脉瘤

需对蛛网膜下隙出血患者行动脉瘤夹闭或血管内治疗以减少再出血的发生。与动脉瘤完全闭塞相比较,行动脉瘤包裹术、夹闭不全及不完全栓塞的动脉瘤,再出血风险较高,需要长期随访。因此,应尽可能完全闭塞动脉瘤。研究显示,对破裂动脉瘤患者采用栓塞治疗,1年预后优于手术夹闭治疗。对于破裂动脉瘤治疗方案的选择,经验丰富的外科医师和血管内科治疗医师一致认为,血管内科或手术治疗均可实施,而血管内科治疗的效果更好。此外,推荐对多数患者进行早期干预。

2.动-静脉畸形

由于动-静脉畸形早期再出血风险低于动脉瘤,可择期采用动-静脉畸形整块切除、供血动脉结扎术、血管介入栓塞或 γ 刀治疗等。

六、预后

蛛网膜下隙出血的 29d 病死率为 50%。近几十年来,蛛网膜下隙出血的病死率较前有所下降,有报道蛛网膜下隙出血患者 30d 的病死率为 45%,且多数患者死于发病当天。

第六节 脑栓塞

一、概述

脑栓塞是指脑动脉被进入血液循环的栓子堵塞所引起的急性脑血管疾病,是一种常见的缺血性脑血管病。它是指血液中的各种栓子,如心脏的附壁血栓、动脉硬化斑块、脂肪细胞、肿瘤细胞、空气等随血流进入脑动脉而阻塞血管,当侧支循环不能代偿时,引起该动脉供血区脑组织缺血性坏死,出现局灶性神经功能缺损,占脑卒中的12%～20%。按栓子来源分为心源性脑栓塞、非心源性脑栓塞和来源不明的脑栓塞,其中以心源性脑栓塞最常见。其起病急骤,常在数秒钟或数分钟内症状达高峰,少数呈进行性恶化,如未能及时诊治,常导致严重后果。

二、流行状况

脑栓塞的发病率大约为(0.2～0.5)/10万人,从1952年至1961年,每百万人中每年平均有0.39人死于脑栓塞,脑栓塞的病死率为20%～50%。在荷兰,脑栓塞的发病率大约为1.32/10万人,女性(1.86/10万人)的发病率显著高于男性(0.75/10万人)。

三、病因

脑栓塞可分为心源性、动脉源性、脂肪性和其他类型等,以心源性脑栓塞较为多见。由于抗生素的广泛应用,风湿热发病率大为减少,而老年性、非风湿性心脏病患者的脑栓塞发病率有上升趋势,60.3%的老年非风湿性房颤患者曾发生脑缺血症状,其中2/3是由于心源性栓子所致脑栓塞。心脏手术引起的脑栓塞中,发生于术后24h内者占79%,大多表现为多发性脑栓塞,部位以大脑后部、小脑多见。严重的主动脉粥样硬化所形成的附壁血栓或斑块脱落也可成为脑梗死的病因。脂肪栓塞多见于长骨骨折后,脂肪的残片通过颈内动脉分支逆行,引起眼和脑的栓塞。研究显示,因子Ⅴ(Leiden/G1691A)、凝血酶原(G20210A)和亚甲基四氢叶酸还原酶(C677T)与脑栓塞相关。

四、临床表现

患者发病前曾有肢体发麻,运动不灵、言语不清、眩晕、视物模糊等征象。常于睡眠中或晨起发病,患肢活动无力或不能活动,说话含混不清或失语,呛水。多数患者意识消除或轻度障碍。面神经及舌下神经麻痹,眼球震颤,肌张力和腹反射减弱或增强,病理反射阳性,腹壁反射及提睾反射减弱或消失。

脑血栓轻微患者表现为一侧肢体活动不灵活、感觉迟钝、失语,严重者可出现昏迷、大小便失禁甚至死亡。但由于发生的部位不一样,脑血栓的症状也不一样。

病变发生在颈内动脉时,脑血栓的症状在临床上表现为"三偏症"即偏瘫、偏身感觉障碍、偏盲。同时有可能伴有精神症状,主侧半球病变尚有不同程度的失语、失用和失认,还出现特征性的病侧眼失明伴对侧偏瘫称黑矇交叉性麻痹,动眼神经麻痹和视网膜动脉压下降。

病变发生在大脑前动脉时,由于前交通动脉提供侧支循环,近端阻塞时可无症状;周围支受累时,常侵犯额叶内侧面,常出现下肢瘫痪,并可伴有下肢的皮质性感觉障碍及排尿障碍;深穿支阻塞,影响内囊前支,常出现对介中枢性面舌瘫及上肢轻瘫。双侧大脑前动脉闭塞时可出现精神症状,伴有双侧瘫痪。

病变发生在大脑中动脉时,主干闭塞时有三偏征,主侧半球病变时尚有失语。此部位血栓最为常见。

当病变出现在小脑前下动脉时,脑血栓的症状为眩晕、眼球震颤,两眼球向病灶对侧凝视,病灶侧耳鸣、耳聋,Horner征及小脑性共济失调,病灶侧面部和对侧肢体感觉减退或消失。

当病变出现在小脑后下动脉时,引起延髓背外侧部梗死,出现眩晕、眼球震颤,病灶侧舌咽、迷走神经麻痹,小脑性共济失调及 Horner 征,病灶侧面部对侧躯体、肢体感觉减退或消失。

五、诊断措施

1.经颅多普勒

能追踪脑血管血流中的微栓子。有助于发现无症状性脑栓塞,能发现脑栓塞的危险因素之一:颅内和颈部大动脉狭窄,尤其是狭窄程度在70%以上者,经颅多普勒诊断的阳性率高达95%以上。

2.经食管超声心动图

能发现心房附壁血栓、大动脉斑块等,心源性脑栓塞患者早期应用经食管超声心动图能探测左房栓子并预报并发栓塞的危险度。

3.单光子发射断层扫描

利用单光子发射断层扫描半定量地测量不对称性的脑血流灌注,得以评估栓塞后脑组织损害程度和残存脑组织的功能。还可利用单光子发射断层扫描研究脑缺血的病理生理变化。

4.磁共振成像

脂肪性脑栓塞中,头部 CT 未发现异常,MRI 则显示 T_2 加权像上分散的、高信号的脑梗死灶,单光子发射断层扫描和经颅多普勒也在急性期显示出脑部血流量降低。MRI 在诊断脂肪性栓塞方面比头部 CT 敏感性高,应作为此类栓塞影像学检查的首选方法。还有一些新型MRI 如:弥散加权磁共振成像(DWI)、灌注加权磁共振成像(PWI)等,目前多用来监测溶栓治疗过程及评价溶栓效果。

5.D-二聚体检测

D-二聚体是测定纤溶系统主要因子,对于诊断与治疗纤溶系统疾病(如各种血栓)及与纤溶系统有关疾病(如肿瘤,妊娠综合征),以及溶栓治疗监测,有着重要的意义。纤维蛋白降解产物 D 的水平升高,表明体内存在着频繁的纤维蛋白降解过程。因此,纤维 D-二聚体是深静脉血栓、肺栓塞、弥漫性血管内凝血的关键指标。D-二聚体的敏感性为93.9%,特异性为89.7%。

六、治疗措施

脑栓塞的治疗应包括对于原发病即栓子来源器官病变的治疗和脑栓塞的治疗两部分。脑栓塞的治疗主要在于改善脑循环,减轻缺血缺氧所致的脑损害。各种治疗措施与脑梗死大致相同,由于脑栓塞极易发生梗死后出血,故抗凝治疗必须慎重。

1.一般处理

卧床及镇静处理;保持呼吸道通畅和心脏功能;注意营养状况,保持水和电解质的平衡;加强护理防止肺炎、泌尿系感染和压疮等并发症的发生。

2.脱水降颅压

治疗脑栓塞的主要措施之一,目的在于减轻脑水肿,防止脑疝形成,以降低病死率。常用的是高渗脱水剂、利尿药和肾上腺皮质激素。

3.血管扩张药

若有意识障碍、颅内压增高或脑脊液有红细胞,禁忌应用血管扩张药;病程已超过 24h 或心功能不全者,也不宜使用。常用的有罂粟碱、烟酸、碳酸氢钠或山莨菪碱(654-2)静滴,二氧化碳气体间断吸入和口服桂利嗪、双氢麦角碱等,以促进侧支循环,增加缺血区的局部血容量。

4.抗血小板聚集剂

阻止血小板的聚集,有助于预防心内新血栓的形成,防止血管内血栓继续增殖扩展,故在脑栓塞发病后就必须重视使用抗血小板聚集剂。通常可选用阿司匹林、双嘧达莫(潘生丁)、磺吡酮(苯磺唑酮)等。

5.抗凝及溶栓治疗

应用抗凝及溶栓疗法,比动脉粥样硬化性脑梗死的适应证更严格,考虑溶栓剂易发生出血的并发症,应特别慎用。由于临床上心源性脑栓塞最多见,为预防心内形成新血栓以杜绝栓子的来源,同时防止脑血管内的栓子或母血栓继续增大,以避免脑梗死范围扩大,多采用抗凝治疗。炎症性病变所致的脑栓塞,如亚急性感染性心内膜炎等,禁忌应用。通常在严格观察出、凝血时间,凝血酶原活动度和时间的条件下,先给予肝素钙(低分子肝素)治疗,也可选用新双豆素,剂量应随时调整。

6.颈星状交感神经节封闭

颈星状交感神经节封闭能减轻脑栓塞的症状。操作简易,无需特殊的器械和药物,故常被采用。但是治疗应早期进行,开始越早,疗效就越佳,临床常见在起病 24h 内封闭可明显好转。一般 1 次/天,约 10 次为 1 疗程。通常应注意先行普鲁卡因皮试以排除过敏,穿刺部位不能过低,以防刺入脊髓蛛网膜下隙、颈动脉或椎动脉、颈静脉、肺尖等。严重肺气肿者禁用,如患者已开始抗凝治疗也不宜使用。

7.神经保护剂

缺血超早期,神经元膜离子转运停止,神经元去极化,钙离子内流导致兴奋性氨基酸增多,加剧钙离子内流和神经元去极化,致细胞的结构破坏。常用的神经保护剂有:钙通道阻滞药;兴奋性氨基酸受体拮抗药;自由基清除剂;神经营养因子;神经节苷脂等。

8.亚低温治疗

在急性期,如条件允许可考虑适当早期给予亚低温治疗。亚低温对缺血性脑损伤也有肯定意义,不但减轻梗死后的病理损害程度,而且能促进神经功能恢复,并不产生严重的并发症。尽量在发病 6h 内给予。

9.康复治疗

宜早期开始,病情稳定后,积极进行康复知识和一般训练方法的教育,鼓励患者树立恢复生活自理的信心,配合医疗和康复工作,争取早日恢复,同时辅以针灸、按摩、理疗等,以减轻病残率,提高生存质量。

七、脑血栓的二级预防

脑血栓是 5 年内平均复发率在 40% 以上的缺血性脑血管疾病,脑血栓的病理基础是动脉硬化,是属于发病率高的进展性慢性疾病,所以脑血栓具有复发率高、致残率高等特点。脑血栓预防包括一级预防(对未发生脑血栓疾病的危险人群而言)和二级预防(对脑血栓患者而言），预防措施无论对脑血栓患者或脑血栓高发危险人群都十分必要。脑血栓的预防应该是从饮食、锻炼、用药、危险因素控制等综合性的进行防治，尤其对已发生的脑血栓患者而言，预防的目的就是改善症状，防止进展及复发。脑血栓的防治应该包括两个 ABCDE，贯穿在脑血栓急性后期、恢复期、后遗症期的各个阶段，只有坚持二级预防才能够有效针对病因进行治疗，有效降低复发。

二级预防提倡"双有效"，即有效药物、有效剂量。吃吃停停，停停吃吃，是脑血栓二级预防的禁忌，不但效果不好，而且更危险。二级预防有两个"ABCDE"，缺一不可。

A. 阿司匹林：主要是抗血小板凝集和释放，改善前列腺素与血栓素 A_2 的平衡，预防动脉硬化血栓形成。从临床上看，每天常规服用阿司匹林肠溶片 100mg，能够防止脑血栓的复发。但阿司匹林有 47% 的人存在用药抵抗，所以常与长效中药一起服用，以增加疗效，降低不良反应及抗药性。

B. 血压血脂：高血压可加快、加重动脉硬化发展的速度和程度，血压越高发生脑血栓或复发脑血栓的机会越大；高血脂一方面使得血液黏稠，血流缓慢，供应脑的血液量减少，另一方损伤血管内皮，沉积在血管壁形成粥样硬化斑块，直接导致心脑血管疾病的发生和发展。都属于原发性高危因素疾病，有效治疗可预防心脑血管病的复发。

C. 中药防治：大复方道地取材的现代中药防治脑血栓有确切而全面的临床效果，包括具有传统医药特色的活血化瘀芳香开窍，降脂抗凝类中药。

D. 控制糖尿病：80% 以上糖尿病导致脂质代谢异常，常伴动脉硬化、高脂血症并发心脑血管病，而且血内葡萄糖含量增多也会使血黏度和凝固性增高，利于脑血栓形成。糖尿病患者宜进低糖、低热量饮食，适当用降糖药。

E. 康复教育：通过网络宣传、免费赠阅实用读物、定期康复指导等方式，加强脑血栓、冠心病、动脉硬化、高血压预防知识的普及。积极干预危险因素，让患者能耐心接受长期的防治措施，主动配合药物治疗。

第七节　高血压脑病

一、概述

高血压脑病是由于血压急剧升高所引起的脑功能严重障碍的重症，发病急骤，症状重，可以引起其他重要脏器功能受损或者衰竭，是高血压的常见并发症。一旦发生需紧急处理，预后良好。若抢救治疗不及时，将造成不可逆的脑损伤甚至危及生命。高血压脑病是高血压病程中发生的急性脑血液循环障碍引起脑水肿和颅内压增高而产生的一系列神经系统损害的表现，经过有效的降压治疗，大多数患者在数小时或 1～2d 完全恢复，不留后遗症。

二、临床表现

起病急骤，12～48h，短则数分钟。颅内压增高，抽搐发作是本病主要表现。常见头痛，呕吐，烦躁，反应迟钝，意识模糊、嗜睡、失语、偏瘫等，可因昏迷和呼吸衰竭死亡。眼底：高血压眼底改变，视神经乳头水肿，视网膜出血。

（1）动脉压升高。原来血压已高者，在起病前，再度增高，舒张压达 16kPa（120mmHg）以上,平均动脉压常在 20.0~26.7kPa(150~200mmHg)。

(2)颅内压增高。由脑水肿引起。患者剧烈头痛,喷射性呕吐,视神经乳头水肿,视网膜动脉痉挛并有火焰样出血和动脉痉挛以及绒毛状渗出物。

(3)意识障碍。可表现为嗜睡及至昏迷,精神错乱亦有发生。

(4)癫痫发作。可为全身性局限性发作,有的出现癫痫连续状态。

(5)阵发性呼吸困难。由于呼吸中枢血管痉挛,局部缺血及酸中毒所引起。

(6)其他脑功能障碍的症状。如失语、偏瘫等。

(7)头痛。常是高血压脑病的早期症状,多数为全头痛或额枕部疼痛明显,咳嗽、活动用力时头痛明显,伴有恶心、呕吐。血压下降后头痛可得以缓解。

(8)脑水肿症状为主。大多数患者具有头痛、抽搐和意识障碍三大特征,谓之高血压脑病三联征。

三、诊断措施

高血压脑病的头颅 CT 和(或)MRI 表现为两侧大脑半球局部或弥漫性的白质水肿,可以有占位效应;病变以顶叶、枕叶白质为主,呈对称或非对称分布,边界不清,较少累及灰质,病变广泛时可累及颞叶、额叶、基底节、小脑和脑干,并可伴有点状出血征象。MRI 对较小病变的显示优于 CT,在确定病灶范围及皮质的显示上比 CT 敏感清楚;弥散加权成像(DWI)对血管源性脑水肿和细胞毒性脑水肿的鉴别有独到之处,血管源性脑水肿表现为等稍高信号,而细胞毒性脑水肿为高信号,出现细胞毒性脑水肿信号意味病情加重。

高血压脑病的头部影像学改变为血管性水肿所致,头部 CT 和 MRI 可表现为局部或弥漫性白质水肿为主,病变以椎－基底动脉供血区的顶枕叶双侧为主,呈对称或不对称分布,也可累及小脑及脑干。头部 CT 主要表现为相应部位的低密度及稍低密度,头部 MRI T_1WI 呈低、稍低信号,T_2WI 呈稍高信号,FLAIR 呈高信号,弥散加权成像上呈等信号或稍高信号,表现弥散系数上明显较高信号,特别是 FLAIR 及表现弥散系数上呈高信号。证实其因细胞外水分的增加表现为表观弥散升高致表现弥散系数上值升高的血管性水肿特征,而急性脑梗死则为细胞毒性脑水肿,它表现为表观弥散受限,表现弥散系数上值降低,弥散加权成像呈高信号。

发病急促,有突发血压升高,收缩压>200mmHg 和(或)舒张压>120mmHg;有颅内压增高和脑局部损害为主的神经系统异常表现,如剧烈头痛、呕吐、黑矇、惊厥发作、意识障碍,常在血压升高 12~48h 内发生;需排除脑出血及蛛网膜下隙出血,CT 和(或)MRI 检查提示特异性水肿位于顶枕叶白质;有血压增高及神经系统阳性体征等;患者可有急进性高血压、急性和慢性肾小球肾炎、妊娠高血压综合征等既往史,偶有嗜铬细胞瘤、库欣综合征等;经紧急降压治疗后,症状和体征在血压下降数小时内明显减轻或消失,无后遗症。

四、治疗措施

迅速降低血压尤其是舒张压至关重要,这涉及降压速度、降压药物的选择两个主要问题。降压速度应根据不同情况、不同病情而定。药物应经微泵静脉输入,降压速度过快,可能对靶器官有利,但脑灌注的突然减少对脑的损害可能增加。应根据不同病因、年龄、高血压病程、是否合并存在靶器官功能障碍,选择合适的降压药物。确定目标降压值后,依据患者的不同临床特点,在 2～4h 内将血压降至 140～160/90～110mmHg,使平均动脉压维持在 60～130mmHg。

急性颅内压增高,情况危急,随时危及生命。应迅速采取有效措施降低颅内压,增加脑血管内的渗透压,吸收脑组织中多余的水分,改善脑血循环,维持生命功能。患者应取仰卧位,头抬高 30°,并避免压迫颈部,以利于头部的静脉回流,保持呼吸道通畅。

镇静止痛,可降低患者基础代谢,减少组织耗氧量,以提高脑组织对缺氧的耐受力,减轻脑水肿,使颅内压降低。如患者烦躁不安,可给予地西泮 10mg 或苯巴比妥 100mg 肌内注射等对症处理。

第二章　中枢神经系统感染性疾病

第一节　概述

中枢神经系统感染(infections of the central nervous system,ICNS)系指生物病原体引起的脑和脊髓的实质、被膜及血管的炎症性或非炎症性疾病。这些致病源包括细菌、病毒、真菌、螺旋体、衣原体、支原体、立克次体、寄生虫和朊蛋白等。根据发病情况和病程分为急性、亚急性和慢性感染。

中枢神经系统感染性疾病常见,临床依据其受累部位可分为:①脑炎、脊髓炎或脑脊髓炎。②脑膜炎、脊膜炎或脑脊膜炎。③脑膜脑炎。④硬膜下(外)积脓或脓肿。⑤血栓性静脉炎。中枢神经系统感染的途径有:①血行感染,病原体通过昆虫叮咬、动物咬伤、注射或输血等随血流进入颅内;病原体也可先侵犯其他部位如呼吸道、消化道或颜面部,再进入血液经动脉、静脉(逆行)引发中枢神经系统感染。②直接感染,病原体通过穿透性颅脑外伤或邻近组织的感染直接蔓延进入颅内。③逆行感染,嗜神经病毒如单纯疱疹病毒、狂犬病病毒进入体内后潜伏于周围神经节,然后经神经轴突逆行侵入颅内。

中枢神经系统感染常见的临床表现有发热、头痛、呕吐、痫样发作、精神症状、意识障碍、局灶性神经功能缺损和脑膜刺激征。近年来,由于应用免疫抑制药治疗如癌症、器官移植以及获得性免疫缺陷综合征(AIDS)的患者增多,中枢神经系统感染性疾病的发病率有所增加。鉴于这类疾病是可治疗性的,早期诊断并给予及时有效的治疗可以挽救患者的生命,因此,尽早识别感染、明确相应的病原体和适当的针对性治疗十分重要。

中枢神经系统感染常用的诊断方法包括:①脑脊液检查。外观、压力、常规、生化、细胞学检查。②病原学检测。涂片、培养、特异性抗体、病毒DNA(聚合酶链反应,PCR)检测。③脑电图检查。④影像学技术。颅脑或脊髓的CT和MRI(包括增强)。近年来,随着分子生物学和影像学技术的不断发展,对中枢神经系统感染性疾病的早期诊断和鉴别诊断水平不断提升,但临床诊断仍需结合患者病史、查体和脑脊液检查。中枢神经系统感染性疾病的预防和治疗策略是综合性的,主要涉及疫苗、流行病学、耐药致病菌、抗病原体制剂的药动学和药效学以及发病机制等方面。

对神经系统感染性疾病的早期处理可遵循以下原则(图 2-1)。

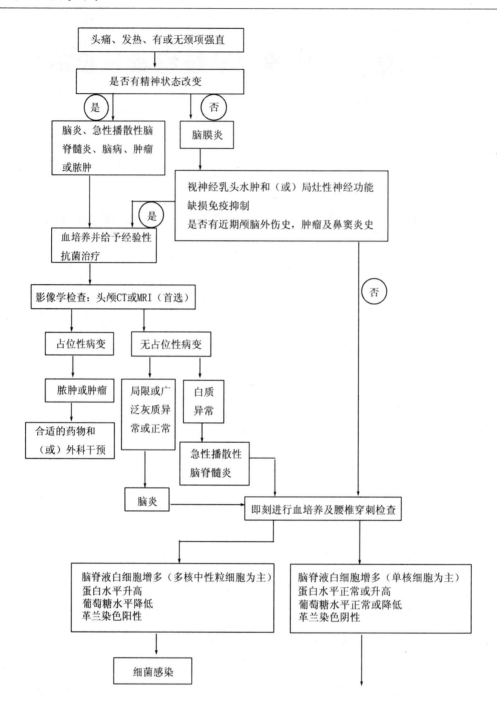

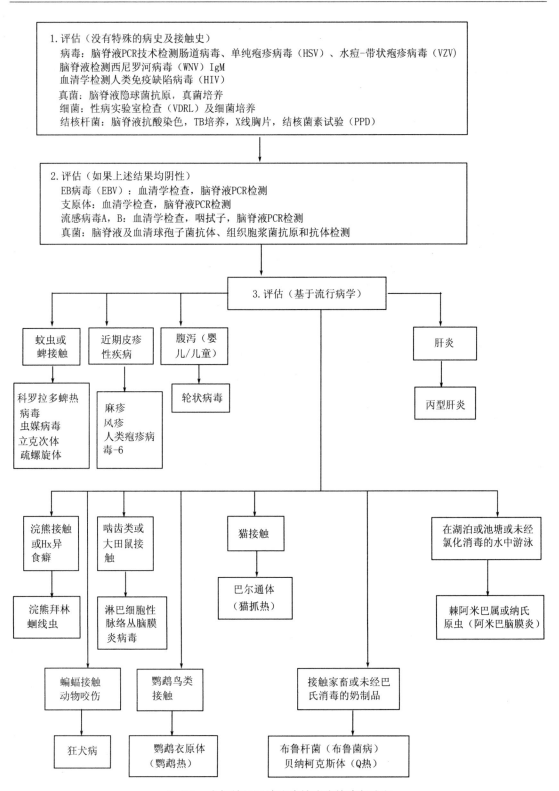

图 2-1　中枢神经系统感染性疾病的诊断流程

（1）一旦考虑细菌性脑膜炎的可能性，应立即给予经验性治疗。

（2）对近期有过脑外伤、接受免疫抑制治疗、存在恶性病变或中枢神经系统肿瘤或有局灶性神经系统病变（包括视神经乳头水肿、意识水平降低）的患者均应在腰穿检查前行颅脑CT或MRI检查。对这类患者经验性抗生素治疗不可延误，应在神经影像检查和腰椎穿刺前给予，不必等待检查结果。

（3）病毒性脑膜炎患者很少出现明显的意识障碍（如嗜睡、昏迷）、癫痫或局灶性神经功能缺损。如出现上述症状均应住院进一步检查，并给予细菌性及病毒性脑膜脑炎的经验性治疗。

（4）对无免疫功能低下、意识水平正常且未经过抗感染治疗的患者，脑脊液检查结果符合病毒性脑膜炎，若48h之内病情无好转，则需要及时再次评估，包括神经系统及全身查体，复查影像学、腰椎穿刺及必要的实验室检查。

第二节　单纯疱疹病毒性脑炎

一、概述

单纯疱疹病毒性脑炎（herpes simplex virus encephalitis，HSE）是病毒性脑炎的最常见类型。病毒性脑炎通常以脑实质受累为主，并经常累及脑膜（脑膜脑炎），有时还可累及脊髓及神经根（脑脊髓炎、脑脊髓脊神经根炎）。

数百种病毒均可导致脑炎，但多数病例集中于某些病毒。导致脑炎的病毒与导致脑膜炎的大致相同，但其发病率不同。免疫功能正常的曾被称为"散发性脑炎"，患者最常见的是单纯疱疹病毒感染，而带状疱疹病毒及肠道病毒相对少见。流行性脑炎常由虫媒病毒所致。历史上，美国的虫媒病毒性脑炎以圣·刘易斯脑炎病毒、加利福尼亚脑炎病毒属感染为主。但2002年西尼罗河病毒为流行性脑炎的主要病原，致4156例发病，284例死亡。近年不断有新的病毒性脑炎的病原体出现，如最近马来西亚报道了257例由Nipah病毒导致的脑炎，死亡率为40%，该病毒属副黏病毒属。

HSE是由单纯疱疹病毒（herpes simplex virus，HSV）引起的中枢神经系统感染性疾病。本病见于世界各地，无季节性，可发生于任何年龄。单纯疱疹病毒1型引起的脑炎多见于年长儿童及成年人；单纯疱疹病毒2型多见于新生儿及婴儿，源于产道感染。国外HSE的发病率为4~40/10万人，患病率为10/10万人。我国尚无确切发病率统计，据首都医科大学附属北京友谊医院神经内科的病毒血清学研究，该病在病毒性脑炎中约占24.4%。

二、病因与发病机制

HSE也称急性坏死性脑炎、急性包涵体脑炎。其病原HSV属疱疹病毒科α亚科，病毒体直径为120~150nm，由一个包含DNA的核心和一个20面体的核衣壳组成，其外包绕一层无定形的蛋白质，最外面还有一层包膜。HSV引起神经系统损害是由于病毒在神经组织（复制）增殖，或神经组织对潜伏性病毒的反应所致。HSV分两种类型，即HSV-1与HSV-2。近90%的人类HSE由HSV-1型引起，6%~15%为HSV-2型所致。约70%的病例是由于潜伏感染病毒的活化导致了发病,仅25%的病例为原发感染所致。病毒经呼吸道感染机体后长期潜伏于周围神经节,如三叉神经半月神经节、舌下神经核的运动神经元内。当各种原因如曝晒、发热、恶性肿瘤或使用免疫抑制药使机体免疫功能下降时,之前存在的抗体受到抑制,潜伏的病毒再度活化,复制增殖,经三叉神经或其他神经轴突进入脑内,在脑脊液或脑中传播引起脑炎。最常侵犯的部位是颞叶皮质、额眶部皮质及边缘结构。HSV-2病毒感染则多见于新生儿,感染源来自母体生殖道的分泌物,经血行播散导致脑炎、脑膜炎或脊髓炎。母体存在原发性感染者,在分娩时胎儿感染的危险性约为35%。病灶多位于一侧或双侧颞叶,也可侵犯其他脑区,表现为弥散性多发性脑皮质的出血性坏死。

三、病理

HSE的主要病理改变是脑组织水肿、软化以及出血性坏死(图2-2)。肉眼观察可见大脑皮质出血性坏死,颞叶、额叶、边缘系统病变突出为本病的重要病理学特征。约50%的病例坏死仅限于一侧,即使双侧发生病变,也多以一侧占优势。约1/3病例的脑坏死只限于颞叶,也可波及枕叶、下丘脑、脑桥与延髓。常因继发颞叶沟回疝致死。镜下可见的特征性病理改变是神经细胞和胶质细胞核内有嗜酸性Cowdry A包涵体,包涵体内含HSV DNA颗粒和抗原。脑实质出血性坏死(即在坏死组织中有灶性出血)是本病另一重要病理特征。可见神经细胞广泛变性和坏死,小胶质细胞增生。大脑皮质的坏死以皮质浅层和第3、第5层的血管周围最重。血管壁变性、坏死,软脑膜充血,脑膜和血管周围有大量淋巴细胞浸润呈袖套状。

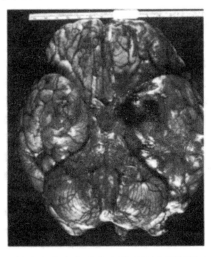

图2-2 单纯疱疹病毒脑炎大脑底面左侧颞出血、血肿

HSE的组织病理学改变十分明显,但在脑脊液中却难以发现病毒。在感染HSV的实验动物中发现,当病毒滴度下降时,其脑部病理变化最为严重。有学者报道免疫状况受到抑制者在罹患HSV后,其病理改变的程度明显轻于免疫状况正常的HSE患者,这提示免疫病理学机制与HSE的病理改变相关。

四、临床表现

HSE起病形式的缓急、临床症状的轻重取决于感染病毒的数量、病毒的毒力和宿主的功能状态。当机体以细胞免疫为主的防御机制较强而病毒复制的数量较少、毒力相对较弱时，往往起病较缓,临床症状较轻;反之则起病急,病情凶险,进展亦快。

HSE 一般为急性起病,少数表现为亚急性、慢性或复发性。可发生于任何年龄,50%发生于 20 岁以上的成年人,无性别差异。前驱症状有上呼吸道感染、腹痛腹泻、发热、头痛、肌痛、全身不适、乏力、嗜睡等。约 1/4 患者的口唇、面颊及其他皮肤黏膜移行区出现单纯疱疹。症状可持续 1～2 周,继之出现脑部症状。90%的患者出现提示单侧或双侧颞叶受累的症状和体征,包括严重的幻嗅及幻味、嗅觉丧失,不寻常或奇怪的行为,人格改变,记忆障碍。精神症状突出,发生率可达 69%～85%,表现为注意力涣散、反应迟钝、言语减少、情感淡漠、行动懒散等,也可出现木僵或缄默。也有患者表现为动作增多、行为奇特及冲动行为,记忆力及定向力障碍明显,可有幻觉、妄想或谵妄,部分患者因精神行为异常为首发或唯一症状而就诊于精神科。神经症状表现为失语、偏瘫、多种形式的痫样发作(全身强直痉挛性发作及部分性发作)、凝视障碍、外展神经麻痹及其他脑神经体征。少数患者出现锥体外系症状,如肢体震颤。重症患者可出现各种程度的意识障碍,甚至昏迷,常因严重脑水肿产生颅内压增高,甚至脑疝形成,提示脑实质出血性坏死发展迅速且严重。部分患者可有脑膜刺激征和颈项强直,当累及脑干时呈脑干炎样的表现。在疾病早期即可出现去大脑强直或呈去皮质状态。轻型患者可仅表现头痛、发热,轻度脑膜刺激征或轻微神经功能缺失症状。Van der Poel JC 曾报道 HSV-1 感染后出现"前岛盖综合征"(anterior opercular syndrome),表现为咀嚼肌、面肌、咽肌和舌肌功能障碍,是病毒特征性地侵犯前岛盖区域所致。当临床出现以上症状时,须考虑 HSE 的可能性。本病病程数日至 2 个月。以往报道预后差,病死率高达 40%～70%,现因特异性抗 HSV 药物的应用,多数患者得到早期有效治疗,病死率有所下降。

五、实验室检查

血常规检查白细胞及中性粒细胞增多,红细胞沉降率加快。

所有怀疑病毒性脑炎的患者均应行脑脊液(CSF)检查,除非有颅内压过高表现的禁忌证。腰椎穿刺常显示脑脊液压力增高,细胞计数轻度或中度增多,甚至多达 1000×10^6/L,以淋巴细胞为主,如有血细胞或 CSF 黄变则提示有出血性坏死性脑炎的可能。蛋白质含量轻度增高,糖和氯化物正常。极少数患者最初腰穿检查白细胞正常,但复查时会增多。

由于 HIV 感染、应用糖皮质激素或其他免疫抑制药、化疗或淋巴系统恶性肿瘤的免疫功能严重低下患者,CSF 可能没有炎性反应。仅 10%脑炎患者 CSF 细胞数超过 500/μL。

大约 20%的脑炎患者存在非创伤性 CSF 红细胞增多(>500/μL)。这种病理现象多在出血性脑炎时发生,多为 HSV、科罗拉多蜱热病毒感染,偶尔为加利福尼亚脑炎病毒感染。危重的 HSV 性脑炎患者 CSF 葡萄糖水平减低,应除外细菌性、真菌性、结核性、寄生虫、钩端螺旋体、梅毒、结节病或肿瘤性脑膜炎的可能性。

对 HSV 脑炎的研究提示,CSF 聚合酶链反应(PCR)技术的敏感性(约 98%)和特异性(约 94%)与脑组织活检相当或较其更优越。注意对 CSF 进行 HSV PCR 检查的结果应与以下因素结合起来判别:患者罹患该疾病的可能性、症状发作与进行检查之间的时间间隔,以及之前是否应用过抗病毒治疗。如果临床表现及实验室检查均支持 HSV 脑炎,但 CSF HSV PCR 为阴性时,只能判断该患者 HSV 脑炎的可能性较小,但并不能作为排除诊断。病程与疱疹病毒脑炎患者 CSF HSV PCR 阳性率相关,有一项研究表明,开始抗病毒治疗的第 1 周内 CSF PCR 可持续阳性,8~14d 时下降到不足 50%,15d 以后则为 21%以下。

HSV 脑炎患者 CSF 中可检测到针对 HSV-1 糖蛋白及糖蛋白抗原的抗体,早期 CSF 中 HSV 抗原阴性可作为排除本病的依据之一。可采用 Western 印迹法、间接免疫荧光测定及 ELISA 法检测 HSV 特异性 IgM、IgG 抗体。有报道用双份血清和双份 CSF 进行 HSV-1 抗体的动态测定,发现 CSF 抗体有升高趋势,滴度达 1:80 以上。血与 CSF 抗体比<40,或 CSF 抗体有 4 倍以上升高或降低者有助于 HSE 的诊断。检查 HSV 抗体及抗原的最佳时期是在病程的第 1 周,因此限制了该检查对急性期诊断的作用。但是,CSF HSV 抗体检查在有些病程>1 周、CSF PCR 阴性的患者仍有作用。

(1)脑电图检查:HSE 早期即出现脑电图异常,>90%的 PCR 证实,HSV 脑炎患者均有 EEG 异常,表现为弥漫性高幅慢波,也可见局灶性异常,常有痫性波。左右不对称,以颞叶为中心的周期性同步放电(2~3Hz)最具诊断价值。这种典型的周期性复合波在第 2~第 15 天很典型,经病理证实的 HSV 脑炎患者 2/3 均有上述改变。

(2)影像学检查:HSE 在发病 5~6d 后头颅 CT 显示一侧或双侧颞叶、海马和边缘系统出现局灶性低密度区,严重者有脑室受压、中线结构移位等占位效应(图 2-3)。若低密度区中间出现点状高密度区,则提示出血性坏死,更支持 HSE 诊断。在早期 MRI T_2 加权像可见颞叶中、下部,向上延伸至岛叶及额叶底面有周边清晰的高信号区。虽然 90%的患者存在颞叶异常,大约 10%PCR 证实 HSV 脑炎患者 MRI 检查正常。CT 较 MRI 敏感性较差,大约 33%的患者为正常。常规 MRI 检查以外的 FLAIR 像及弥散加权像可以提高其敏感性。

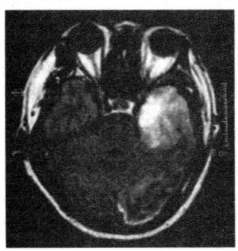

图 2-3 单纯疱疹病毒脑炎 MRI FLAIR 像

脑组织活检目前只在 CSF PCR 检查阴性,无法确定诊断,且有 MRI 异常、临床症状进行性恶化、阿昔洛韦及支持治疗无效的患者中进行。脑组织活检发现神经细胞核内嗜酸性包涵体(Cowdry A 型)或电镜下发现 HSV 病毒颗粒可确诊。在活检获取的脑组织中分离出 HSV 曾一度认为是诊断 HSV 脑炎的金标准。如果已行脑活检,应对脑组织进行病毒培养,并行组织学及超微结构的检查。应在临床上及实验室检查提示病变最严重的部位取材。虽然脑活检并非无创性检查,但死亡率很低(<0.2%),出现严重并发症的可能性在 0.5%~2.0%。潜在性可能导致死亡的原因还有可能继发于全身麻醉、局部出血、水肿,与手术相关的癫痫、伤口裂开或感染。

六、诊断

由于 HSE 病情严重、进展迅速，且有效的抗病毒药物已用于临床，所以早期迅速做出诊断非常重要。

临床诊断可参考以下标准：①口唇或生殖道疱疹史。②急性或亚急性起病、发热，明显精神行为异常，抽搐，意识障碍及早期出现的局灶性神经系统损害体征和（或）伴脑膜刺激征。③脑脊液中未检出细菌、真菌，常规及生化检查符合病毒性感染特点，如红细胞增多更支持本病的诊断。④脑电图以额、颞叶为主的脑弥漫性异常。⑤头颅 CT 或 MRI 发现颞叶局灶性出血性脑软化灶。⑥双份血清，脑脊液标本特异性抗体（IgG）检测，恢复期标本 HSV-1 抗体有 4 倍或 4 倍以上升高或降低，以及脑脊液标本中 HSV-1 的 IgM 抗体阳性者。⑦特异性抗病毒药物治疗有效也可间接支持诊断。

确诊需如下检查：①脑脊液中发现 HSV 抗原或抗体。②脑组织活检或病理发现组织细胞核内包涵体，或经原位杂交法发现 HSV 核酸。③CSF PCR 检测发现该病毒 DNA。④脑组织或 CSF 标本 HSV 分离、培养和鉴定阳性。

七、鉴别诊断

1. 带状疱疹病毒性脑炎

本病临床少见。带状疱疹病毒主要侵犯和潜伏在脊神经后根、神经节的神经细胞或脑神经的感觉神经节的神经细胞内，极少侵犯中枢神经系统。本病是由带状疱疹病毒感染后引起的变态反应性脑损害，临床表现为意识模糊、共济失调及局灶性脑损害的症状体征。病变程度相对较轻，预后较好。由于患者多有胸腰部带状疱疹病史，头颅 CT 无出血性坏死表现，血清及脑脊液检出该病毒抗原、抗体和病毒核酸阳性，可资鉴别。

2. 肠道病毒性脑炎

40%～60%的病毒性脑膜炎、大多数的麻痹性脊髓灰质炎和少数的脑炎是由肠道病毒引起。已知人类肠道病毒有 70 多种，B 组柯萨奇病毒和艾柯病毒最常见的神经系统感染都是脑膜炎。多见于夏秋季，可为流行性或散发性。临床表现为发热、意识障碍、共济失调、反复痫样发作及肢体瘫痪等。肠道病毒性脑炎的诊断除上述临床表现外，脑脊液常规和生化检查并无特异性，病原学诊断需要进行病毒分离和血清学试验。病程初期的胃肠道症状、脑脊液中的病毒分离或 PCR 检查阳性可帮助鉴别。

3. 巨细胞病毒性脑炎

本病临床少见，正常人在新生儿期后很少发生巨细胞病毒（CMV）脑炎，多见于免疫缺陷如 AIDS 或长期应用免疫抑制药的患者，常伴发系统性疾病。临床呈亚急性或慢性病程，表现为意识模糊、记忆力减退、情感障碍、头痛、畏光、颈项强直、失语、痫样发作和局灶性脑损害的症状、体征等。约 25%的患者颅脑 MRI 可有弥漫性或局灶性白质异常。CMV 脑炎的临床表现、CSF 和影像学改变均无特异性，诊断困难，特别是老年患者。当晚期 HIV 感染患者出现亚急性脑病，CSF 中性粒细胞增多，糖降低，MRI 表现为脑室周围异常信号时，CMV 脑炎诊断可明确。进一步实验室检查包括病毒分离、脑电图检查、影像学检查和 PCR 技术等。因患者有 AIDS 或免疫抑制病史，体液检查找到典型的巨细胞，PCR 检查 CSF 病毒阳性而易于鉴别。

4. 化脓性脑膜炎

特点为全身感染症状重、CSF 白细胞显著增多，细菌培养或涂片检查可发现致病菌。可寻找原发性化脓性感染灶，抗生素治疗有效。脑脓肿表现颅内压明显增高，加强 CT 显示环形增强有助于鉴别诊断。

5. 结核性脑膜炎

常合并活动性肺结核或肺外结核，或有与开放性肺结核患者的密切接触史。患有免疫缺陷疾病或服用免疫抑制药物。早期表现为结核中毒症状。神经系统症状符合脑膜炎的临床表现，如发热、颅高压和脑膜刺激征。结核菌素试验阳性，CSF 呈非化脓性细菌性炎症改变，如细胞数增多，糖和氯化物降低，涂片、培养发现结核杆菌。CSF 细胞学检查呈混合细胞反应（mixed lymphocyte reaction，MLR），脑脊液单核细胞内结核分枝杆菌早期分泌抗原（ESAT-6）染色阳性；CSF 结核抗体阳性或 PCR 阳性，脑活检证实存在结核性肉芽肿改变。脑 CT 或 MRI 符合结核性脑膜炎的特点（脑积水、弥漫性脑水肿、颅底脑膜强化）。抗结核治疗有效。

6. 新型隐球菌性脑膜炎

与结核性脑膜炎临床表现及脑脊液常规生化改变极为相似，但新型隐球菌性脑膜炎起病更为缓慢，脑压增高显著、头痛剧烈，可有视觉障碍，而脑神经一般不受侵害，症状可暂行缓解。脑脊液涂片墨汁染色找到隐球菌孢子，或沙氏培养生长新型隐球菌即可确诊。

7. 抗 NMDA（anti-NMDAR encephalitis）受体脑炎

抗 NMDA 受体（N-甲基-M-天冬氨酸受体）脑炎是一种与 NMDA 受体相关且对治疗有良好反应的脑炎，属于副肿瘤性边缘叶脑炎中的一种，临床特点为显著的精神症状、抽搐发作、记忆障碍以及意识水平降低，伴有发热并且常出现低通气现象。血及脑脊液中可以检测到抗 NMDA 受体的抗体。对于年轻女性患者，具有特征性的上述临床表现，特别是伴有卵巢畸胎瘤、脑脊液和（或）血清抗 NMDA 受体抗体阳性可明确诊断。

8. 急性播散性脑脊髓炎（ADEM）

急性起病，病前可有上呼吸道感染史。表现为轻至中度发热，常有精神症状、意识障碍及局灶神经功能缺失症，易与 HSE 混淆。因其病变主要在脑白质，痫样发作甚为少见。影像学显示皮质下白质多发低密度灶，多在脑室周围，分布不均，大小不一，新旧并存，脱髓鞘斑块有强化效应。免疫抑制治疗有效，病毒学与相关检查阴性为其特征。

9. 桥本脑病（Hashimoto encephalopathy）

是一种与桥本甲状腺炎有关的复发或进展性脑病。表现为急性、亚急性反复发作的卒中样短暂性神经功能缺损，隐袭，逐渐进展的痴呆、精神异常和昏迷，与甲状腺功能减退的黏液水肿所出现的精神神经症状不同。该病的发生与甲状腺功能的状态无关，患者的甲状腺功能可以正常、亢进或减退，但血中抗甲状腺抗体滴度升高是必要指标。发病机制不明，尚无确切的诊断标准，需排除多种原因造成的其他脑病，类固醇治疗常可使病情明显好转。

10. 线粒体脑病（MELAS 型）

本病患者临床可出现反复发热、头痛、抽搐、逐渐进展的智能低下至痴呆、视听功能障碍及颈项强直，与 HSE 的表现十分相似，但很少出现意识障碍。在脑电图弥散性慢波基础上，尚有普遍或局灶性的暴发放电，应该想到线粒体脑病的可能。患者 MRI 平扫的影像学表现为受累部位皮质的层状坏死,并且坏死部位不按血管分布。乳酸性酸中毒是本病的主要临床表现之一,肌肉活检和基因检测对 MELAS 综合征的诊断具有十分重要的意义。

11. 脑肿瘤

HSE 有时以局灶症状为突出表现,伴颅内压增高时类似于脑肿瘤。但是脑肿瘤无论原发性或转移性病程相对较长,CSF 蛋白明显增高,脑 CT 增强扫描有强化效应,MRI 可明确肿瘤的部位与大小甚至病变性质。

八、治疗

早期诊断和治疗是降低本病死亡率的关键,包括病因治疗、免疫治疗和对症支持治疗。

1. 抗病毒治疗

阿昔洛韦(无环鸟苷,aciclovir):HSV 编码一种酶(胸腺嘧啶脱氧核苷激酶),可以使阿昔洛韦磷酸化生成 $5'$-单磷酸阿昔洛韦。然后宿主细胞的酶使该物质再次磷酸化生成三磷酸衍生物。这种三磷酸化阿昔洛韦可以产生抗病毒作用,其作用方式是移植病毒 DNA 聚合酶,使病毒合成 DNA 链时提前终止。未被感染的细胞不能使阿昔洛韦磷酸化成为 $5'$-单磷酸阿昔洛韦,故阿昔洛韦的抗病毒作用具有特异性。三磷酸化的阿昔洛韦特异性抑制病毒的 DNA 聚合酶而不抑制宿主细胞的酶,也加强了其特异性。病毒脱氧核苷激酶或 DNA 聚合酶的改变可导致阿昔洛韦抵抗。到目前为止,在免疫功能正常的患者中,阿昔洛韦抵抗性病毒株尚未成为严重的临床问题。但是,已有报道在免疫抑制的患者 CNS 以外的部位分离出致病力强、阿昔洛韦抵抗的 HSV 病毒株,包括 AIDS 患者,此时可考虑更换其他抗病毒药物。本病预后与治疗是否及时、充分及疾病的严重程度有关,所以早期诊断和治疗极为重要。

当临床表现强烈提示或不能排除单纯疱疹病毒性脑炎时,即应给予阿昔洛韦治疗。该药血脑屏障穿透率为 50%,对细胞内病毒复制有明显抑制作用。治疗应遵循全程、足量的原则。成年人剂量为 $30mg/(kg \cdot d)$,分 3 次静脉滴注,$14\sim21d$ 为 1 个疗程,少于 10d 则容易复发。若病情较重,可延长治疗时间或再治疗 1 个疗程。本药毒性很小,不良反应主要有头痛、恶心和呕吐。此外,皮疹、疲乏、发热、脱发和抑郁少见。免疫抑制患者用药后偶有肝功能异常和骨髓抑制。在正规给予阿昔洛韦治疗后若患者 CSF HSV PCR 持续阳性,则应在复查 CSF PCR 后再延长阿昔洛韦治疗 7d。新生儿的 HSV 脑炎应每 8h 给予阿昔洛韦 $20mg/kg$(每日总剂量 $60mg/kg$),最少治疗 21d。

2. 免疫治疗

可选用干扰素、转移因子、免疫球蛋白等。肾上腺糖皮质激素对减轻炎症反应和减轻炎症区域的水肿有一定效果,但目前尚存在争议,对症状较重的患者,可早期酌情使用。

3. 全身支持治疗

对重症及昏迷患者至关重要。需维持营养、水电解质和酸碱平衡,保持呼吸道通畅,加强护理,预防压疮及呼吸道感染等并发症。

4. 对症治疗

对高热患者应给予物理降温或药物降温;对出现抽搐者及时使用抗癫痫药物;如患者出现精神症状,可适当使用抗精神病药物。

5.恢复期治疗

予以按摩、针灸、理疗、脑细胞活化剂及神经功能训练有助于肢体功能恢复。对复发性病例应规划开展新疗程的治疗。

由于 HSE 病情严重、死亡率高,在性传播疾病中,生殖器疱疹和新生儿疱疹病例也日益增多,因而促进了 HSV 疫苗的研制工作。利用 HSV 糖蛋白制备的病毒亚单位疫苗和核酸疫苗在动物实验中显示有明显抗 HSV 感染的保护作用,但是,对于人类 HSV 感染的确切预防作用还须进一步观察研究。

九、预后

HSE 后遗症的发生率及严重程度与患者的年龄、开始治疗时患者的意识水平直接相关。近期一些应用定量 CSF HSV PCR 的临床试验提示治疗后的临床表现还与发病时 CSF 的 HSV DNA 拷贝数量有关。一般病程数周至数月,病死率 19%～50%,5%～10%的患者有复发。存活者中仍有部分患者残留偏瘫、失语、癫痫、智能低下等后遗症,甚至极少数维持于植物状态。

第三节　细菌性脑膜炎

一、概述

细菌性脑膜炎(bacterial meningitis)是由细菌感染(结核杆菌、布鲁杆菌除外)所致的脑膜化脓性炎症。各个年龄段均可发病,以儿童最多见。患者常急性起病,主要表现为发热、头痛、畏光等,多有明显的脑膜刺激征和脑脊液异常改变。

细菌性脑膜炎在欧美国家的发病率为(4.6～10)/10 万人,而发展中国家约为 101/10 万人。21 世纪之前,流感嗜血杆菌曾是儿童细菌性脑膜炎最常见的致病菌,约占所有病例的50%,但随着流感嗜血杆菌疫苗的应用,其发病率明显降低。目前,社区获得性细菌性脑膜炎主要的病原为肺炎链球菌(约 50%)、脑膜炎双球菌(约 25%)、B 族链球菌(约 15%)和单核细胞增多性李斯特菌(约 10%),而流感嗜血杆菌仅占细菌性脑膜炎的 10%以下。

二、病因及发病机制

任何细菌感染均能引起脑膜炎,其病原菌与患者的年龄存在一定关系。

肺炎链球菌是 20 岁以上成年人脑膜炎最常见的病原体,约占报道病例数的 50%。许多因素可以导致患肺炎链球菌性脑膜炎的危险性增加,其中最重要的是肺炎链球菌性肺炎。其他危险因素包括急性或慢性鼻窦炎或中耳炎、酗酒、糖尿病、脾切除、低免疫球蛋白血症、补体缺乏及伴有颅底骨折及脑脊液鼻瘘的脑外伤等。

脑膜炎双球菌感染占全部细菌性脑膜炎病例的 25%(每年 0.6/10 万人),但占 20 岁以下病例数的 60%。皮肤出现淤点或紫癜性损害可以特异性提示脑膜炎双球菌感染。一些患者呈暴发性起病,症状出现后几个小时内进展至死亡。感染可以由鼻咽部菌群引起,并呈无症状的带菌状态,但也可以引起侵害性的脑膜炎症。鼻咽部菌群是否会造成严重的脑膜炎症,取决于细菌的毒力和宿主的免疫状态,包括产生抗脑膜炎双球菌抗体的能力及补体通过经典途径和旁路溶解脑膜炎双球菌的能力。缺失补体任何成分包括裂解素的个体,均对脑膜炎球菌感染高度易感。

对于患有慢性或消耗性疾病,如糖尿病、肝硬化、酗酒及慢性泌尿系统感染等的患者,肠道革兰阴性杆菌正逐渐成为其罹患脑膜炎的主要致病菌之一。革兰阴性脑膜炎也可由神经外科手术引起,尤其是颅骨切除术是常见原因。

曾认为 B 族链球菌是新生儿脑膜炎的主要因素,但已有报道称 B 族链球菌可导致 50 岁以上患者发生脑膜炎。

单核细胞增多性李斯特菌正逐渐成为新生儿、孕妇、60 岁以上及存在免疫力低下人群患脑膜炎的主要病因。该种感染是摄入污染李斯特菌属的食物所致。通过污染的凉拌菜、牛奶、软奶酪及各种"即食"食品包括肉类熟食及未加工的热狗所传播的人类李斯特菌感染均见诸报道。

另外,颅脑手术后脑膜炎患者常见病原体也包括克雷伯菌、葡萄球菌、不动杆菌和铜绿假单胞菌感染。

细菌主要通过血液循环进入脑膜,然后透过血脑屏障而引起脑膜炎。脑膜炎球菌多在鼻咽部繁殖,肺炎链球菌多通过呼吸道或中耳感染,流感嗜血杆菌则先引起呼吸道感染,局部感染的细菌侵入血液循环后先发生菌血症,重症感染者可在皮肤、黏膜上出现斑疹,直径为 1～10mm,严重者会因并发肾上腺髓质出血和弥散性血管内凝血(DIC)而死亡。当病原菌透过血脑屏障时即可引发化脓性脑膜炎。而克雷伯菌、葡萄球菌、铜绿假单胞菌等多通过手术、外伤等直接侵入颅内导致颅内细菌感染。

三、病理变化

细菌性脑膜炎感染初期仅有软脑膜和脑表浅血管充血扩张,随后炎症沿蛛网膜下隙蔓延,使大量脓性渗出物覆盖脑表面,也沉积于脑沟、脑裂、脑池、脑基底部、颅后窝、小脑周围和脑室腔内。随着炎症的加重,浅表软脑膜和室管膜被纤维蛋白渗出物所覆盖,逐渐加厚而呈颗粒状,形成粘连后影响脑脊液吸收及环流受阻,导致脑积水。在炎症晚期,脑膜增厚,易于出血,严重者并发脑炎;有的脑膜炎因脓性渗出物包绕血管,引起血管炎,造成脑梗死,也可造成静脉窦血栓形成、硬膜下积液、脑脓肿等。

镜检可见患者软脑膜充血,软脑膜及蛛网膜下隙内大量中性粒细胞渗出,有时还可见少量淋巴细胞、巨噬细胞和纤维素渗出,炎症细胞沿着皮质小血管周围的 Virchow-Robin 间隙侵入脑内,并有小胶质细胞反应性增生。在亚急性或慢性脑膜炎患者中可以出现成纤维细胞增生,故而蛛网膜粘连,软脑膜增厚,如粘连封闭第四脑室的正中孔、外侧孔或者中脑周围的环池,就会造成脑室系统的扩大,形成脑积水。

四、临床表现

本病多急性起病,早期先出现畏寒、发热等全身症状,并迅速出现头痛、呕吐、畏光等,随后出现颈项强直、意识障碍。其中临床经典的三联征包括发热、头痛、颈项强直,另外意识障碍是成年患者最常见的表现之一;而年幼儿童则常表现为易激惹、淡漠、囟门凸出、进食差、发绀、眼瞪视及癫痫发作等。急性细菌性脑膜炎的临床特点及其出现的百分比,见表 2-1。

表 2-1 细菌性脑膜炎的常见症状和体征及出现的百分比

症状与体征	百分比
症状	
发热	75%～95%
头痛	80%～95%
畏光	30%～50%
呕吐	儿童 90%,成年人 10%
体征	
颈抵抗	50%～90%
意识障碍	75%～85%
Kernig 征	5%
Brudzinski 征	5%
神经系统局灶性体征	20%～30%
皮疹	10%～15%

Van 等报道了急性细菌性脑膜炎患者中颈项强直、发热、意识障碍 3 项表现的出现率,在 696 例成年人化脓性脑膜炎患者中,44%的患者同时出现,如 3 种表现均不存在则可基本排除化脓性脑膜炎的诊断,其敏感性达 99%。另外,颈抵抗这一最常见的体征也仅占所有患者的 50%～90%,在有意识障碍的患者中更不容易查出。同时,颈抵抗也常见于蛛网膜下隙出血、破伤风或其他合并高热的脑内感染患者。但在普通内科非脑膜炎住院患者中,有 13%的成年人、35%的老年人出现颈抵抗。在肯尼亚一项针对儿童的研究中,40%(30%～76%)出现颈抵抗的患者最后诊断为化脓性脑膜炎。即使增加 Kernig 征或者 Brudzinski 征检查也不能增加诊断的敏感性,因为前两者的敏感性均不到 10%。

所有患者中 15%～30%出现神经系统局灶性体征或癫痫发作,但这些表现也可见于结核性或隐球菌性脑膜炎中。10%～15%的细菌性脑膜炎患者可出现皮肤淤点或者紫癜。大多数皮疹与脑膜炎球菌感染有关,仅有少部分患者见于肺炎球菌、葡萄球菌或流感嗜血杆菌感染时,部分患者特别是脑膜炎球菌感染的患者可出现感染后关节炎。

细菌性脑膜炎可伴多种颅内合并症,如婴幼儿的慢性硬膜下积液、成年人的硬膜下脓肿,以及脑脓肿、脑梗死等。

五、辅助检查

1. 常规检查

急性期患者血液中白细胞增多,以中性粒细胞为主,可达 80%～90%,红细胞沉降率加快。病变初期未经治疗时的血涂片可见病原菌,血培养大多可查到阳性结果。

2. 脑脊液检查

细菌性脑膜炎的脑脊液检查具有白细胞增多、葡萄糖降低和蛋白质增高等特点。腰椎穿刺可发现颅内压增高,脑脊液外观浑浊或呈脓性,常规检查白细胞增多,一般在 $(250\sim10\,000)\times10^6/L$,以中性粒细胞为主;蛋白增高,通常超过 1g/L,而糖和氯化物降低;脑脊液 pH 降低,乳酸、LDH、溶菌酶含量以及免疫球蛋白 IgG、IgM 均明显增高。脑脊液培养是确诊的金标准。

脑脊液培养发现病原菌的概率较高,社区获得性细菌性脑膜炎需做需氧培养,而神经外科术后脑膜炎时厌氧培养显得就尤为重要。一项 875 例细菌性脑膜炎的研究中,在给予抗生素治疗前脑脊液培养的阳性率达 85%,其中流感嗜血杆菌性脑膜炎阳性率 96%、肺炎球菌性脑膜炎阳性率 87%、脑膜炎球菌性脑膜炎阳性率 80%;但腰椎穿刺前已经给予抗生素治疗的患者,脑脊液培养阳性率则降低到 62%。另一项来自巴西 3973 例细菌性脑膜炎的报道则显示,应用抗生素前脑脊液培养的阳性率仅为 67%。尽管脑脊液培养阳性率高且意义重大,但培养并鉴定致病菌常需 48h,故仍需其他快速的检测方法。

脑脊液革兰染色可以快速鉴定怀疑细菌性脑膜炎患者的致病菌,社区获得性脑膜炎患者检查致病菌的阳性率为 60%~90%,特异性大于 97%,但针对不同病原菌其阳性率差别很大。肺炎链球菌阳性率为 90%、流感嗜血杆菌阳性率为 86%、脑膜炎球菌阳性率为 75%、革兰阴性杆菌阳性率为 50%、单核细胞增多性李斯特菌阳性率约为 33%。

3.病原菌抗原检查

采用特异性病原菌抗原的测定更有利于确诊。对流免疫电泳法检测抗原对流脑 A、C 族,肺炎链球菌和流感嗜血杆菌脑膜炎脑脊液中多糖抗原阳性检出率达 80% 以上。乳胶颗粒凝集试验可用于测定肺炎链球菌型脑膜炎和流脑患者脑脊液中多糖抗原,但检查前给予抗生素治疗会导致阳性率明显降低。

4.头颅 CT 检查

对于急性细菌性脑膜炎的诊断,CT 提供的特异性信息极少。在病变早期多无阳性发现,病变进展期患者可以出现基底池、脉络膜丛、半球沟裂等部位密度增高。合并脑炎时可见脑实质内局限性或弥漫性低密度灶,以额叶常见。增强扫描可见脑膜呈带状或脑回状强化。后期由于蛛网膜粘连,出现继发性脑室扩大和阻塞性脑积水,并发硬膜下积液,于颅骨内板下呈新月形低密度灶。

5.头颅 MRI 检查

MRI 在发现病变、明确病变范围及受累程度方面明显优于 CT 检查。正常脑膜 MRI 表现为非连续的、薄的短线状低信号结构,MR 平扫对脑膜显示不敏感,增强后硬脑膜因缺乏血脑屏障可被强化,表现为薄而不连续的线状强化。细菌性脑膜炎所致脑膜强化与脑膜炎感染方式和程度有关。血源性感染主要表现软脑膜—蛛网膜下隙型强化,而外伤或术后导致的脑膜炎则主要表现为硬脑膜—蛛网膜下隙强化,与硬膜外炎症直接累及有关。另外 MRI 可表现为脑实质的长 T_1、长 T_2 改变,与炎性渗出刺激血管导致血管痉挛或者血栓形成有关。脑皮质的梗死引起脑膜结构的破坏,加速脑炎和脓肿在软脑膜下皮质和邻近脑白质的形成,表现为局限性脑组织水肿和占位效应。

六、诊断

根据急性起病,出现发热、头痛、颈项强直等临床表现,结合脑脊液中以中性粒细胞为主的化脓性炎症改变,一般不难诊断。但对于老年人或婴幼儿脑膜刺激征不明显的病例,应给予高度注意,必要时需多次腰椎穿刺检查。

七、鉴别诊断

急性细菌性脑膜炎需要与结核性、真菌性和病毒性脑膜炎，脑炎，脑脓肿等疾病相鉴别，在诊断为细菌性脑膜炎后则应尽快明确其具体致病菌。

肺炎链球菌、流感嗜血杆菌和脑膜炎球菌是最常见的急性细菌性脑膜炎的病因。然而，另外一些感染也可导致具有类似临床表现的脑膜炎，见表 2-2。这些感染常与特殊人群有关，如猪链球菌是东南亚地区最常见的细菌性脑膜炎病因，但在其他地区罕见。HIV 感染是影响急性脑膜炎病因的重要因素。肺炎链球菌是 HIV 感染患者出现急性细菌性脑膜炎的最常见原因，但结核杆菌、新型隐球菌在 HIV 感染患者中也较常见，并且单靠临床表现很难将其鉴别开。该两类疾病所致脑膜炎症状多于发病后数天及数周出现，但也有部分患者会出现暴发性疾病，并出现明显颈抵抗和快速进展到昏迷。

表 2-2　脑膜炎的常见感染源及地域分布

细菌
肺炎链球菌（最常见病因，与 HIV 感染相关）
流感嗜血杆菌 B 型
脑膜炎球菌（血清型 A、W-135、C、X 型等在非洲多见；血清 B、C 型在欧洲、北美、澳大利亚和东亚多见）
猪链球菌（东南亚最常见病因）
金黄色葡萄球菌（不常见）
B 族链球菌（新生儿常见病因）
单核细胞增多性李斯特菌（新生儿、老年人、免疫功能障碍者多见）
非斑疹伤寒沙门菌（多见于非洲 HIV 感染人群）
结核杆菌（HIV 感染者多见）
苍白密螺旋体
真菌
新型隐球菌
寄生虫
广州管圆线虫和棘颚口线虫（多见于东南亚，为嗜酸性脑膜炎）
犬弓蛔线虫（遍布世界）
病毒
疱疹病毒（单纯疱疹病毒和水痘－带状疱疹病毒）
肠病毒

八、治疗

一旦怀疑为细菌性脑膜炎，应尽可能快的给予抗菌治疗。首先要选择敏感抗生素给予足量、足疗程治疗，另外治疗感染性休克、维持血压和电解质平衡、防止脑疝等对症支持治疗同样重要。发现脑膜炎球菌感染应及时上报传染病，并及时将患者转入传染科或传染病院治疗。

1.抗生素治疗

（1）抗生素的选择（表 2-3）：抗生素的选择由感染的病原体决定，但绝大多数细菌性脑膜炎急性期治疗都根据经验选择抗生素,患者的年龄和病史尤为重要。如病原菌暂时不能明确,则应先选用广谱抗生素。一旦培养出病原菌,则需要尽快根据培养和药敏结果调整抗生素,并根据病原菌和病情按计划完成全部疗程。治疗化脓性脑膜炎的理想药物应具备3个条件:①容易透过血脑屏障。②杀菌力强。③不良反应小。血脑屏障通透性与药物的理化性质有关,低分子量、低离子化和脂溶性药物容易通过血脑屏障。应该注意的是,脑膜发生炎症时血脑屏障被破坏,抗菌药物也容易透入而起效,随着炎症改善血脑屏障逐渐恢复,进入脑脊液的药量也会相应减少,所以在疾病好转过程中不宜减少给药量。

表 2-3　在细菌性脑膜炎及局灶性中枢神经系统感染中应用的经验性抗生素

适应证	抗生素
新生儿	氨苄西林＋头孢噻肟
1～3 月龄的婴儿	氨苄西林＋头孢噻肟或头孢曲松
＞3 月龄至＜60 岁免疫功能健全者	头孢噻肟或头孢曲松＋万古霉素
＞60 岁或者伴有酗酒等其他代谢性疾病的任何年龄患者	氨苄西林＋头孢噻肟或头孢曲松＋万古霉素
院内获得性脑膜炎,外伤后或神经外科术后继发性脑膜炎,中性粒细胞减少患者,或伴有细胞介导的免疫功能缺损患者	氨苄西林＋头孢他啶＋万古霉素

社区获得性细菌性脑膜炎的常见病原菌为肺炎链球菌和脑膜炎双球菌。故在未确定病原体之前,对于年龄＞3 个月的患儿可给予广谱头孢霉素(头孢噻肟或头孢曲松)治疗,这类抗生素治疗谱包括脑膜炎双球菌、肺炎链球菌、B 族链球菌和嗜血流感杆菌,并且血脑屏障通过率高。头孢吡肟为广谱的第 4 代头孢菌素,在体外对肺炎链球菌、脑膜炎双球菌的抗菌活性与头孢曲松或头孢噻肟相似,并且对肠道菌属和铜绿假单胞菌有更强的活性。在临床试验中,头孢吡肟治疗青霉素敏感的肺炎球菌和脑膜炎双球菌性脑膜炎疗效与头孢噻肟相当,但对于由对青霉素及头孢菌素耐药的肺炎球菌、肠道菌属及金黄色葡萄球菌所致的脑膜炎疗效尚未被确立。而对于年龄＜3 个月的患儿、60 岁以上老年人及怀疑有细胞介导的免疫功能损害(如慢性疾病、器官移植术后、恶性肿瘤、应用免疫抑制药等)的患者,经验治疗则首选氨苄西林,以增强对可能的单核细胞增生性李斯特菌的杀菌性。治疗革兰阴性球菌的有效抗生素也是头孢噻肟和头孢曲松,氨基糖苷类抗生素可以作为合并用药。院内获得性脑膜炎,特别是神经外科手术后继发性脑膜炎,最常见的病原菌是葡萄球菌和革兰阴性菌。在这些患者中经验性治疗应联用万古霉素和头孢他啶。头孢他啶是头孢菌素中唯一对中枢神经系统中金黄色葡萄球菌感染有足够活性的药物,故接受神经外科手术或者中性粒细胞减少的患者,应用头孢他啶取代头孢曲松或头孢噻肟。美罗培南是一种碳青霉烯类抗生素,在体外试验中对单核细胞增多性李斯特菌有很强的抗菌活性,并已证实对金黄色葡萄球菌性脑膜炎有效,对青霉素耐药的肺炎球菌也有很好的效果。在试验性肺炎球菌性脑膜炎脑脊液培养中,美罗培南与头孢曲松疗效相当,但逊于万古霉素。应用美罗培南治疗脑膜炎的临床试验的患者数量尚不能完全说明该种抗生素的效果有效。

(2)抗生素的使用疗程:抗生素治疗的疗程亦取决于病原体。对于肺炎链球菌和流感嗜血杆菌,一般建议 10～14d 治疗;对于脑膜炎球菌,7d 治疗即可;对于单核细胞增多性李斯特菌和 B 族链球菌,则需要 14～21d 抗生素治疗;而革兰阴性杆菌,则至少需要 3 周以上治疗才能治愈。

（3）抗生素的使用剂量和频次（表 2-4）。

表 2-4　治疗细菌性脑膜炎主要的抗生素使用剂量和频次

药物	儿童用量（≤14 岁）	成年人用量（＞14 岁）	用法	备注
头孢曲松	100mg/（kg·d）（1 次/天）	2g/d（1 次/天）	肌内注射或静脉	首选
头孢噻肟	225～300mg/（kg·d）（3～4 次/天）	8～12g/d（4～6 次/天）	肌内注射或静脉滴注	与头孢曲松类似
青霉素	0.3mU/（kg·d）（4～6 次/天）	24mU/d（6 次/天）	静脉滴注	大多数流感嗜血杆菌耐药，肺炎链球菌的耐药性也在增加
氨苄西林或阿莫西林	300mg/（kg·d）（4 次/天）	12g/d（6 次/天）	肌内注射、静脉滴注或口服	耐药性同青霉素，主要用于李斯特菌感染
氯霉素	100mg/（kg·d）（4 次/天）	100mg/（kg·d）（4 次/天）	肌内注射、静脉滴注或口服	流感嗜血杆菌及肺炎链球菌中耐药性较高
万古霉素	40mg/（kg·d）（2～4 次/天）	2g/d（2～4 次/天）	静脉滴注	主要用于葡萄球菌感染
头孢他啶	50mg/（kg·d）（2～3 次/天）	4～6g/d（3 次/天）	静脉滴注	主要用于杆菌感染

2.激素的使用

糖皮质激素具有抗炎和抑制炎性因子作用，故部分学者主张在治疗细菌性脑膜炎时给予激素治疗以降低患者神经损伤和耳聋的发生，但由于激素的免疫抑制作用，使其在化脓性脑膜炎治疗中是否应用的问题一直未有定论。两项针对激素治疗化脓性脑膜炎的 Meta 分析相异，与其入组病例资料有关，但也显示出激素治疗细菌性脑膜炎的不确定性。

激素疗效的不同可能与患者感染的病原菌有关。研究显示激素治疗流感嗜血杆菌的疗效较好，而治疗肺炎链球菌脑膜炎疗效则不肯定。通常应在给予抗生素前 20min 给予地塞米松，其原理是在巨噬细胞和小胶质细胞受到内毒素活化作用之前应用，才能抑制肿瘤坏死因子（TNF）的产生。若 TNF 已被诱导产生，地塞米松则无法发挥这种作用。地塞米松可能会减少万古霉素进入脑脊液，且在肺炎链球菌性脑膜炎实验模型中发现会延迟脑脊液的无菌化。所以，在使用万古霉素时是否使用地塞米松应权衡利弊。

目前应用激素治疗细菌性脑膜炎有不同方案。常用的是 0.4mg/kg 地塞米松，每 12h 给药一次，连用 2d；或者 0.15mg/kg，每 6h 给药一次，连用 4d。大剂量短程治疗可以取得较好效果而又能降低激素不良反应，是目前激素应用的主要方法。

3.对症支持治疗

在选择合适抗生素的同时，应该尽快完善相关检查，明确患者合并疾病，并给予临床评估，根据患者情况及时给予对症支持治疗，包括：①对于高颅压的患者应及时给予脱水降颅压治疗。②保证呼吸道通畅，必要时给予气管内插管。③保证水、电解质和酸碱平衡，尤其患者合并高热或应用脱水药物时应记出入量，给予常规监测。④加强护理，并做好密切接触者的预防，防止交叉感染（表 2-5）。

表 2-5　对与细菌性脑膜炎患者密切接触者的预防

B 族流感嗜血杆菌

①所有家族接触者都应该给予利福平治疗，20mg/（kg·d）治疗 4d。最大剂量 600mg/d

②既往未应用疫苗的年龄在 12～48 个月的婴儿应给予 1 次疫苗预防

③既往未应用疫苗的年龄在 2～11 个月的婴儿应给予 3 次疫苗预防

（续表）

脑膜炎双球菌感染
①利福平：成年人剂量 600mg，每日 2 次，口服，连用 2d；儿童剂量 10mg/kg
②头孢曲松：成年人剂量 250mg，每日 1 次，静脉注射；儿童剂量 125mg
③环丙沙星：成年人给予 500mg，每日 1 次，口服；儿童慎用
肺炎球菌脑膜炎
不推荐常规给予抗生素预防
其他类型化脓性脑膜炎
不需要给予预防治疗

九、预后

流感嗜血杆菌、脑膜炎双球菌及 B 族链球菌性脑膜炎的病死率为 3%～7%，单核细胞增多性李斯特菌性脑膜炎为 15%，肺炎链球菌性脑膜炎为 20%。总体上，细菌性脑膜炎患者死亡风险若合并如下情况下会增加：①就诊时已有意识水平下降。②就诊 24h 内有癫痫发作。③颅内压升高。④年幼（婴儿）或年龄＞50 岁。⑤合并有危重情况如休克和（或）需要机械通气。⑥治疗不及时。脑脊液葡萄糖水平低（＜2.2mmol/L）及脑脊液蛋白含量过高（＞3g/L）提示预后不佳，病死率高。幸存者中大约 25% 会有中度或重度后遗症，常见的后遗症包括智能减退、记忆受损、癫痫发作、听力减退及眩晕和步态异常。

鉴于改善细菌性脑膜炎的预后很大程度上取决于能否及时给予敏感抗菌药物治疗，故在治疗过程中应密切观察患者病情变化，特别注意患者体温波动、意识情况、血液白细胞数量等变化。如经验用药 3d 以上仍无缓解，则应该重新评估目前诊断及应用的抗生素，及时更换抗菌药物治疗。

第四节　结核性脑膜炎

一、概述

结核性脑膜炎（tuberculous meningitis，TBM）是结核杆菌导致脑膜和脊髓膜非化脓性炎症。各个年龄段均可发病，以青少年最多。患者亚急性或慢性起病，出现发热、头痛、脑膜刺激征及神经功能缺损症状等。

全球结核性脑膜炎的平均发病率为 1.37/10 万人，其中发病率最高的国家依次为印度、中国、印度尼西亚、尼日利亚和南非。我国结核性脑膜炎的发病率为（0.34～3.19）/10 万人，20 世纪 80 年代发病率曾逐渐降低。但近年来随着耐药菌的出现以及 HIV 感染患者的增加，目前结核性脑膜炎在包括我国在内的世界范围内重新呈现上升趋势。

二、发病机制

结核性脑膜炎占全身性结核病的 6% 左右，绝大多数病例是由人型结核分枝杆菌致病，少数病例是由牛型结核分枝杆菌所致。通常通过血液播散后在脑膜和软脑膜下种植，形成结核结节,之后结节破溃,大量结核菌进入蛛网膜下隙,形成粟粒性结核或结核瘤病灶,最终导致结核性脑膜炎。另外部分患者由于颅骨或脊柱骨结核病灶直接破入颅内或椎管内而发病。患者免疫力低下或发生变态反应是造成结核性脑膜炎的重要条件。

三、病理生理

结核性脑膜炎的病理生理机制,见图 2-4。结核杆菌进入蛛网膜下隙后引起局灶性 T 淋巴细胞依赖性免疫应答,以导致干酪样肉芽肿炎性反应为特点。肿瘤坏死因子 α(TNF-α)在其中发挥重要作用。研究显示,脑脊液(CSF)中 TNF-α 浓度与疾病的严重程度密切相关,给予抗生素或抗 TNF-α 抗体能够改善结核性脑膜炎模型兔的预后。

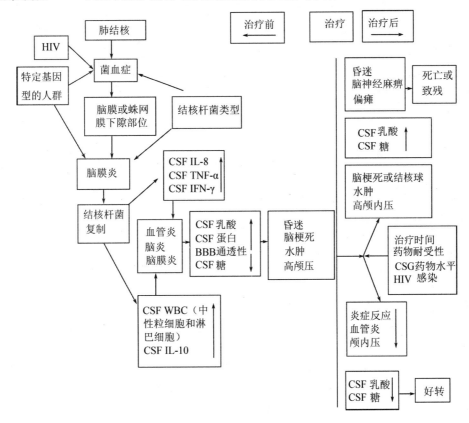

图 2-4 结核性脑膜炎病理生理模式

IL＝白介素;IFN＝干扰素;WBC＝总白细胞;BBB＝血脑屏障

结核性脑膜炎的主要病理变化在软脑膜上,也常伴有轻重程度不一的脑实质炎症或是结核病灶。患者软脑膜和蛛网膜下隙内有大量炎性渗出物,主要为单核细胞、淋巴细胞和纤维素,在病情进展的结核性脑膜炎中常见有结核性肉芽肿,病灶中心是干酪样坏死,周围是上皮细胞、朗汉斯多核巨细胞和淋巴细胞浸润,并可见有成纤维细胞增生。此外,小动脉可见血管周围炎和动脉内膜炎性增生,部分病例有血栓形成和脑组织软化。

四、临床表现

结核性脑膜炎患者前驱症状包括周身不适、疲劳、食欲减退、体重减轻、发热、肌痛等非特异性症状。

结核性脑膜炎主要累及外侧裂、大脑基底池、脑干和小脑,并由此引发相应临床表现。①由于炎性渗出物阻塞脑脊液循环从而导致脑积水及压迫脑神经。②炎性肉芽肿常融合成为结核球并在不同部位导致不同神经功能缺损。③闭塞性血管炎可导致脑梗死及卒中样症状。这些症状的严重程度与颅内炎症反应情况有关,并与患者预后密切相关。

故患者发病早期表现为头痛(96%)、发热(91.1%)、颈项强直(91.1%)和呕吐(81.2%)等,但是在老年患者中,其脑膜炎症状并不是很突出。随着病情进展,患者逐渐出现神经系统功能缺失症状。其中73.5%的患者出现高颅压,主要由于交通性脑积水所致;10%~47.4%的患者发生抽搐,主要为结核病变对大脑皮质直接刺激及脑水肿引起;20%~31.5%的患者出现脑神经损害,主要为渗出物包绕、压迫所致,其中以视力减退、面瘫、听力受损最为常见;11.3%~45%的患者发生偏瘫,多由于动脉炎所致;8.2%~19.2%的患者出现四肢瘫或截瘫;部分结核性脑膜炎患者表现不典型症状,如基底核受累会导致运动障碍,13.3%的患者可出现震颤、不自主运动等。少数结核性脑膜炎可累及脊髓,常导致截瘫,发生率低于10%。另外,结核性脑膜炎尚可以造成代谢异常,50%的患者可出现低钠血症。

以 Glasgow 昏迷评分和是否存在神经系统局灶性体征为标准,结核性脑膜炎的严重程度可以分为3期,见表2-6。

表2-6　英国医学研究委员会修订的结核性脑膜炎严重程度分级标准

Ⅰ期:意识清醒,无神经系统定位体征
Ⅱ期:Glasgow 昏迷评分 10~14 分,伴或不伴局灶性神经系统定位体征;或 Glasgow 评分 15 分,伴神经系统定位体征
Ⅲ期:Glasgow 评分低于 10 分,伴或不伴有神经系统定位体征

五、辅助检查

1.脑脊液检查

常规及生化检查:①外观,无色透明或微混,静置24h后约50%可见薄膜形成(因析出纤维蛋白所致)。②细胞,白细胞呈中度增加,大多数(10~500)×10⁶/L,个别可达 1000×10⁶/L;分类示以淋巴细胞为主,但早期可见多核细胞增多。③糖,大多明显降低,通常在 2.22mmol/L 以下。Donald 强调如 CSF 糖浓度低于血糖的 0.4 则对诊断结核性脑膜炎更有意义。④蛋白质,一般在 1~5g/L,晚期有椎管梗阻者可高达 10~15g/L,并出现 CSF 黄变。⑤氯化物,早期常明显降低,可能与患者血清中氯化物降低有关。⑥乳酸盐,CSF 中乳酸盐的含量是鉴别细菌性脑膜炎和病毒性脑膜炎的重要方法,通常以 0.3g/L(儿童)和 0.35g/L(成年人)为鉴别浓度,结核性脑膜炎患者 CSF 中乳酸盐明显增高。

脑脊液病原学检查:①细菌培养和抗酸染色涂片镜检。传统方法特异性高,但阳性率较低,涂片镜检阳性率仅为 15%~30%,而结核杆菌培养的阳性率仅为 30%~40%,且耗时长,很难满足临床诊断要求。Kennedy 等通过 Ziehl-Neelsen 染色显示能提高发现结核杆菌敏感性到 80%,使得病原学检查再次受到关注。②聚合酶链反应(PCR)。通过基因扩增方式检测结核基因序列,敏感性 91%~95%,特异性 100%,准确性 95%~98.4%。一项针对 PCR 诊断结核性脑膜炎的 Meta 分析显示,其敏感性为 56%(95%CI 为 46~66)、特异性为 98%(95%CI 为 97~99),结果显示该方法的敏感性仍然偏低,并不明显优于病原学检查。对病原学检查和 PCR 技术进一步观察发现,治疗前应用 Ziehl-Neelsen 染色和 PCR 技术诊断结核性脑膜炎的敏感性分别为 52% 和 38%,治疗 5～15d 后两种检查方法敏感性分别为 2% 和 28%。结果提示在治疗前应用 Ziehl-Neelsen 染色较为恰当,而治疗后应用 PCR 技术更合适。

2.X 线胸片或胸部 CT 检查

约 50% 的结核性脑膜炎患者有活动性肺结核或者陈旧肺结核征象,其中粟粒性结核强烈提示患者可能合并多脏器病灶。故怀疑该病时,应尽快完善相关检查。

3.影像学检查

头颅 CT 对于结核性脑膜炎的诊断无特异性。Kumar 的研究显示结核性脑膜炎常表现为颅底脑膜增强、脑积水、结核瘤及脑梗死等,并发现颅底脑膜增强加上结核瘤对于结核性脑膜炎诊断的敏感性达 89%、特异性达 100%。脑 MRI 检查比 CT 更为敏感,可以清楚地显示脑干和小脑病理改变、结核瘤、梗死及脑膜增强情况,但是也无特异性改变。隐球菌性脑膜炎、病毒性脑炎、脑膜转移瘤、淋巴瘤等在影像学上与结核性脑膜炎有时很难鉴别。

六、诊断

结核性脑膜炎的诊断需要结合患者病史、头痛、脑膜刺激征及 CSF 改变等做出。但由于结核性脑膜炎患者症状常不典型,且病情进展后病死率高,故对于不能除外的患者应多次、多方式完善相关检查以免漏诊。

对结核性脑膜炎患者特点进行分析显示,有 5 项特点提示为结核性脑膜炎:①症状超过 6d。②视神经炎。③局灶性神经功能缺损。④运动异常。⑤脑脊液中性粒细胞数量低于淋巴细胞数量的 50%。符合其中 2 项时诊断的敏感性为 98%、特异性为 44%;符合其中 3 项及以上指标时特异性可达 98%。Thwaites 等亦建立了一个结核性脑膜炎诊断指标(表 2-7),对结核性脑膜炎的诊断敏感性达 86%、特异性达 79%。

表 2-7 结核性脑膜炎的诊断指标

参数	分数
年龄	
≥36 岁	2
<36 岁	0
血液白细胞计数	
≥15 000×10^6/L	4
<15 000×10^6/L	0
病史	
≥6d	5
<6d	0
脑脊液白细胞总数	
≥750×10^6/L	3
<750×10^6/L	0
CSF 中性粒细胞	
≥90%	4
<90%	0

诊断指标:总分≤4 支持结核性脑膜炎;总分>4,不支持结核性脑膜炎诊断

七、鉴别诊断

主要和隐球菌性脑膜炎、病毒性脑膜炎、细菌性脑膜炎、脑膜癌病、淋巴瘤等相鉴别。

八、治疗

对于结核性脑膜炎的治疗原则是：早期治疗，联合用药，足够剂量和疗程，分阶段治疗。

1. 抗结核治疗

联合用药应首选杀菌药，配用抑菌药。分阶段治疗指分别给予强化期治疗和巩固期治疗，总疗程9～12个月。常用的杀菌药有异烟肼（H）、利福平（R）、链霉素（S）和吡嗪酰胺（Z）4种；抑菌药有乙胺丁醇（E）。儿童因乙胺丁醇有视神经毒性、孕妇因链霉素有听神经毒性，故尽量不应用。目前研究认为异烟肼是不可缺少的一种抗结核药物。主要的一线药物及其用法，见表2-8。

表 2-8　抗结核治疗主要一线药物及其用法

药物	成年人日用量	儿童日用量	用药途径	用药时间	作用
异烟肼（H）	5mg/（kg·d）	10～15mg/kg	每日1次，口服	9～12个月	细胞内外杀菌
利福平（R）	10mg/（kg·d）	10～20mg/kg	每日1次，口服	9～12个月	细胞内外杀菌
吡嗪酰胺（Z）	40～55kg：1000mg 56～75kg：1500mg 76～90kg：2000mg	20～30mg/kg	每日3次，口服	2个月	细胞内杀菌
乙胺丁醇（E）	40～55kg：800mg 56～75kg：1200mg 76～90kg：1600mg	15～20mg/kg	每日1次，口服	2个月	抑菌药
链霉素（S）	750mg	20～30mg/kg	每日1次，肌内注射	3～6个月	细胞外杀菌

一般主张应至少选用3种药物联合治疗，常用异烟肼、利福平和吡嗪酰胺。其中异烟肼在治疗前2周起主要作用，因为异烟肼主要作用于快速复制期的结核杆菌；随后利福平和吡嗪酰胺起主要作用，利福平主要作用于低复制或无复制的结核杆菌，而吡嗪酰胺则作用于细胞内的结核杆菌。1期患者可给予3HRZ/7HR方案治疗，即应用异烟肼、利福平加吡嗪酰胺治疗3个月后，继续给予异烟肼、利福平治疗7个月。2期或3期患者则可给予3HRZS/7HRE方案，即给予异烟肼、利福平、吡嗪酰胺加链霉素治疗3个月后，继续给予异烟肼、利福平和乙胺丁醇治疗7个月。治疗过程中应注意药物不良反应，包括肝功能异常（异烟肼、利福平和吡嗪酰胺）、多发性神经炎（异烟肼）、视神经炎（乙胺丁醇）、癫痫发作（异烟肼）和耳聋性（链霉素）等。为预防异烟肼引起的多发性神经炎，可治疗同时给予维生素 B_6。

2. 糖皮质激素治疗

在足量应用抗结核治疗的基础上，应用糖皮质激素可降低结核性脑膜炎患者粘连性蛛网膜炎和椎管梗阻等并发症的发生率，并减轻脑水肿。既往研究结果显示能改善患者生存率，其治疗方法包括：成年人应用地塞米松治疗，用法是第1周0.3mg/（kg·d），静脉注射；第2周0.2mg/（kg·d），静脉注射；第3周0.1mg/（kg·d），口服；第四周3g/d，口服；并在第5周逐渐减药到停药。儿童给予泼尼松治疗，用法是4mg/（kg·d），口服，连用4周，第5周逐渐减量并停药。

重症患者还可以给予鞘内注射地塞米松 5～10mg、α 糜蛋白酶 4000U、透明质酸酶

1500U,每周 3 次,以防止颅内粘连。

3.多药耐受性结核性脑膜炎的治疗

如果结核性脑膜炎患者患病之前与多药耐受性肺结核患者有密切接触史或者尽管给予足量治疗但患者临床症状几乎无变化,则应考虑为多药耐受性结核性脑膜炎。2007 年的资料显示,当年全球约有 50 万病例为多药耐受性结核性脑膜炎患者,且在 HIV 感染患者中更为普遍。对于这部分患者的治疗,建议一般起始即使用 5 种药物联合治疗(表 2-9)。

表 2-9　多药耐受性结核性脑膜炎的治疗策略

药物	用法	最大剂量
强化治疗期:4 个月		
阿米卡星或卡那霉素	静脉注射或肌内注射 15～30mg/kg	1000mg
乙硫异烟胺	15～20mg/kg,口服,每日 1 次	1000mg
吡嗪酰胺	20～30mg/kg,口服,每日 1 次	1600mg
氧氟沙星	7.5～15mg/kg,口服,每日 1 次	800mg
乙胺丁醇或环丝氨酸	10～20mg/kg,口服,每日 1 次	1000mg
巩固治疗期:12～18 个月		
乙硫异烟胺	5～10mg/kg,口服,每日 3 次	750mg
氧氟沙星	7.5～15mg/kg,口服,每日 3 次	800mg
乙胺丁醇或环丝氨酸	10～20mg/kg,口服,每日 3 次	1000mg

九、预后

结核性脑膜炎患者的预后主要与是否能够及早规范治疗密切相关,另外受患者年龄、病情及颅内高压严重程度、脑神经受累情况以及是否合并其他部位感染等影响。Ramachandram 等发现治疗起始时间不同预后差异很大,1 期患者病死率为 9%,2 期患者病死率为 25%,3 期患者病死率为 73%,故早期规范治疗是非常必要的。

第三章　周围神经疾病

第一节　脑神经疾病

一、三叉神经痛

三叉神经痛(trigeminal neuralgia)是指三叉神经分布区反复发作的短暂性剧痛。

（一）病因与病理

三叉神经痛分为原发性和继发性两种类型，继发性是指有明确的病因，如邻近三叉神经部位发生的肿瘤(胆脂瘤)、炎症、血管病等引起三叉神经受累，多发性硬化的脑干病灶也可引起三叉神经痛；原发性是指病因尚不明确者，但随着诊断技术的发展与提高，研究发现主要由伴行小血管(尤其是小动脉)异行扭曲压迫三叉神经根，使局部产生脱髓鞘变化而引起。三叉神经节的神经细胞因反复缺血发作而受损导致发病。其他还有病毒感染，岩骨嵴异常变异产生机械性压迫等。

（二）临床表现

1.年龄、性别

70%～80%发生于40岁以上中老年人，女性略多于男性，女性与男性发病比约为3∶2。

2.疼痛部位

限于三叉神经分布区内，以第2、第3支受累最为常见，95%以上为单侧发病。

3.疼痛性质

常呈电灼样、刀割样、撕裂样或针刺样，严重者伴同侧面肌反射性抽搐，称为"痛性抽搐(tic douloureux)"。发作时可伴有面部潮红、皮温增高、球结膜充血、流泪等。由于疼痛剧烈，患者表情痛苦，常用手掌或毛巾紧按、揉搓疼痛部位。

4.疼痛发作

常无先兆，为突然发生的短暂性剧痛，常持续数秒至2min后突然终止。间歇期几乎完全正常。发作可数天1次至每分钟发作数次不等。大多有随病程延长而发作频度增加的趋势，很少自愈。

5.扳机点

在疼痛发作的范围内常有一些特别敏感的区域，稍受触动即引起发作，称为"扳机点"，多分布于口角、鼻翼、颊部或舌面，致使患者不敢进食、说话、洗脸、刷牙，故面部及口腔卫生差，情绪低落，面色憔悴，言谈举止小心翼翼。

6.神经系统检查

原发性三叉神经痛者，神经系统检查正常；继发性三叉神经痛者可有分布区内面部感觉减退、角膜反射消失，也可表现疼痛呈持续性，可合并其他脑神经麻痹。

（三）诊断与鉴别诊断

根据疼痛发作的部位、性质、扳机点等即可诊断。但需注意原发性与继发性的鉴别以及与其他面部疼痛的鉴别。

1.继发性三叉神经痛

应做进一步检查,如脑 CT 或 MRI,必要时进行脑脊液检查,以寻找病因。沿三叉神经走行的 MRI 检查,可发现某些微小病变对三叉神经的压迫等。

2.与其他头面部疼痛鉴别

(1)牙痛,一般为持续性钝痛,可因进食冷、热食物而加剧。

(2)鼻窦炎,也表现持续性钝痛,可有时间规律,伴脓涕及鼻窦区压痛,鼻窦摄 X 线片有助于诊断。

(3)偏头痛,以青年女性多见,发作持续数小时至数天,疼痛性质为搏动性或胀痛,可伴恶心呕吐。先兆性偏头痛患者发作前有眼前闪光、视觉暗点等先兆。

(4)舌咽神经痛,疼痛部位在舌根、软腭、扁桃体、咽部及外耳道,疼痛性质与三叉神经痛相似,也表现短暂发作的剧痛。局麻药喷涂于咽部,可暂时镇痛。

(5)蝶腭神经痛,又称 Sluder 综合征,鼻与鼻旁窦疾病易使翼腭窝上方的蝶腭神经节及其分支受累而发病,表现鼻根后方、上颌部、上腭及牙龈部发作性疼痛并向额、颞、枕、耳等部位扩散,疼痛性质呈烧灼样、刀割样、较剧烈,可持续数分钟至数小时,发作时可有患侧鼻黏膜充血、鼻塞、流泪。

(四)治疗

原发性三叉神经痛首选药物治疗,无效时可用封闭、神经阻滞或手术治疗。

1.药物治疗

(1)卡马西平:为抗惊厥药,作用于网状结构-丘脑系统,可抑制三叉神经系统的病理性多神经元反射。初始剂量为 0.1g,每日 2 次,以后每天增加 0.1g,分 3 次服用,最大剂量为 1.0g/d,疼痛停止后,维持治疗剂量 2 周左右,逐渐减量至最小有效维持量。不良反应有头晕、嗜睡、走路不稳、口干、恶心、皮疹等。少见但严重的不良反应是造血系统功能损害,可发生白细胞减少,甚至再生障碍性贫血。罕见的有剥脱性皮炎等。

(2)苯妥英钠:初始量为 0.1g,每日 3 次,可每日增加 50mg,最大剂量为 0.6g/d,疼痛消失 1 周后逐渐减量。不良反应有头晕、嗜睡、牙龈增生及共济失调等。

(3)治疗神经病理性疼痛的新型药物有加巴喷丁、普瑞巴林、奥卡西平等,具有疗效肯定、较少不良反应等优势,可结合患者病情、经济情况及个人意愿选用。

(4)辅助治疗可应用维生素 B_1、维生素 B_{12},疗程 4~8 周。

2.封闭治疗

将无水乙醇或其他药物如甘油、维生素 B_{12}、泼尼松龙等注射到三叉神经分支或半月神经节内,可获镇痛效果。适应证为药物疗效不佳或不能耐受不良反应;拒绝手术或不适于手术者,疗效可持续 6~12 个月。

3.半月神经节射频热凝治疗

在 X 线或 CT 导向下,将射频电极经皮插入半月节,通电加热 65~80℃,维持 1min,适应证同封闭治疗。不良反应有面部感觉障碍、角膜炎和带状疱疹等。疗效可达 90%,复发率为 21%~28%,重复应用仍有效。

4.手术治疗

用于其他治疗方法无效的原发性三叉神经痛,手术方式有:①三叉神经显微血管减压术。近期疗效可达 80% 以上,并发症有面部感觉减退,听力障碍,滑车神经、外展神经或面神经损伤等。②三叉神经感觉根部分切断术。③三叉神经脊髓束切断术。

5.γ刀或 X 线刀治疗

药物与封闭治疗效果不佳,不愿或不适于接受手术的,也可以采用γ刀或 X 线刀治疗,靶点是三叉神经感觉根。起效一般开始于治疗后 1 周。由于靶点周围重要结构多,毗邻关系复杂,定位需要特别精确。

二、特发性面神经麻痹

特发性面神经麻痹(idiopathic facial palsy)又称 Bell 麻痹或面神经炎,为面神经管中的面神经非特异性炎症引起的周围性面肌瘫痪。

(一)病因、病理与发病机制

病因尚不完全清楚,多认为由风寒、病毒感染和自主神经功能障碍致面神经内的营养血管痉挛,引起面神经缺血、水肿。由于面神经通过狭窄的骨性面神经管出颅,故受压而发病。另外,神经病毒感染一直是被怀疑的致病因素,如带状疱疹病毒、单纯疱疹病毒、流行性腮腺炎病毒、巨细胞病毒等。近年的研究用不同的手段如病毒分离与接种、病毒基因组检测等证实了受损面神经存在单纯疱疹病毒感染。病理变化主要是神经水肿,有不同程度的脱髓鞘。由于面神经管为骨性腔隙,容积有限,如果面神经水肿明显,则使面神经的神经纤维受压,可致不同程度轴索变性,这可能是部分患者恢复不良的重要原因。

(二)临床表现

任何年龄均可发病,男性略多于女性。发病前常有受凉史。部分患者起病前后有患病一侧的耳后乳突区轻度疼痛。起病迅速,一侧面部表情肌瘫痪为突出表现。患者常于清晨洗漱时发现一侧面肌活动不利,口角歪斜,症状在数小时至数天内达到高峰。查体可见一侧面部额纹消失,睑裂变大,鼻唇沟变浅变平,病侧口角低垂,示齿时口角歪向健侧,做鼓腮和吹口哨动作时,患侧漏气。颊肌瘫痪使食物常滞留于齿颊之间。不能抬额、皱眉,眼睑闭合无力或闭合不全。闭目时眼球向上外方转动而露出巩膜,称 Bell 征。由于眼睑闭合不全,易并发暴露性角膜炎。下眼睑松弛、外翻,使泪点外转,泪液不能正常引流而表现流泪。

由于面神经病变部位的差别,可附加其他症状:

(1)茎乳孔处面神经受损,仅表现同侧周围性面瘫。

(2)面神经管内鼓索神经近端的面神经受损,除面神经麻痹外,还有同侧舌前 2/3 味觉丧失,唾液减少,为鼓索神经受累引起。

(3)如果在镫骨肌神经近端面神经受损除面神经麻痹外,还表现同侧舌前 2/3 味觉丧失和重听(听觉过敏)。

(4)病变在膝状神经节时,除表现为面神经麻痹、同侧舌前 2/3 味觉丧失和重听(听觉过敏)外,还有患侧乳突部疼痛、耳郭和外耳道感觉减退,外耳道或鼓膜出现疱疹,见于带状疱疹病毒引起的膝状神经节炎,称 Hunt 综合征。

(三)辅助检查

为除外桥小脑角肿瘤、颅底占位病变、脑桥血管病等颅后窝病变,部分患者需做颅脑 MRI 或 CT 扫描。

(四)诊断与鉴别诊断

根据急性发病、一侧的周围性面瘫,而无其他神经系统阳性体征即可诊断。但需与下列疾病鉴别。

1.吉兰－巴雷综合征

可有周围性面瘫,但多为双侧性。少数在起病初期也可表现为单侧,随病程逐渐发展为双侧。其他典型表现如对称性四肢弛缓性瘫痪与脑脊液蛋白－细胞分离等。

2.面神经附近病变累及面神经

急、慢性中耳炎、乳突炎,腮腺炎或肿瘤可侵犯面神经,邻近组织如腮腺肿瘤、淋巴结转移瘤的放射治疗可损伤面神经。应有相应原发病病史。

3.颅后窝肿瘤压迫面神经

如胆脂瘤、皮样囊肿、颅底的肉芽肿、鼻咽癌侵犯颅底等均可引起面神经损害。但起病较慢,有进行性加重的病程特点,且多伴有其他神经系统受累的症状及体征。

4.脑桥内的血管病

可致面神经核损害引起面瘫。但应有脑桥受损的其他体征如交叉性瘫痪等。

5.莱姆病(Lyme disease)

是由蜱传播的螺旋体感染性疾病,可引起脑神经损害,以双侧面神经麻痹常见,常伴皮肤红斑、肌肉疼痛、动脉炎、心肌炎、脾大等多系统损害表现。

(五)治疗

1.急性期治疗

治疗原则是减轻面神经水肿,改善局部血液循环与防治并发症。①起病2周内多主张用肾上腺皮质激素治疗。地塞米松10~15mg/d,静脉滴注,连用1周后改为泼尼松30mg/d,顿服,1周后逐渐减量。泼尼松30~60mg,晨1次顿服,连用7~10d,以后逐渐减量。但近来国外学者对激素治疗有争议,故其有效性尚待循证医学研究的进一步证实。②补充B族维生素,如口服维生素、腺苷辅酶B_{12}或肌注维生素B_1、维生素B_{12}等。③Hunt综合征的抗病毒治疗可用阿昔洛韦(acyclovir)10~20mg/(kg·d),分2~3次静脉滴注,连用2周;或更昔洛韦(ganciclovir)5~10mg/(kg·d)静脉滴注,分1~2次,连用7~14d,并注意血象、肝功能变化。④在茎乳孔附近行超短波透热、红外线照射或局部热敷治疗。注意保护角膜、结膜,预防感染,可采用抗生素滴眼液、眼膏点眼,带眼罩等方法。

2.恢复期治疗

病后第3周至6个月以促使神经功能尽快恢复为主要原则。可继续给予B族维生素治疗,可同时采用针灸、按摩、碘离子透入等方法治疗。

3.后遗症期治疗

少数患者在发病2年后仍留有不同程度后遗症,严重者可试用面－副神经、面－舌下神经吻合术,但疗效不肯定。

三、面肌痉挛

面肌痉挛(facial spasm)又称面肌抽搐,以一侧面肌阵发性不自主抽动为特点。

(一)病因

面肌痉挛的异常神经冲动可能是面神经通路的某个部位受到压迫而发生水肿、脱髓鞘等改变。病变处纤维"短路"形成异常兴奋。国内外报道,经手术证实部分患者在面神经近脑干部分受邻近血管的压迫,以小脑后下动脉和小脑前下动脉压迫最多见。这与三叉神经痛有着相似的病理解剖机制。部分患者的病因为邻近面神经的肿瘤、颅内感染、血管瘤等累及面神经而引起。少数病例是面神经炎的后遗症。

（二）临床表现

多在中年以后发病，女性多于男性。多数患者首先从一侧眼轮匝肌的阵发性抽动开始，逐渐累及一侧的其他面肌，特别是同侧口角部肌肉最易受累。说话、进食或精神紧张、情绪激动可诱发症状加剧。入睡后抽动停止，神经系统检查可见一侧面部肌肉阵发性抽动，无其他阳性体征。

（三）辅助检查

肌电图于受累侧面肌可记录到同步阵发性高频率发放的动作电位。

（四）诊断与鉴别诊断

以单侧发作性面部表情肌的同步性痉挛为特点，神经系统检查无其他阳性体征，即可诊断。肿瘤、炎症、血管瘤引起的面肌抽搐多伴有其他神经症状和体征，应做 X 线片、脑 CT 或MRI 检查，以明确病因。还应除外以下疾病。

（1）习惯性抽动症：多见于儿童及青壮年，为短暂的眼睑或面部肌肉收缩，常为双侧，可由意志暂时控制。其发病与精神因素有关。脑电图、肌电图正常，抽动时的肌电图所见，与正常肌肉主动收缩波形一致。

（2）部分性运动性癫痫：面肌抽搐幅度较大，多同时伴有颈部肌肉、上肢或偏身的抽搐。脑电图可有癫痫波发放。脑 CT 或 MRI 可能有阳性发现。

（3）Meige 综合征：即睑痉挛－口下颌肌张力障碍综合征。老年女性多发，表现为双侧眼睑痉挛，伴口舌、面肌、下颌及颈肌肌张力障碍。

（4）功能性眼睑痉挛：常见于女性患者，多局限于双侧眼睑肌，下部面肌不受累。可伴有其他癔症症状，其发生、消失与暗示有关。

（五）治疗

1.病因治疗

病因明确者应针对病因积极治疗。

2.药物治疗

（1）可用抗癫痫药、镇静药，如卡马西平 0.1g，每日 2 次开始，渐增量至 0.2g，每日 3 次，或苯妥英钠 0.1g，每日 3 次，或地西泮 2.5mg，每日 3 次。可能出现头晕、乏力、嗜睡等不良反应。

（2）近年来发展的 A 型肉毒毒素（botulinum toxin type A，BTX）注射方法可用于治疗包括本病在内的多种局限性异常或过度肌肉收缩，是目前治疗本病的主要方法之一。其作用机制是选择性作用于局部外周胆碱能神经末梢的突触前膜，抑制乙酰胆碱囊泡的量子性释放，使肌肉收缩力减弱，缓解肌肉痉挛，注射部位常为眼轮匝肌、颊肌、颧大小肌和颏肌。多数报道有效率在 90% 以上，并发症主要是面神经炎和暴露性角膜炎。

3.理疗

可选用直流电钙离子透入疗法、红外线疗法或平流电刺激等。可起到缓解肌肉痉挛的作用。

4.显微神经血管减压术

自乳突后开颅，在手术显微镜下将血管与神经分开并垫入涤纶片、吸收性明胶海绵或筋膜等,多能收到较好的疗效。少数可并发面神经麻痹、听力下降及眩晕等。

四、多数脑神经损害

多数脑神经损害是指一侧或双侧多个脑神经同时受病变累及出现功能障碍或结构破坏。病变部位的不同可导致临床上形成特定的综合征。临床常见的多数脑神经损害综合征,见表 3-1。

表 3-1　临床常见的多数脑神经损害综合征

综合征	受累脑神经	临床表现	常见病因
眶上裂综合征	Ⅲ、Ⅳ、Ⅵ、V_1	①全部眼肌麻痹,表现上睑下垂,眼球固定于正中位,瞳孔散大,对光反射消失,伴调节反应障碍。②眼裂以上的面部皮肤感觉障碍	眶上裂局部的骨折、垂体瘤、蝶骨嵴脑膜瘤、脊索瘤、动脉瘤或受鼻窦炎波及
眶尖综合征	Ⅱ、Ⅲ、Ⅳ、Ⅵ、V_1	眶上裂综合征的表现加上视力障碍即构成眶尖综合征。视力损害可表现中心暗点与周边视野缺损	眶尖部外伤、炎症与肿瘤
海绵窦综合征	Ⅲ、Ⅳ、Ⅵ、V_1 或伴有 V_2、V_3	眶上裂综合征的表现之外,眼部静脉回流障碍所致眼睑、结膜水肿充血及眼球突出	继发于蝶窦或面部感染后的感染性海绵窦血栓形成、外伤性海绵窦动静脉瘘及邻近部位的肿瘤侵犯
岩尖综合征	Ⅴ、Ⅵ	外直肌麻痹,出现眼球内斜及复视;眼球后部、额部及面颊中部疼痛、感觉异常或减退	乳突炎、中耳炎、岩尖部肿瘤或外伤
脑桥小脑角综合征	Ⅴ、Ⅶ、Ⅷ 可伴Ⅵ、Ⅸ、Ⅹ	耳鸣、耳聋、眼震、眩晕与平衡障碍;面部感觉障碍,角膜反射减弱或消失;周围性面瘫	听神经瘤最常见,也见于局部炎症及其他占位病变、动脉瘤与血管畸形
颈静脉孔综合征	Ⅸ、Ⅹ、Ⅺ	同侧声带麻痹而声音嘶哑,咽部肌肉麻痹而咽下困难,同侧咽反射消失,向对侧转颈无力,同侧耸肩不能	局部肿瘤、炎症

多数脑神经损害治疗措施主要是针对病因治疗。

<h1 align="center">第二节　脊神经疾病</h1>

脊神经疾病的主要临床表现是按照受损神经或神经支配区分布的运动、感觉和自主神经功能障碍。肌力减退是运动功能障碍的最常见表现,可由轴索病变、传导阻滞引起,运动功能障碍还可表现为痛性痉挛、肌阵挛、肌束震颤等。大多数脊神经疾病可累及所有直径的感觉纤维,某些疾病会选择性破坏粗或细的感觉纤维,出现共济失调和深浅反射消失提示粗纤维受损;痛温觉损害提示细纤维受损;自主神经功能障碍见于无髓鞘纤维受损。

一、单神经病及神经痛

(一)正中神经麻痹

正中神经由来自 $C_5 \sim T_1$ 的纤维组成,沿肱二头肌内侧沟伴肱动脉下降至前臂分支,支配旋前圆肌、桡侧腕屈肌、各指屈肌、掌长肌、拇对掌肌及拇短展肌。

1.病因

正中神经的常见损伤原因是肘前区静脉注射时,药物外渗引起软组织损伤,或腕部割伤,或患腕管综合征。

2.临床表现

正中神经不同部位受损表现如下：

(1)正中神经受损部位在上臂时,前臂不能旋前,桡侧3个手指屈曲功能丧失,握拳无力,拇指不能对掌、外展。大鱼际肌出现萎缩后手掌平坦,拇指紧靠示指,若合并尺神经受损则呈现典型"猿手"。掌心、大鱼际、桡侧3个半手指掌面和2、3指末节背面的皮肤感觉减退或丧失。由于正中神经富含植物性纤维,损伤后常出现灼性神经痛。

(2)当损伤位于前臂中下部时,运动障碍仅有拇指的外展、屈曲与对指功能丧失。

(3)正中神经在腕部经由腕骨与腕横韧带围成的管状结构——腕管中到达手部,当腕管先天性狭窄或腕部过度运动而致摩擦损伤时,正中神经可受累,产生桡侧手掌及桡侧3个半手指的疼痛、麻木、感觉减退、手指运动无力和大鱼际肌麻痹、萎缩,称为腕管综合征(carpal tunnel syndrome)。通常夜间症状加重,疼痛可放射到前臂甚至肩部。多见于女性,常双侧发病,但利手侧可能发生更早且症状较重。

3.治疗

轻症采用局部夹板固定制动,服用非甾体抗炎药,如布洛芬0.2g,每日3次,配合腕管内注射泼尼松0.5mL,加2%普鲁卡因0.5mL,每周1次,2次无效者考虑手术切断腕横韧带以解除正中神经受压。

(二)尺神经麻痹

尺神经由$C_7 \sim T_1$的纤维组成,初在肱动脉内侧下行,继而向后下进入尺神经沟,再沿前臂掌面尺侧下行,主要支配尺侧腕屈肌、指深屈肌尺侧半、小鱼际肌、拇收肌与骨间肌,还支配手掌面1个半指,背面2个半指的皮肤感觉。

1.病因

尺神经损伤的常见病因是腕、肘部外伤,尺骨鹰嘴部骨折、肘部受压等。

2.临床表现

尺神经损伤的主要表现为手部小肌肉的运动丧失,精细动作困难;屈腕能力减弱并向桡侧偏斜;拇指不能内收,其余各指不能内收和外展;多数手肌萎缩,小鱼际平坦,骨间肌萎缩,骨间隙加深。拇指以外和各掌指关节过伸,第4、第5指的指间关节弯曲,形成"爪形手"。感觉障碍以小指感觉减退或丧失最明显。

尺神经在肘管内受压的临床表现称为肘管综合征。肘管是由肱骨内上髁、尺骨鹰嘴和肘内侧韧带构成的纤维一骨性管道,其管腔狭窄,屈肘时内容积更小,加之位置表浅,尺神经易于此处受到嵌压。主要表现手部尺侧感觉障碍,骨间肌萎缩,肘关节活动受限,肘部尺神经增粗以及肘内侧压痛等。

3.治疗

治疗主要包括肘关节制动、应用非甾体抗炎药及手术减压。

(三)桡神经麻痹

桡神经源自$C_5 \sim T_1$神经根,初行于腋动脉后方,继而与肱深动脉伴行入桡神经沟,转向外下至肱骨外上髁上方,于肱桡肌与肱肌间分为浅、深两终支分布于前臂及手背,支配肱三头肌、肘肌、肱桡肌、旋后肌、伸指肌及拇长展肌等,所支配各肌的主要功能是伸肘、伸腕及伸指。由于其位置表浅,是臂丛神经中最易受损的神经。

1.病因

桡神经损伤的常见病因是骨折、外伤、炎症或睡眠时以手代枕、手术中上肢长时间外展和受压、上肢被缚过紧及铅中毒和酒精中毒等。近年来,醉酒深睡导致的桡神经受压损伤发病率有所增加,在病史询问中应予重视。

2.临床表现

桡神经损伤的典型表现是腕下垂,但受损伤部位不同,症状亦有差异。

(1)高位损伤时(如腋部损伤),上肢所有伸肌瘫痪,肘关节、腕关节和掌指关节均不能伸直。前臂不能旋后,手呈旋前位,垂腕致腕关节不能固定,因而握力减弱。

(2)上臂中 1/3 以下损伤时,伸肘功能保留。

(3)肱骨下端、前臂上 1/3 损伤时伸肘、伸腕功能保留。

(4)腕关节部损伤时仅出现感觉障碍。

桡神经损伤的感觉障碍一般轻微,多仅限于手的虎口区,其他部位因邻近神经的重叠支配而无明显症状。

3.治疗

桡神经再生能力较好,治疗后可恢复功能,预后良好。

(四)腓总神经麻痹

腓总神经源自 $L_4 \sim S_3$ 神经根,在大腿下 1/3 从坐骨神经分出,是坐骨神经的两个主要分支之一。其下行至腓骨头处转向前方,分出腓肠外侧皮神经支配小腿外侧面感觉,在腓骨颈前分为腓深和腓浅神经,前者支配胫骨前肌、趾长伸肌、踇长伸肌、踇短伸肌和趾短伸肌,后者支配腓骨长肌和腓骨短肌及足背 2~5 趾背面皮肤。

1.病因

腓总神经麻痹的最常见原因为各种原因引起的压迫,如两腿交叉久坐,长时间下蹲位,下肢石膏固定不当及昏迷、沉睡者卧姿不当等;也可因腓骨头或腓骨颈部外伤、骨折等引起;糖尿病、感染、酒精中毒和铅中毒也是致病的原因。在腓骨颈外侧,腓总神经位置表浅,又贴近骨面,因而最易受损。

2.临床表现

腓总神经麻痹(common peroneal nerve palsy)的临床表现包括足与足趾不能背屈,足下垂并稍内翻,行走时为使下垂的足尖抬离地面而用力抬高患肢,并以足尖先着地而呈跨阈步态。不能用足跟站立和行走,感觉障碍在小腿前外侧和足背。

3.治疗

治疗除针对病因外,可用神经营养药、理疗等。

(五)胫神经麻痹

胫神经由 $L_4 \sim S_3$ 神经根组成。在腘窝上角自坐骨神经分出,在小腿后方下行达内踝后方,分支支配腓肠肌、比目鱼肌、腘肌、跖肌、趾长屈肌和踇长屈肌以及足底的所有短肌。其感觉分支分布于小腿下 1/3 后侧与足底皮肤。

1.病因

胫神经麻痹多为药物、酒精中毒,糖尿病等引起,也见于局部囊肿压迫及小腿损伤。当胫神经及其终末支在踝管处受压时,可引起特征性表现——足与踝部疼痛及足底部感觉减退,称为踝管综合征。其病因包括穿鞋不当、石膏固定过紧、局部损伤后继发的创伤性纤维化以及腱鞘囊肿等。

2.临床表现

胫神经损伤的主要表现是足与足趾不能屈曲,不能用足尖站立和行走,感觉障碍主要在足底。

3.治疗

治疗除针对病因外,可用神经营养药、理疗等。

(六)枕神经痛

枕大神经、枕小神经和耳大神经分别来自 C_2、C_3 神经,分布于枕部、乳突部及外耳。

1.病因

枕神经痛可由感染、受凉等引起,也可由颈椎病、环枕畸形、枕大孔区肿瘤等引起。

2.临床表现

其分布区内的发作性疼痛或持续性钝痛,伴阵发性加剧为枕神经痛(occipital neuralgia)。多为一侧发病,可为自发性疼痛,也可因头颈部的运动、喷嚏、咳嗽诱发或使疼痛加剧,部位多起自枕部,沿神经走行放射,枕大神经痛向头顶部放射,枕小神经痛、耳大神经痛分别向乳突部、外耳部放射,重时伴有眼球后疼痛感。枕大神经的压痛点位于乳突与第 1 颈椎水平后正中点连线的 1/2 处(相当风池穴)。枕部及后颈部皮肤常有感觉减退或过敏。

3.治疗

治疗主要是针对病因,对症处理可采用局部热敷、封闭,局部性理疗等。药物可口服镇痛药、B 族维生素。疼痛较重时局部封闭效果较好。

(七)臂丛神经痛

臂丛神经由 $C_5 \sim T_1$ 脊神经的前支组成,包含运动、感觉和自主神经纤维,主要支配上肢的运动和感觉。5 个脊神经前支经反复组合与分离在锁骨上方形成上干、中干和下干,在锁骨下方每个干又分成前股、后股,之后由上、中干的前股合成外侧束,下干的前股自成内侧束,3 个干的后股汇合为后束。外侧束先分出一支组成正中神经,而后延续为肌皮神经,内侧束也有部分纤维参与正中神经,而后延续为尺神经。后束则分成一较细小的腋神经和一较粗大的桡神经。一些重要的神经分支起源于臂丛的最近端,靠近神经根的水平,如 C_5、C_6 和 C_7 的前根发出胸长神经支配前锯肌;C_5 发出的肩胛背神经支配菱形肌。

1.病因

常见的病因是臂丛神经炎、神经根型颈椎病、颈椎间盘突出、颈椎及椎管内肿瘤、胸出口综合征、肺尖部肿瘤以及臂丛神经外伤。

2.临床表现

臂丛神经痛是由多种病因引起的臂丛支配区的以疼痛、肌无力和肌萎缩为主要表现的综合征。

(1)臂丛神经炎(brachial neuritis):也称为原发性臂丛神经病(idiopathic brachial plexopathy)或神经痛性肌萎缩(neuralgic amyotrophy),多见于成年人,男性多于女性。约 50%患者有前驱感染史如上感、流感样症状,或接受免疫治疗、外科手术等。因而多数学者认为是一种变态反应性疾病。少数有家族史。

起病呈急性或亚急性,主要是肩胛部和上肢的剧烈疼痛,常持续数小时至 2 周,而后逐渐减轻,但肌肉无力逐渐加重。大多数患者的无力在 2~3 周时达高峰。颈部活动、咳嗽或喷嚏一般不会使疼痛加重,但肩与上肢的活动可明显加重疼痛。肌无力多限于肩胛带区和上臂近端,臂丛完全损害者少见。数周后肌肉有不同程度的萎缩及皮肤感觉障碍。部分患者双侧臂丛受累。

(2)继发性臂丛神经痛:主要由于臂丛邻近组织病变压迫,神经根受压,多见于颈椎病、颈椎间盘突出、颈椎结核、颈髓肿瘤、硬膜外转移瘤及蛛网膜炎等。神经干受压有胸出口综合征,颈肋、颈部肿瘤、结核、腋窝淋巴结肿大及肺尖部肿瘤。主要表现颈肩部疼痛,向上臂、前臂外侧和拇指放射,臂丛神经分布区内有不同程度的麻痹表现,可伴有局限性肌萎缩、上肢腱反射减弱或消失。病程长者可有自主神经障碍。神经根型颈椎病是继发性臂丛神经痛最常见的病因,主要症状是根性疼痛,出现颈肩部疼痛,向上肢放射。感觉异常见于拇指与示指;可有肌力减弱伴局限性肌萎缩、患侧上肢腱反射减弱或消失。

3. 辅助检查

为判定臂丛损伤的部位和程度,可根据患者情况选择脑脊液化验、肌电图与神经传导速度测定、颈椎摄 X 线片、颈椎 CT 或 MRI 检查为诊断与鉴别诊断提供重要依据。

4. 治疗

臂丛神经炎急性期治疗可用糖皮质激素,如泼尼松 20～40mg/d,口服,连用 1～2 周或地塞米松 10～15mg/d,静脉滴注,待病情好转后逐渐减量。应合用 B 族维生素如维生素 B_1、维生素 B_{12} 等。可口服非甾体抗炎药,也可应用物理疗法或局部封闭疗法止痛。恢复期注意患肢功能锻炼,给予促进神经细胞代谢药物以及针灸等。约 90% 患者在 3 年内康复。

颈椎病引起的神经根损害大多数采用非手术综合治疗即可缓解,包括卧床休息、口服非甾体抗炎药如布洛芬、双氯芬酸钠等。疼痛较重者,可用局部麻醉药加醋酸泼尼松龙25mg 在压痛点局部注射。理疗、颈椎牵引也有较好效果。有以下情况可考虑手术治疗:①临床与放射学证据提示伴有脊髓病变。②经适当的综合治疗疼痛不缓解。③受损神经根支配的肌群呈进行性无力。

(八)肋间神经痛

1. 病因

肋间神经痛(intercostal neuralgia)是肋间神经支配区的疼痛,分原发性和继发性。原发性者罕见,继发性者可见于邻近组织感染(如胸椎结核、胸膜炎、肺炎)、外伤、肿瘤(如肺癌、纵隔肿瘤、脊髓肿瘤)、胸椎退行性病变、肋骨骨折等。带状疱疹病毒感染也是常见原因。

2. 临床表现

主要临床特点有:①由后向前沿一个或多个肋间呈半环形的放射性疼痛。②呼吸、咳嗽、喷嚏、呵欠或脊柱活动时疼痛加剧。③相应肋骨边缘压痛。④局部皮肤感觉减退或过敏。带状疱疹病毒引起者发病数天内在患处出现带状疱疹。

3. 辅助检查

胸部与胸椎影像学检查、腰穿检查可提示继发性肋间神经痛的部分病因。

4. 治疗

(1)病因治疗:继发于带状疱疹者给予抗病毒治疗,阿昔洛韦 5～10mg/kg 静脉滴注,每 8h 1 次;或更昔洛韦 5～10mg/(kg·d),分 1～2 次静脉滴注,连用 7～14d。肿瘤、骨折等病因者按其治疗原则行手术、化学药物治疗及放射治疗。

(2)镇静镇痛:可用地西泮、布洛芬、双氯芬酸钠、曲马朵等药物。

（3）B族维生素与血管扩张药物：如维生素 B_1、维生素 B_{12}、烟酸、地巴唑。

（4）理疗：可改善局部血液循环，促进病变组织恢复，但结核和肿瘤患者不宜使用。

（5）封闭：局部麻醉药行相应神经的封闭治疗。

（九）股外侧皮神经病

股外侧皮神经病（lateral femoral cutaneous neuropathy）也称为感觉异常性股痛（meralgia paresthetica）、股外侧皮神经炎。股外侧皮神经由 $L_2 \sim L_3$ 脊神经后根组成，是纯感觉神经，发出后向外下斜越髂肌深面达髂前上嵴，经过腹股沟韧带下方达股部。在髂前上嵴下 $5 \sim 10cm$ 处穿出大腿阔筋膜，分布于股前外侧皮肤。

1.病因

股外侧皮神经病的主要病因是受压与外伤，如穿着紧身衣，长期系用硬质腰带或盆腔肿瘤、妊娠子宫等均是可能的因素。其他如感染、糖尿病、酒精及药物中毒以及动脉硬化等也是常见病因。部分患者病因不明。

2.临床表现

起病可急可缓，多为单侧。大腿前外侧面皮肤感觉异常，包括麻木、针刺样疼痛、烧灼感，可有局部感觉过敏，行走、站立时症状加重，某些患者仅偶尔发现局部感觉减退。查体可有髂前上棘内侧或其下方的压痛点，股外侧皮肤可有限局性感觉减退或缺失。

3.辅助检查

对症状持续者应结合其他专业检查及盆腔 X 线检查，以明确病因。

4.治疗

治疗除针对病因外，可给予口服B族维生素，也可给予镇痛药物。局部理疗、封闭也有疗效。疼痛严重者可手术切开压迫神经的阔筋膜或腹股沟韧带。

（十）坐骨神经痛

坐骨神经痛是沿着坐骨神经径路及其分布区域内以疼痛为主的综合征。坐骨神经是人体中最长的神经，由 $L_4 \sim S_3$ 的脊神经前支组成，经梨状肌下孔出盆腔，在臀大肌深面沿大腿后侧下行达腘窝，在腘窝上角附近分为胫神经和腓总神经，支配大腿后侧和小腿肌群，并传递小腿与足部的皮肤感觉。

1.病因

坐骨神经痛有原发性和继发性两类，原发性坐骨神经痛也称为坐骨神经炎，为感染或中毒等原因损害坐骨神经引起，多与受凉、感冒等感染有关。病原体或毒素经血液播散而致坐骨神经的间质性炎症；继发性者临床多见，是因坐骨神经通路受病变的压迫或刺激所致。根据发病部位可分为根性、丛性和干性。根性坐骨神经痛病变主要在椎管内以及脊椎，如腰椎间盘突出、椎管内肿瘤、脊椎骨结核与骨肿瘤、腰椎黄韧带肥厚、粘连性脊髓蛛网膜炎等；丛性、干性坐骨神经痛的病变主要在椎管外，常为腰骶神经丛及神经干邻近组织病变，如骶髂关节炎、盆腔疾病（肿瘤、子宫附件炎）、妊娠子宫压迫、臀部药物注射位置不当以及外伤等。

2.临床表现

（1）青壮年男性多见，急性或亚急性起病。

（2）沿坐骨神经走行区的疼痛，自腰部、臀部向大腿后侧、小腿后外侧和足部放射，呈持续性钝痛并阵发性加剧。也有呈刀割样或烧灼样疼痛者。往往夜间疼痛加剧。

（3）患者为减轻疼痛，常采取特殊姿势。卧位时卧向健侧，患侧下肢屈曲；平卧位欲坐起时先使患侧下肢屈曲;坐下时以健侧臀部着力;站立时腰部屈曲,患侧屈髋屈膝,足尖着地;俯身拾物时,先屈曲患侧膝关节。以上动作均是为避免坐骨神经受牵拉而诱发疼痛加重所采取的强迫姿势。

(4)如为根性坐骨神经痛,常伴有腰部僵硬不适,在咳嗽、喷嚏及用力排便时疼痛加剧,患侧小腿外侧和足背可有针刺麻木等感觉。如为干性坐骨神经痛,其疼痛部位主要沿坐骨神经走行,并有几个压痛点:①腰椎旁点,在 L_4、L_5 棘突旁开 2cm 处。②臀点,坐骨结节与股骨大粗隆之间。③腘点,腘窝横线中点上 2cm。④腓肠肌点,腓肠肌中点。⑤踝点,外踝后边。

(5)神经系统检查可有轻微体征,Lasègue 征阳性,患侧臀肌松弛,小腿轻度肌萎缩,踝反射减弱或消失。小腿外侧与足背外侧可有轻微感觉减退。

3.辅助检查

辅助检查的主要目的是寻找病因,包括腰骶部 X 线平片,腰部脊柱 CT、MRI 等影像学检查;脑脊液常规、生化及动力学检查;肌电图与神经传导速度测定等。

4.诊断与鉴别诊断

根据疼痛的分布区域、加重的诱因、可以减轻疼痛的姿势、压痛部位、Lasègue 征阳性及踝反射减弱或消失等,坐骨神经痛的诊断一般并无困难,但应注意区分是神经根还是神经干受损。诊断中的重点是明确病因,应详细询问病史,全面体格检查,注意体内是否存在感染病灶,重点检查脊柱、骶髂关节、髋关节及盆腔内组织的情况,有针对性地进行有关辅助检查。

鉴别诊断:主要区别局部软组织病变引起的腰背、臀部及下肢疼痛。腰肌劳损、急性肌纤维组织炎、髋关节病变引起的局部疼痛不向下肢放散,无感觉障碍、肌力减退、踝反射减弱消失等神经体征。

5.治疗

首先应针对病因。如局部占位病变者,应尽早手术治疗。结核感染者需抗结核治疗,腰椎间盘突出引起者大多数经非手术治疗可获缓解。对症处理包括:①卧硬板床休息。②应用抗炎镇痛药物如布洛芬 0.2g 口服,每日 3 次。③B 族维生素,维生素 B_1 100mg 肌内注射,每日 1 次;维生素 B_{12} 针剂 $250\sim500\mu g$ 肌内注射,每日 1 次。④局部封闭。⑤局部理疗可用于非结核、肿瘤的患者。⑥在无应用禁忌的前提下可短期口服或静脉应用糖皮质激素治疗,如泼尼松 30mg 顿服,每日 1 次,地塞米松 $10\sim15$mg 加氯化钠注射液 250mL 静脉滴注,连用7~10d。

二、多发性神经病

多发性神经病(polyneuropathy)曾称末梢神经炎,是由不同病因引起的、以四肢末端对称性感觉、运动和自主神经功能障碍为主要表现的临床综合征。

(一)病因与发病机制

引起本病的病因都是全身性的。

1.代谢障碍与营养缺乏

糖尿病、尿毒症、血卟啉病、淀粉样变性等疾病由于代谢产物在体内的异常蓄积或神经滋养血管受损均可引起周围神经功能障碍;妊娠、慢性胃肠道疾病或胃肠切除术后,长期酗酒、营养不良等均可因维持神经功能所需的营养物质缺乏而致病。

2.中毒

(1)药物:呋喃唑酮、呋喃西林、异烟肼、乙胺丁醇、甲硝唑、氯霉素、链霉素、胺碘酮、甲巯咪唑、丙米嗪、长春新碱、顺铂等。

(2)化学毒物:丙烯酰胺、四氯化碳、三氯乙烯、二硫化碳、正己烷、有机磷和有机氯农药、砷制剂、菊酯类农药等。

(3)重金属:铅、汞、铊、铂、锑等。

(4)生物毒素:白喉、伤寒、钩端螺旋体病、布鲁菌病等。

3.结缔组织病

系统性红斑狼疮、结节性多动脉炎、类风湿关节炎、硬皮病和结节病等可继发多发性神经病。

4.遗传性疾病

遗传性运动感觉性神经病(hereditary motor sensory neuropathy, HMSN)、遗传性共济失调性多发性神经病(Refsum病)、遗传性淀粉样变性神经病、异染性白质营养不良等。

5.其他

恶性肿瘤、麻风病、莱姆病(Lyme disease)与POEMS综合征等也可出现多发性神经病,其机制与致病因子引起自身免疫反应有关。

(二)病理

主要病理改变是轴索变性与节段性脱髓鞘,以轴索变性更为多见。通常轴索变性从远端开始,向近端发展,即逆死性或称为远端轴索病(distal axonopathy)。

(三)临床表现

可发生于任何年龄。由于病因不同,起病可表现为急性和慢性过程。部分患者有缓解—复发。病情可在数周至数月达高峰。主要症状体征包括:

1.感觉障碍

呈手套、袜套样分布,为肢体远端对称性感觉异常和深浅感觉缺失,常有感觉过敏。感觉异常可表现为刺痛、灼痛、蚁行感、麻木感等。

2.运动障碍

肢体远端不同程度肌力减弱,呈对称性分布,肌张力减低。病程长者可有肌肉萎缩,常发生于骨间肌、蚓状肌、大小鱼际肌、胫前肌和腓骨肌。可有垂腕、垂足和跨阈步态。

3.腱反射减低或消失

以踝反射明显且较膝腱反射减低出现得早。上肢的桡骨膜、肱二头肌、肱三头肌反射也可减低或消失。

4.自主神经功能障碍

肢体远端皮肤变薄、干燥、苍白或青紫、皮温低。

由于病因不同,临床表现也略有不同,将常见的几种分述如下。

(1)呋喃类药物中毒:常见的呋喃类药物有呋喃唑酮(痢特灵)、呋喃妥因(呋喃坦丁)等。症状常在用药后5~14d出现。首先表现为肢体远端感觉异常、感觉减退和肢端疼痛。肢端疼痛剧烈者不敢穿鞋穿袜,怕风吹,怕盖被。肢端皮肤多汗,可有色素沉着。肌肉无力与肌萎缩相对较轻。应用此类药物时应密切观察周围神经症状。尤应注意不可超过正常剂量及长时间使用此类药物。

（2）异烟肼中毒：多发生于长期服用异烟肼的患者。临床表现以双下肢远端感觉异常和感觉缺失为主。可有肌力减弱与腱反射消失。其发病机制与异烟肼干扰维生素 B_6 的正常代谢有关。

（3）糖尿病：可继发中枢神经、神经根、神经丛及周围神经干的多种损害，但以周围神经为多，本节只讨论糖尿病性多发性神经病。本病表现为感觉、运动、自主神经功能障碍，通常感觉障碍较突出，如出现四肢末端自发性疼痛，呈隐痛、刺痛、灼痛，可伴有麻木、蚁行感，夜间症状更重，影响睡眠。症状以下肢更多见。查体可有手套、袜套样痛觉障碍，部分患者振动觉与关节位置觉消失，腱反射减弱或消失。也可出现肌力减低和肌萎缩。

（4）尿毒症：尿毒症引起的周围神经病，男性多于女性。运动与感觉神经纤维均可受累，呈对称性。早期可仅表现双下肢或四肢远端的感觉异常，如刺痛、灼痛、麻木与痛觉过敏。症状发生于足踝部者称烧灼足，发生于双小腿者可表现为不安腿综合征。病情继续进展则出现双下肢麻木、感觉缺失、肌力减弱，严重者可有四肢远端肌肉萎缩。

（5）维生素 B_1 的缺乏：可因消化系统疾病引起的吸收功能障碍、长期酗酒、剧烈的妊娠呕吐、慢性消耗性疾病等导致维生素 B_1 缺乏。表现两腿沉重感、腓肠肌压痛或痛性痉挛。可有双足踝部刺痛、灼痛及蚁行感，呈袜套样改变。病情进展可出现小腿肌肉无力，表现垂足，行走时呈跨阈步态。腱反射早期亢进，后期减弱或消失。

（6）POEMS 综合征：为一种累及周围神经的多系统病变。病名由 5 种常见临床表现的英文字头组成，即多发性神经病（polyneuropathy）、脏器肿大（organomegaly）、内分泌病（endocrinopathy）、M 蛋白（M-protein）和皮肤损害（skin changes）。也有称本病为 Crow-Fukase 综合征。多中年以后起病，男性较多见。起病隐袭、进展慢。依照症状、体征、出现频率可有下列表现：①慢性进行性感觉运动性多神经病，脑脊液蛋白含量增高。②皮肤改变，因色素沉着变黑，并有皮肤增厚与多毛。③内分泌改变，男性出现阳痿、女性化乳房，女性出现闭经、痛性乳房增大和溢乳，可合并糖尿病。④内脏肿大，肝脾肿大，周围淋巴结肿大。⑤水肿：视神经乳头水肿，胸腔积液，腹水，下肢指凹性水肿。⑥异常球蛋白血症，血清蛋白电泳出现 M 蛋白（monoclonal protein），尿检可有本—周（Bence-Jones）蛋白。⑦骨骼改变，可在脊柱、骨盆、肋骨及肢体近端发现骨硬化性改变，为本病影像学特征。也可有溶骨性病变，骨髓检查可见浆细胞增多或骨髓瘤。⑧低热、多汗、杵状指。

（四）辅助检查

1.电生理检查

以轴索变性为主的周围神经病表现为运动诱发波幅的降低和失神经支配肌电图表现，以脱髓鞘为主者则主要表现神经传导速度减慢。

2.血生化检测

重点注意检查血糖、尿素氮、肌酐、T_3、T_4、维生素 B_{12} 等代谢物质及激素水平。可疑毒物中毒者需做相应的毒理学测定。

3.免疫学检查

对疑有自身免疫性疾病者可做自身抗体系列检查，疑有生物性致病因子感染者，应做病原体或相应抗体测定。

4.脑脊液常规与生化检查

大多正常，偶有蛋白增高。

5.神经活体组织检查

疑为遗传性疾病者可行周围神经活体组织检查,可提供重要的诊断证据。

(五)诊断与鉴别诊断

1.诊断

根据四肢远端对称性运动、感觉和自主神经功能障碍可诊断。

2.鉴别诊断

亚急性联合变性发病早期表现与多发性神经病相似,随病情进展逐渐出现双下肢软弱无力,走路不稳,双手动作笨拙等;早期 Babinski 征可为阴性,随病情进展转为阳性;感觉性共济失调是其临床特点之一;肌张力增高、腱反射亢进、锥体束征阳性及深感觉性共济失调是区别于多发性神经病的主要鉴别点。

(六)治疗

1.病因治疗

毒物中毒引起者应尽快停止与毒物的接触,应用补液、解毒剂等促进体内毒物的清除;药物引起者需停药,异烟肼引起者如神经病变较轻,而抗结核治疗必须继续应用时,可不停药,加用维生素 B_6 治疗;代谢性疾病与营养缺乏所致者应积极控制原发病;与自身免疫病相关者需采用糖皮质激素,重症者用地塞米松 10mg 加氯化钠注射液 250mL 静脉滴注,连用 7～10d,继续用泼尼松 30mg 清晨顿服,每天 1 次,依据病情逐渐减量。免疫球蛋白治疗按0.15～0.4g/(kg·d),连用 5～7d,或应用血浆置换疗法;恶性肿瘤所致者可用手术、化疗、放射治疗等手段治疗。

2.一般治疗

急性期应卧床休息,补充水溶性维生素,维生素 B_1 100mg 肌内注射,每天 1 次;甲钴胺或氰钴胺 250～500μg 肌内注射,每天 1 次;维生素 B_6 及辅酶 A。选择使用各种神经生长因子。严重疼痛者可用抗癫痫药物,如加巴喷丁、普瑞巴林等。恢复期可增加理疗、康复训练及针灸等综合治疗手段。

第三节　吉兰－巴雷综合征

一、概述

吉兰－巴雷综合征(Guillain-Barré syndrome,GBS),曾译为格林－巴利综合征,是引起急性弛缓性瘫痪最常见的疾病之一。临床呈急性起病,症状多在 2 周内达到高峰。主要表现为多发的神经根和周围神经损害,常见四肢对称性、弛缓性瘫痪。免疫治疗可以缩短病程,改善症状。主要包括以下几种亚型:急性炎症性脱髓鞘性多发性神经病(acute inflammatory demyelinating polyneuropathy,AIDP)、急性运动性轴索型神经病(acute motor axonal neuropathy,AMAN)、急性运动感觉性轴索型神经病(acute motor sensory axonal neuropathy,AMSAN)、Miller Fisher 综合征(Miller Fisher syndrome,MFS)、急性泛自主神经病(acute panautonomic neuropathy)和急性感觉神经病(acute sensory neuropathy,ASN)。

GBS 的研究史可分为 3 个阶段:第 1 阶段是 1916 年之前的时期,认识到急性弛缓性瘫痪的病因可以由周围神经疾病所致,并经病理学证实;第 2 阶段从 1916—1969 年,定义了 GBS

这种疾病,并且制订了诊断标准;第 3 阶段 1969 年至今,提出了疾病的主要病理特点,确认了该病是自身免疫性疾病,对该病的不同症状和治疗有了更多的理解。20 世纪 90 年代初,国内李春岩等与 Asbury、Mckhann、Griffin 等合作研究了河北省中南部地区本病的电生理学、病理学与流行病学表现,经 19 例尸体解剖,发现一组临床表现符合 GBS 而病理学表现以脊神经运动根原发性轴索损害为特征的病例,在 1996 年提出急性运动性轴索型神经病(acute motor axonal neuropathy,AMAN)的概念,并认为是 GBS 的一个亚型。同时,对运动、感觉神经根均受累的轴索型 GBS 也作了概念限定,称为急性运动感觉性轴索型神经病(acute motor sensory axonal neuropathy,AMSAN),这些研究丰富了 GBS 的内涵。

二、流行状况

GBS 的年发病率(0.6~2.4)/10 万人,男性略多于女性,各年龄组均可发病。欧美的发病年龄在 16~25 岁和 45~60 岁出现两个高峰,我国尚缺乏系统的流行病学资料,但本病住院患者年龄资料分析显示,以儿童和青壮年多见。在北美与欧洲发病无明显的季节倾向,但亚洲及墨西哥以夏秋季节发病较多。

三、病因与发病机制

虽然 GBS 的病因尚未确定,但大多认为是多因素的。可从机体内外两个方面探讨。

(一)外在致病因素

超过 2/3 的患者发病前 4 周内有呼吸道或胃肠道感染症状。曾发现的前驱感染病原体包括空肠弯曲菌、巨细胞病毒、EB 病毒、肺炎支原体、乙型肝炎病毒和人类免疫缺陷病毒等。1982 年,有学者注意到了空肠弯曲菌(campylobacter jejuni,Cj)感染与 GBS 发病有关,此后的研究发现在许多国家和地区 Cj 感染是最常见的 GBS 发病前驱因素,特别是以腹泻症状为前驱感染的 GBS 患者有 Cj 感染证据者高达 85%,从 AMAN 型 GBS 患者肠道分离出 Cj 更多见。

Cj 为一种革兰阴性弯曲菌,微需氧,适于在 40℃左右生长。按照菌体表面脂多糖"O"抗原的抗原性不同,Penner 血清分型方法可将 Cj 划分为多种血清型。从 GBS 患者肠道分离的 Cj,集中在 Penner O：2、O：4、O：5、O：19 型,我国以 O：19 型最常见。国外曾对 Penner O：19 型 Cj 的纯化脂多糖进行结构分析,发现其与人类神经组织中富含的神经节苷脂(GM_1、GD_{1a}、GT_{1a}、和 GD_3)有相同的抗原决定簇,这为以分子模拟学说解释 GBS 的发病机制奠定了重要的实验基础。

分子模拟(molecular mimicry)学说认为外来致病因子因具有与机体某组织结构相同或相似的抗原决定簇,在刺激机体免疫系统产生抗体后,这种抗体既与外来抗原物质结合,又可发生错误识别,与体内具有相同抗原决定簇的自身组织发生免疫反应,从而导致自身组织的免疫损伤。

依照分子模拟学说已经成功地建立了不同病理表现的 GBS 动物模型。应用周围神经髓鞘抗原 P_2 蛋白可诱发实验性自身免疫性神经炎(experimental autoimmune neuritis,EAN);应用 P_1 可同时诱发 EAN 和实验性自身免疫性脑脊髓炎(EAE),EAN 的病理改变与人类 AIDP 病变相似。应用神经节苷脂 GM_1 或混合的神经节苷脂,可诱发病理改变与 AMAN 相似的动物模型。

（二）机体因素

对某种疾病是否易患，在不同的个体是有差别的。这在一定程度上与免疫遗传因素有关。与免疫相关的基因群结构和功能复杂，基因多态性的存在，使得不同个体对特定抗原物质的识别提呈及引起免疫反应的强弱存在差别。目前尚无公认的 GBS 易感基因被发现。

虽然 GBS 的确切发病机制仍不明确，但本病是由细胞免疫和体液免疫共同介导的自身免疫病这一观点已得到公认。证据如下：

（1）AIDP 的典型病变中存在大量淋巴细胞浸润，巨噬细胞也参与了病变的形成。

（2）电子显微镜观察 AMAN 患者周围神经，可见巨噬细胞自郎飞结处攻击裸露的轴突，进而继续移行至相对完整的髓鞘内，直接破坏轴突。

（3）早在光学显微镜没有可见的病理改变时，免疫电镜即可发现 AMAN 患者周围神经郎飞结部位出现抗原抗体复合物及补体的沉积。

（4）GBS 患者血液中存在特异的循环抗体，部分患者的循环抗体与 GM_1 等神经节苷脂产生抗原抗体结合反应或与 Cj 的抗原成分有交叉反应；Fisher 综合征常有 GQ_{1b} 抗体存在并与 Cj 感染关系密切。

（5）将患者或动物模型的血清被动转移至健康动物的周围神经可引起与前者相似的病变，而将上述血清用 Cj 的抗原吸附后再转移至健康动物则不再产生病变。

四、病理学

AIDP 的主要病理改变是周围神经组织中小血管周围淋巴细胞与巨噬细胞浸润以及神经纤维的节段性脱髓鞘，严重病例出现继发轴突变性。Schwann 细胞于病后 1～2 周开始增殖以修复受损的髓鞘，此时致病因素对髓鞘的破坏可能尚未停止。

AMAN 的主要病变是脊神经前根和周围神经运动纤维的轴突变性及继发的髓鞘崩解，崩解的髓鞘形成圆形、卵圆形小体，病变区内少见淋巴细胞浸润。早期病变组织的电子显微镜观察可见巨噬细胞自郎飞结处移行至相对完整的髓鞘内破坏轴突。

AMSAN 的病理特点与 AMAN 相似，但脊神经前后根及周围神经纤维的轴突均可受累。

五、临床表现

多数患者起病前 4 周内有胃肠道或呼吸道感染症状，少数有疫苗接种史。该病呈急性起病，病情多在 2 周内达高峰。弛缓性瘫痪是最主要的特点，多数患者肌无力从双下肢向双上肢发展；少数严重病例，肌无力症状最早出现在双上肢或四肢同时出现，两侧相对对称，数日内逐渐加重。腱反射减低或消失，无病理反射。约 25% 病情严重者，出现呼吸肌麻痹，需要辅助呼吸。约 1/3 患者出现颈后部或四肢肌肉疼痛，有的出现脑膜刺激征。尤其在儿童，肌肉疼痛更为常见，并且常为首发症状。部分患者有不同程度的脑神经损害，可为首发症状而就诊，以双侧周围性面瘫最常见，其次为咽喉部肌肉瘫痪。眼球运动、舌肌及咬肌的瘫痪少见。部分患者有四肢远端感觉障碍，如手套、袜套样分布的感觉减退；或感觉异常如刺痛、麻木、烧灼感等。部分患者有自主神经症状，如多汗、皮肤潮红，严重病例出现心动过速、期前收缩等心律失常，高血压或直立性低血压、一过性尿潴留等。AIDP、AMAN 和 AMSAN 的临床表现相似，只是 AMAN 没有明显的感觉异常。如果没有电生理或充分的病理资料，AMAN 和 AMSAN 与 AIDP 很难区分。

起病后症状迅速进展,50%患者在 2 周内达高峰,约 90%患者病后 4 周症状不再进展。多在症状稳定 1~4 周后开始恢复,肢体无力一般从近端向远端恢复,往往需要数周到数月的时间。本病的主要危险是呼吸肌麻痹。肺部感染、严重心律失常及心力衰竭等并发症也是致死的重要因素。

Fisher 综合征以眼外肌麻痹、共济失调和腱反射消失三联征为主要临床表现。其占 GBS 的 5%左右,在亚洲报道较多的前驱感染可有呼吸道感染、腹泻和空肠弯曲菌感染。急性起病,病情在数天至数周内达到高峰。多以复视起病,少数以肌痛、四肢麻木、眩晕和共济失调起病。在发病数天内出现进行性加重的眼外肌麻痹,对称或不对称,部分患者可伴有眼睑下垂,瞳孔对光反射多正常,部分患者可有瞳孔散大。躯干性共济失调或上下肢共济失调。腱反射减低或消失,而肌力正常或轻度减退。部分患者伴有其他脑神经麻痹,包括球部肌肉和面部肌肉无力。部分患者伴有感觉异常,表现为四肢远端和面部麻木和感觉减退。少数患者伴有膀胱功能障碍。病程有自限性,多在发病 2 周到 2 个月恢复,多数无残留症状。

六、实验室检查

1. 脑脊液检查

典型的表现是蛋白-细胞分离现象,即蛋白含量增高而白细胞数正常。蛋白增高常在起病后第 2~第 4 周出现,但较少超过 1.0g/L;白细胞计数一般$<10\times10^6$/L;糖和氯化物正常。部分患者脑脊液出现寡克隆区带。部分患者脑脊液神经节苷脂抗体阳性。

2. 神经电生理

通常选择一侧正中神经、尺神经、胫神经和腓总神经进行测定。电生理改变的程度与疾病严重程度相关,在病程的不同阶段电生理改变特点也有所不同。

中国专家推荐的各型 GBS 神经电生理诊断指南如下。

AIDP 诊断标准:①运动神经传导,至少有两条运动神经存在至少一项异常。a. 远端潜伏期较正常值延长 25%以上;b. 运动神经传导速度比正常值减慢 20%以上;c. F 波潜伏期比正常值延长 20%以上和(或)出现率下降;d. 运动神经部分传导阻滞:周围神经远端与近端比较,复合肌肉动作电位(CMAP)负相波波幅下降 20%以上,时限增宽$<15\%$;e. 异常波形离散:周围神经近端与远端比较,CMAP 负相波时限增宽 15%以上。当 CMAP 负相波波幅不足正常值下限的 20%时,检测传导阻滞的可靠性下降。远端刺激无法引出 CMAP 波形时,难以鉴别脱髓鞘和轴索损害。②感觉神经传导。一般正常,但异常时不能排除诊断。③针电极肌电图。单纯脱髓鞘病变肌电图通常正常,如果继发轴索损害,在发病 10d 至 2 周后肌电图可出现异常自发电位。随着神经再生则出现运动单位电位时限增宽、高波幅、多相波增多及运动单位丢失。

AMAN 的电生理诊断标准、电生理检查内容与 AIDP 相同,诊断标准如下:①运动神经传导:a. 远端刺激时 CMAP 波幅较正常值下限下降 20%以上,严重时引不出 CMAP 波形,2~4 周后重复测定 CMAP 波幅无改善。b. 除嵌压性周围神经病常见受累部位的异常外,所有测定神经均不符合 AIDP 标准中脱髓鞘的电生理改变(至少测定 3 条神经)。②感觉神经传导测定:通常正常。③针电极肌电图:早期即可见运动单位募集减少,发病 1~2 周后,肌电图可见大量异常自发电位,此后随神经再生则出现运动单位电位的时限增宽、波幅增高、多相波增多。

AMSAN 的电生理诊断标准除感觉神经传导测定可见感觉神经动作电位波幅下降或无法引出波形外,其他同 AMAN。

MFS 的电生理诊断标准:感觉神经传导测定可见动作电位波幅下降,传导速度减慢;脑神经受累者可出现面神经 CMAP 波幅下降;瞬目反射可见 R_1、R_2 潜伏期延长或波形消失。运动神经传导和肌电图一般无异常。电生理检查非诊断 MFS 的必需条件。

3. 神经活组织检查

不需要神经活组织检查确定诊断。腓肠神经活检可见有髓纤维脱髓鞘现象,部分出现吞噬细胞浸润,小血管周围可有淋巴细胞与巨噬细胞浸润,严重病例出现继发轴索变性。

4. 严重病例可有心电图改变

以窦性心动过速和 ST-T 改变最常见。

5. 血清学检查

AIDP 部分患者血清可检测到特殊抗体,如抗微管蛋白(tubulin)IgM、IgG 抗体、IgG 型抗神经节苷脂(GM_1、GM_{1b}、$G_{al}NAc\text{-}GD_{1a}$)抗体。部分患者血清检测到抗空肠弯曲菌抗体,抗巨细胞病毒抗体等。

AMAN 部分患者血清中可检测到 IgG 型抗神经节苷脂 GM_1 抗体和(或)GM_{1b} 抗体,IgM 型抗神经节苷脂 GM_1 抗体阳性,少数可检测到 IgG 型抗 GD_{1a} 抗体,IgG 型抗 $G_{al}NAc$-GD_{1a} 抗体。部分患者血清空肠弯曲菌抗体阳性。

AMSAN 部分患者血清中可检测到抗神经节苷脂 GM_2 抗体。

MFS 大多数患者血清 GM_{1b} 抗体阳性。部分患者血清中可检测到空肠弯曲菌抗体。

6. 细菌学检查

部分患者可从粪便中分离和培养出空肠弯曲菌。

七、诊断及鉴别诊断

首先临床医师需要进行定位诊断,分析病变是在周围神经,还是脑干、脊髓、传导束,神经肌肉接头、肌肉等部位。一旦定位在周围神经,GBS 最常见,但需要排除低钾性周期麻痹、重症肌无力、中毒性神经病、脊髓灰质炎等。在实际工作中,对于 GBS 的诊断主要依靠临床,以便对病情典型且迅速加重的患者尽快诊断,尽快开始免疫治疗。因此,在没有电生理和脑脊液检查时机和检查条件的时候,临床拟诊十分重要。而临床加实验室检查有助于最终确诊,进行临床研究,对不典型患者进行最终诊断以及区分不同亚型。

1. 中国专家推荐的诊断指南(2010 年)

(1)常有前驱感染史,急性起病,进行性加重,多在 2 周左右达高峰。

(2)对称性肢体和延髓支配肌肉、面部肌肉无力,重症者可有呼吸肌无力,四肢腱反射减低或消失。

(3)可伴轻度感觉异常和自主神经功能障碍。

(4)脑脊液出现蛋白细胞分离现象。

(5)电生理检查提示运动神经传导速度减慢、末端潜伏期延长、F 波异常、传导阻滞、异常波形弥散等。

(6)病程有自限性。

2. 国际上广泛采用的 Asbury(1990 年)修订诊断标准

(1)GBS 必备诊断标准:①超过 1 个以上肢体出现进行性肌无力,从轻度下肢力弱,伴或不伴共济失调,到四肢及躯干完全性瘫,以及延髓性麻痹、面肌无力和眼外肌麻痹等。②腱反射完全消失,如具备其他特征,远端腱反射丧失,肱二头肌反射及膝腱反射减低,诊断也可成立。

(2)高度支持诊断标准:①按重要性排序的临床特征。a. 症状和体征迅速出现,至 4 周时停止进展,约 50% 的病例在 2 周、80% 在 3 周、90% 在 4 周时达到高峰。b. 肢体瘫痪较对称,并非绝对,常见双侧肢体受累。c. 感觉症状、体征轻微。d. 脑神经受累,50% 的病例出现面神经麻痹,常为双侧性,可出现球麻痹及眼外肌麻痹;约 5% 的病例最早表现眼外肌麻痹或其他脑神经损害。e. 通常在病程进展停止后 2～4 周开始恢复,也有经过数月后开始恢复,大部分患者功能可恢复正常。f. 可出现自主神经功能紊乱,如心动过速、心律失常、直立性低血压、高血压及血管运动障碍等,症状可为波动性,应除外肺栓塞等可能性。g. 发生神经症状时无发热。②变异表现(不按重要性排序)。a. 发生神经症状时伴发热。b. 伴疼痛的严重感觉障碍。c. 进展超过 4 周,个别患者可有轻微反复。d. 进展停止但未恢复或遗留永久性功能缺损。e. 括约肌通常不受累,但疾病开始时可有一过性膀胱括约肌障碍。f. 偶有 CNS 受累,包括不能用感觉障碍解释的严重共济失调、构音障碍、病理反射及不确切的感觉平面等,但其他症状符合 GBS,不能否定 GBS 诊断。

(3)高度支持诊断的脑脊液特征:①主要表现 CSF 蛋白含量自发病第 1 周升高,以后连续测定均升高,CSF 单个核细胞(MNC)数 10×10^6 /L 以下。②变异表现发病后 1～10 周蛋白含量不增高,CSF-MNC 数 $(11～50) \times 10^6$ /L。

(4)高度支持诊断的电生理特征:约 80% 的患者显示 NCV 减慢或阻滞,通常低于正常的 60%,但因斑片样受累,并非所有神经均受累;远端潜伏期延长可达正常 3 倍,F 波反应是神经干近端和神经根传导减慢的良好指标;约 20% 的患者传导正常,有时发病后数周才出现传导异常。

(5)怀疑诊断的特征:①明显的持续不对称性力弱。②严重的膀胱或直肠功能障碍。③发病时就有膀胱或直肠功能障碍。④CSF-MNC 数在 50×10^6 /L 以上。⑤CSF 出现多形核白细胞。⑥出现明显感觉平面。

(6)除外诊断的特征:①有机物接触史。②急性发作性卟啉病。③近期白喉感染史或证据,伴或不伴心肌损害。④临床上符合铅中毒或有铅中毒证据。⑤表现单纯感觉症状。⑥有肯定的脊髓灰质炎、肉毒毒素中毒、癔症性瘫痪或中毒性神经病诊断依据。

由上述标准可见,GBS 诊断仍以临床为主,支持 GBS 诊断的实验室证据均需具备必要的临床特征才能诊断。变异表现是在符合临床标准的 GBS 中偶尔出现特殊症状,这些症状虽不能除外 GBS,但应引起怀疑。如出现两个以上变异表现应高度怀疑 GBS 诊断,首先排查其他疾病。

3. 与其他疾病鉴别

(1)低血钾性周期性麻痹:为急性起病的两侧对称性肢体瘫痪,病前常有过饱、饮酒或过度劳累病史,常有既往发作史,无感觉障碍及脑神经损害,发作时血钾低及心电图呈低钾样改变,脑脊液正常。补钾治疗有效,症状可迅速缓解。

(2)重症肌无力全身型:可表现两侧对称性四肢弛缓性瘫痪,但多有症状波动如休息后减轻,劳累后加重即所谓晨轻暮重现象,疲劳试验及新斯的明试验阳性,脑脊液正常。重复电刺激低频时呈递减反应,高频时正常或递减反应,血清抗乙酰胆碱受体抗体阳性。

(3)急性脊髓炎:病变部位在颈髓时可表现四肢瘫痪,早期肌张力减低呈弛缓性,但有水平面型深、浅感觉消失,伴尿便潴留。脊髓休克期过后表现四肢肌张力升高,腱反射亢进,病理反射阳性。

(4)脊髓灰质炎:起病时常有发热,肌力减低常不对称,多仅累及一侧下肢的1个至数个肌群,呈节段性分布,无感觉障碍,肌萎缩出现早。脑脊液蛋白与细胞在发病早期均可升高,细胞数较早恢复正常,病后3周左右也可呈蛋白-细胞分离现象。确诊常需病毒学证据。

(5)肉毒毒素中毒:可导致急性弛缓性瘫痪。该病的病理生理机制已经阐明,毒素抑制运动神经末梢突触释放乙酰胆碱。典型的临床表现包括眼内肌和眼外肌麻痹,延髓麻痹,口干,便秘,直立性低血压。无感觉系统受损症状。出现眼内肌麻痹,早期出现视物模糊是与GBS的重要鉴别点。神经重复电刺激检查提示突触前膜病变特征,有助于诊断。大多数患者是由于摄入被肉毒杆菌或毒素污染的熟肉类食品发病的,多有流行病学资料支持。肉毒杆菌可从患者的大便培养。

(6)农药、重金属、有机溶剂等中毒引起的中毒性周围神经病:由于误服、劳动防护不利等因素,国内有较多报道这类毒物经消化道或呼吸道过量进入人体,引发急性或迟发性中毒性周围神经病。有明确病史并且两者间有明确时间关系的病例,鉴别诊断不难。神经电生理检查可见以轴索损害为主,少数可有脱髓鞘损害的特点。临床表现多先累及下肢与电生理提示轴索越长的部位易先受损相一致。

(7)副肿瘤性周围神经病:有多种临床类型,常见的如感觉性神经病、感觉运动性神经病、周围神经病合并浆细胞病等。单纯运动受累者少见。副肿瘤性周围神经病多见于肺癌、肾癌、异常蛋白血症。临床起病多呈亚急性病程,进展超过1个月。主要表现为四肢套式感觉障碍、四肢远端对称性肌无力且下肢常重于上肢、肌萎缩及腱反射减弱。脑脊液可正常或轻度蛋白升高。神经电生理检查多表现轴索损害的特点。血清学检查可见具有特征性的副肿瘤相关抗体。对周围神经病患者尤其是中年以上患者应注重肿瘤的筛查,尤其是呼吸系统、消化系统、女性生殖系统等,对前列腺癌、膀胱癌等亦应重视。副肿瘤性周围神经病的病程及严重程度与癌肿的大小及生长速度并不一定平行。神经损害表现可出现在已经确诊的肿瘤患者,也可出现在发现肿瘤之前数年。

(8)蜱咬性麻痹:十分少见,但是与GBS很相似。儿童比成年人更易受到感染,因此,这是儿童GBS患者需要进行鉴别的疾病。麻痹是由蜱产生的内毒素引起。这种毒素引起疾病的分子病理生理机制尚未完全阐明,但很可能影响周围神经的轴突和神经肌肉接头处。在美国报告的病例,蜱的清除与数小时内的肌力改善有关。但是,在澳大利亚,去除蜱之后病情在一段时间内仍然进展。很可能是不同的毒素。蜱往往植根于头皮,需要仔细地检查。

(9)GBS需与狂犬病鉴别:一些狂犬病病例在有脑炎表现之前出现急性弛缓性瘫痪。国外曾报告一例数年前被疯狗咬伤的患者,发病后迅速发展至瘫痪和死亡。最初的临床和病理诊断为AMSAN,因为脊髓或周围神经的病理检查没有炎症反应表现,却有运动神经元死亡,似乎支持AMSAN诊断。不过,之后在运动神经元和感觉神经元处发现有大量的狂犬病毒,表明该病毒长时间潜伏于此。国内也曾报道经脑组织病理证实的麻痹型狂犬病病例。

(10)Fisher 综合征需要与 Bickerstaff 脑干脑炎相鉴别：日本报告该病例较多，临床表现的特征和病程与 Fisher 综合征相似，但常有中枢神经损害的表现，包括意识水平下降，眼球震颤，腱反射活跃，病理反射阳性，偏身型分布的感觉减退，神经影像学上显示明确的脑干、小脑异常病灶。神经电生理检查显示部分患者有周围神经损害。

八、治疗

国际上已经完成了一些关于 AIDP 免疫治疗的病例对照研究，AIDP 成为相对少数的可以在循证医学证据基础上选择治疗的周围神经系统疾病。免疫治疗不仅可以缩短恢复时间，而且可防止疾病进展至更严重的阶段。但各种免疫疗法对轴索型 GBS 的疗效仍不十分清楚。GBS 患者的总体治疗原则可分为：早期阶段防止病情进展，病情高峰及平台时期的精心护理、免疫治疗和之后的康复治疗。其中免疫治疗是以抑制免疫反应，清除致病因子，阻止病情发展为目标。

1. 一般治疗

(1)疾病监测和早期教育：由于 GBS 患者的病情可迅速发展，急剧恶化。除了最轻微的病例外，拟诊 GBS 患者应立即住院观察。早期阶段，在例行检查进行诊断的同时，行呼吸和心血管功能监测，并告知患者和家属诊断及病程中可能发生的情况，进行疾病及其预后的教育。对病情进展快，伴有呼吸肌受累者，应该严密观察。

疾病进展阶段的关键是要监测血气或肺活量、脉搏、血压和吞咽功能。呼吸肌麻痹是本病最主要的危险之一，应密切观察呼吸困难的程度。表现为呼吸浅快、心动过速、出汗以及口唇甲皱由红润转为苍白或发绀，经鼻导管给氧及清理呼吸道后，短时间内仍无改善者；或有明显的呼吸困难，肺活量少于 $<(12\sim15)$ mL/kg 或肺活量迅速降低，血气分析氧分压 $<$ 80mmHg(10.66kPa)，提示呼吸功能已不能满足机体需要，可尽早进行气管插管或气管切开术，给予机械通气；如需气管插管和呼吸器辅助呼吸，应当提前决定转重症监护病房。有呼吸困难和延髓性麻痹患者应注意保持呼吸道通畅，尤其注意加强吸痰及防止误吸。但还要综合考虑呼吸频率的变化，如果患者合并第Ⅸ、第Ⅹ对脑神经麻痹，表现吞咽困难或呛咳，就存在发生窒息或吸入性肺炎的危险，应更早考虑行气管插管或气管切开术。有证据表明，任何患者发生高碳酸血症或低氧血症时应尽早插管。

监测休息时的脉搏和血压，以及体位变化时的脉搏和血压，是诊断早期自主神经功能不全的方法。患者的自主神经功能不全时通气量减少或过度增加也是一个严重的问题。

(2)GBS 患者的重症监护与防治并发症：尽管 20 世纪 80 年代之前 GBS 的病死率的统计不够全面，但严重患者病死率可高达 15%～20%。国外报道，开始于 20 世纪 80 年代初的大规模多中心研究数据表明，经过现代重症监护和免疫治疗，病死率为 1.25%～2.5%。重症监护单元死亡的原因通常不是因为呼吸衰竭，而是并发感染、心肌梗死或肺栓塞。如果患者病程较长，长时间停留在重症监护病房，会发生并发症。住院超过 3 周，有 60% 的患者发生肺炎、菌血症或其他严重感染。

重症患者应进行连续心电监护直至恢复期开始。窦性心动过速一般不需治疗，如症状明显或心率过快，可用小量速效洋地黄制剂适当控制，心动过缓可由吸痰操作引起，可用消旋山茛菪碱、阿托品治疗。严重心律失常少见，如心房颤动、心房扑动、传导阻滞等，可会同心血管专业医师解决。在自主神经功能障碍表现为高血压或低血压的患者也应注意调整和稳定血压。

坠积性肺炎与吸入性肺炎及由此引发的败血症、脓毒血症应早使用广谱抗生素治疗并可根据痰病原体培养与药敏试验结果调整抗生素。

延髓性麻痹患者，因吞咽困难和饮水反呛，需给予鼻饲维持肠道营养供给，以保证每日足够热量、维生素和防止电解质紊乱。但若有合并有消化道出血或胃肠麻痹者，则应停止鼻饲，给予胃肠动力药物促进肠蠕动恢复，同时给予静脉营养支持。

为预防下肢深静脉血栓形成及由此引发的肺栓塞，应经常被动活动双下肢或穿弹力长袜，推荐没有禁忌的患者使用低分子肝素皮下注射，5000U，每天 2 次。应用脚踏板和患侧肢体被动运动也有助于减少静脉血栓形成的危险。如果没有其他应用指征，不推荐使用甘露醇治疗神经根和神经干水肿，因为不仅没有实际效果，还可能因为脱水作用导致血液浓缩诱发下肢深静脉血栓形成。患者面肌无力，暴露的角膜易于发生角膜炎，严重病例甚至可能留有后遗症，故应进行相应的防护性治疗。

许多患者在疾病早期出现四肢或全身肌肉疼痛与皮肤痛觉过敏，可适当应用镇痛药物。如果单纯镇痛药没有作用，可以使用镇静药。阿片类镇痛药的不良反应之一是便秘，所以监测肠蠕动和早期干预很重要。可应用润肠药与缓泻药保持大便通畅。

保持床面清洁平整并定期翻身以防止压疮，也可使用电动防压疮气垫。

有尿潴留者可做下腹部按摩促进排尿，无效时应留置尿管导尿。

重视患者焦虑与抑郁状态发生，做好心理疏导工作，保持对患者鼓励的态度，经常安慰患者虽然恢复较慢，但最后多可明显恢复。症状严重者也可配合抗焦虑与抗抑郁药物治疗。

2.免疫治疗

(1)静脉滴注人血丙种球蛋白：是具有循证医学证据的治疗方法。静脉滴注丙种球蛋白(intravenous immunoglobulin, IVIg)能够缩短病程，阻止病情进展，减少需要辅助通气的可能，近期和远期疗效都很好；静脉滴注丙种球蛋白与血浆交换的效果类似，在机械通气时间、死亡率及遗留的功能障碍方面两种疗法无明显区别（Ⅰ级证据）。在儿童患者中使用也有效（Ⅱ级证据）。推荐方法是 0.4g/(kg·d)，连用 5d。及早治疗更有效，一般在 2 周内应用。也有少数患者在疗程结束后神经功能障碍虽有部分改善，但仍存在需辅助通气等严重情况，可考虑间隔数日再用 1 个疗程。个别有轻微不良反应，如头痛、肌痛、发热，偶有并发血栓栓塞事件、肾功能异常、一过性肝损害的报道。

(2)血浆交换：是具有循证医学证据的治疗方法。血浆交换(plasma exchange, PE)的疗效，在过去的 20 年中被认为是 GBS 治疗的金标准，血浆交换治疗能够缩短 GBS 患者的病程，阻止病情进展，减少需要辅助通气的可能，近期(4 周)和远期(1 年)疗效也很好（Ⅰ级证据）。推荐用于发病 4 周之内的中度或重度患者，发病在 2 周之内的轻度患者也可以从血浆交换中受益。方法是在 2 周内共交换 5 倍的血浆量，隔日 1 次，并且进行得越早越好。每次血浆交换量为 30～40mL/kg，在 1～2 周进行 5 次。少于 4 次的血浆交换疗效差，而更多的血浆交换对于轻中度的患者也没有更多的获益。尽管 PE 疗效明确，但因该方法对设备和条件要求高，价格昂贵，还要注意医源性感染等问题，故一定程度上应用受到限制。PE 的禁忌证主要是严重感染、心律失常、心功能不全、凝血系统疾病等；其不良反应为血流动力学改变可能造成血压变化、心律失常,使用中心导管可引发气胸、出血等,以及可能合并败血症。

血浆交换和静脉滴注丙种球蛋白联合治疗效果不肯定,PE 治疗后给予 IVIg 疗效并不优于单独应用 IVIg 治疗(Ⅱ级证据)。临床中常遇到重症的 GBS 患者,在应用一个疗程 PE 或 IVIg 之后,病情仍没有好转甚至进展,这种情况下可以继续应用一个疗程,但需要除外亚急性或慢性炎症性脱髓鞘性多发性神经病。IVIg 没有严重的不良反应,而且使用方便,因此应用更广泛。

(3)激素治疗:曾经是治疗 GBS 的主要药物,近 10 多年来国外对 AIDP 治疗的一些随机对照研究结论认为激素无效。在病情恢复时间、需要辅助呼吸时间、病死率、1 年之后恢复程度,应用激素与安慰剂都没有明显差别。不仅口服泼尼松或泼尼松龙等激素制剂治疗没有疗效,而且静脉滴注甲泼尼龙也没有明显的获益。虽然短期应用没有明显的不良反应,但是长期应用会带来严重的不良反应。单独应用 IVIg 与 IVIg 联合应用激素疗效没有明显差别。

应该看到,由于 GBS 有多个亚型且病情轻重、持续时间差别较大,病因是非单一性的,激素使用的时机、种类、剂量及给药方法也各不相同,因而也有认为就目前证据下结论为时尚早。尤其对不同亚型的 GBS,激素治疗的疗效还有待进一步探讨。

3.辅助治疗

主要注意维持患者水、电解质与酸碱平衡,常规使用水溶性维生素并着重增加维生素 B_1、维生素 B_{12} 的补充。可应用神经生长因子等促进神经修复。瘫痪严重时应注意肢体功能位摆放并经常被动活动肢体,肌力开始恢复时应主动与被动活动相结合,按摩、理疗等神经功能康复治疗。

九、预后

约 85% 患者在 1~3 年完全恢复,少数患者留有长期后遗症,病死率约为 5%,常见死因为严重全身性感染、肺栓塞、心肌梗死、心力衰竭与心律失常、成人呼吸窘迫综合征等。老年患者、有严重神经轴突变性、辅助呼吸时间超过 1 个月或进展快且伴有严重自主神经功能障碍者预后不良。约 3% 患者可能出现 1 次以上的复发。复发间隔可数月至数十年。这些患者应注意与 CIDP 的鉴别。

第四节 慢性炎症性脱髓鞘性多发性神经病

慢性炎症性脱髓鞘性多发性神经病(chronic inflammatory demyelinating polyneuropathy,CIDP)是获得性的周围神经系统疾病,其病因可能和自身免疫有关,表现为慢性进展或缓解复发病程,病情在数周到数月内亚急性或隐匿性进展。尽管病情可以自发缓解,但免疫调节治疗有效。CIDP 包括经典型和变异型,后者少见,如纯运动型、纯感觉型、远端获得性脱髓鞘性对称性神经病、多灶性获得性脱髓鞘性感觉运动神经病。

CIDP 是独立的疾病单位。Dyck 等对 53 例 CIDP 的病史、临床和电生理检查、CSF、病理进行研究后,首次提出"慢性炎症性多发性神经根神经病"这个名词,慢性炎症性多发性神经根神经病研究的病例包括运动型、感觉型、混合型患者,其中以混合型最多见。病程可以是反复发作,或逐渐进展直至瘫痪。电生理检查发现神经根、神经干、神经丛、周围神经的运动、感觉神经有不同程度的传导减慢伴部分传导阻滞。巨噬细胞诱导的节段性脱髓鞘常伴有神经肿胀和单核细胞浸润。因此,该名词又改为"慢性炎症性脱髓鞘性多发性神经根神经病",两种炎症性脱髓鞘性多发性神经根神经病(AIDP 和 CIDP)都有 CSF 蛋白和细胞分离。

AIDP 和 CIDP 的不同点:①病程不同,AIDP 神经功能损害在数日至数周内进展(一般＜4 周)病情到达高峰后,逐渐恢复,复发十分罕见,在 2 次发病之中,神经功能恢复也十分完全,包括脑脊液蛋白也恢复正常。而 CIDP 病情进展十分缓慢,在数周、数月甚至数年内缓慢进展(一般进展超过 8 周)。部分发展很快类似 AIDP,偶尔见于儿童和年轻人。因此,常常在发病之后或病情复发时才能确诊。另外,少见的病例,病程在 4～8 周进展,称为亚急性脱髓鞘性多发性神经病(SIDP)。②前躯感染不同,约有 80％的 AIDP 患者能回忆起在病前 3 个月中曾有某种感染。再次,系统的回顾性研究证实,对激素的反应不同,CIDP 患者激素治疗有效,而AIDP 患者激素治疗无效。

一、流行病学

因为 CIDP 发病率较低,系统的人群研究很少。应用 CIDP 确诊标准,在日本某县估计的发病率为 0.81/100 000。英国南部 1.24/100 000,澳大利亚某地 1.9/100 000。年龄在 50～70 岁发病的 CIDP 患者,病程多为单相进展型。还有 40％～60％的 CIDP 患者为缓解－复发型,此型患者发病年龄较早,免疫调节治疗效果较好。

二、临床表现与分型

(一)经典型 CIDP

AIDP 多有明确的前躯感染,而 CIDP 则不然,可能因为患者隐匿起病缓慢发展,等到确诊为 CIDP 时,已不能回忆起病前是否有感染了。国内外报道 19％～32％的 CIDP 与感染和免疫相关,表明这种疾病的发生并非偶然,但这些研究并非病例对照研究,因此,前躯感染是否确切尚需证实。也有报道 HIV 感染与 CIDP 有关。

CIDP 可在任何年龄发病,该病在儿童十分罕见。年轻患者尽管需要长期的免疫治疗,但治疗效果和预后较好。CIDP 随年龄增长,发病率增加,50～70 岁易发病,常表现为对称的感觉、运动障碍,复发病例不常见,一般预后较差。

多数患者表现为肢体无力和感觉障碍,脑神经可受影响。通常以运动障碍为主,导致步态异常,容易跌倒,上楼、起坐困难。远端肢体无力程度较严重,握力减弱很明显。很少有肌肉萎缩,腱反射常消失或减弱。感觉异常中刺痛更常见,而其他痛觉如烧灼感、闪击痛、酸痛较少见。有 5％～8％患者以感觉障碍为主要表现或唯一表现。粗大震颤、共济失调则反映深感觉受损。较粗的神经纤维容易受累。感觉系统检查振动觉、位置觉减弱或消失。深感觉受损可导致不自主运动,称为假性手足徐动症,主要表现为手指震颤或粗大震颤。另外,姿势和步态严重共济失调,闭眼时更明显。其他感觉可轻微受损(如触觉、痛觉、温度觉)。

脑神经受损(动眼神经、面神经、延髓性麻痹)可见于 15％的 CIDP 患者。某些慢性病例,可出现视神经乳头水肿,脑脊液蛋白增高明显,可能由于 CSF 吸收障碍引起。呼吸肌也可受累,但很少需要气管插管和辅助呼吸,最终患者发展为需要轮椅或卧床。

排尿障碍见于 25％CIDP 患者,可能由于膀胱感觉神经受累或排尿反射弧受损引起。另外,长期患 CIDP 患者可有腰椎狭窄和马尾综合征(姿势相关腰背痛、腰部放射痛,肛门括约肌和性功能障碍,与活动相关的短暂运动、感觉障碍),大量肿胀的神经根使得神经根受压,椎管狭窄。颈胸部的神经根水肿导致该区域脊髓受压，可引起伸跖反射。

（二）变异型 CIDP

1. 纯运动型

约占 10％，仅表现为肢体无力而无感觉症状。电生理检查没有感觉神经异常发现。

2. 纯感觉型

占 8％～17％，仅表现为感觉症状，如感觉性共济失调、麻木、疼痛等。但随着病程的延长可出现运动受累症状。有些病例尽管肌力正常，但是电生理检查发现不仅感觉神经纤维有脱髓鞘表现，运动神经纤维也存在脱髓鞘变化，这也提示该病变在周围神经十分广泛。

纯感觉型 CIDP 患者对各种免疫调节治疗有效，包括激素、IVIg、PE，这也提示该病病因与免疫有关。此型诊断需排除获得性脱髓鞘神经病，有 IgMκ 或 λ 单克隆球蛋白，有或无抗-MAG 抗体。

3. 多灶性运动感觉脱髓鞘神经病（Lewis-Sumner 综合征）

该型多见于男性，40～50 岁发病，多呈慢性进展。最初主要为感觉症状如刺痛、麻木，单神经病也较常见（如正中神经、桡神经、尺神经、腓肠神经）。随后出现上肢对称的运动障碍（78％）。可在开始的数年仅有上肢症状，而电生理检查有广泛的亚临床神经受损。发病多年以后，出现广泛的神经受损。临床上仍有多灶性特点，有的出现局灶性神经增粗，多见于锁骨上，表现类似肿瘤。用臂丛 NMRI 发现 T_2 像高信号可以确诊。神经传导异常是多发性单神经病的特征，部分运动和感觉传导阻滞局限于前臂，并持续多年。CIDP 患者出现广泛的SNAP 波幅降低需与 MMNCB 相区别，60％～80％ 的 CIDP 患者 CSF 蛋白轻度增高，未发现血清抗 GM_1 神经节苷脂抗体，与 MMNCB 显著不同。此亚型 CIDP，激素治疗有效，约 2/3 患者明显好转，并且病情稳定。近年来多首选 IVIg 治疗，其有效率＞70％。某些患者需长期间断 IVIg 治疗。PE 不常用于治疗此亚型，有限的资料表明 PE 无显著疗效。

三、实验室检查

1. 电生理检查

神经传导检查包括 1 个上肢、1 个下肢（最好四肢都包括）；至少 2 条运动神经和 2 条感觉神经，包括近端神经部分。通常选择一侧的正中神经、尺神经、胫神经和腓总神经进行测定。另外，检查时肢体温度应达 36℃。运动神经传导测定提示周围神经存在脱髓鞘性病变，在非嵌压部位出现传导阻滞或异常波形离散对诊断脱髓鞘病变更有价值。神经电生理检测结果必须与临床表现相一致。

（1）中国专家推荐的电生理诊断标准。

1）运动神经传导：至少要有 2 根神经均存在下述参数中的至少 1 项异常：①远端潜伏期较正常值上限延长 50％ 以上；②运动神经传导速度较正常值下限下降 30％ 以上；③F 波潜伏期较正常值上限延长 20％ 以上［当远端复合肌肉动作电位（compound muscle action potential，CMAP）负相波波幅较正常值下限下降 20％ 以上时，则要求 F 波潜伏期延长 50％ 以上］或无法引出 F 波；④运动神经部分传导阻滞，周围神经常规节段近端与远端比较，CMAP 负相波波幅下降 50％ 以上；⑤异常波形离散，周围神经常规节段近端与远端比较 CAMP 负相波时限增宽 30％ 以上。当 CMAP 负相波波幅不足正常值下限 20％ 时，检测传导阻滞的可靠性下降。

2）感觉神经传导：可以有感觉神经传导速度减慢和（或）波幅下降。

3)针电极肌电图:通常正常,继发轴索损害时可出现异常自发电位、运动单位电位时限增宽和波幅增高,以及运动单位丢失。

(2)国际上临床研究常用诊断标准,见表3-2。

表 3-2　电生理诊断脱髓鞘的标准

下列 1 条符合

1. 3 条或 3 条以上神经 CB 或 TD,且 CV 异常;1 条或 1 条以上的神经 DL 或 FW 异常

2. 2 条神经 CB 或 TD,且 CV 异常;1 条或 1 条以上的神经 DL 或 FW 异常

3. 1 条神经 CB 或 TD,且 CV 异常;2 条或 2 条以上的神经 DL 或 FW 异常

4. 没有 CB 或 TD,但是 CV 异常;3 条或 3 条以上的神经 DL 或 FW 异常

注:CB 传导阻滞(近端和远端刺激点之间波幅下降百分数>30%)。

　　TD 波形弥散(近端刺激后持续时间延长>15%)。

　　CV 异常:传导速度<正常低限的 80%,波幅>正常低限的 80%;

　　　　　　或传导速度<正常低限的 70%,波幅<正常低限的 80%。

　　DL 异常:远端潜伏期>正常高限的 125%,波幅>正常低限的 80%;

　　　　　　或远端潜伏期>正常高限的 150%,波幅<正常低限的 80%。

　　FW 异常:最小 F 波潜伏期>正常高限的 125%,波幅>正常低限的 80%;

　　　　　　或最小 F 波潜伏期>正常高限的 150%,波幅<正常低限的 80%;

　　　　　　或 F 波未引出。

2. 常规的血液生化检查

有较大价值,无论 CIDP 患者有局灶症状还是对称症状,都需要常规检查以除外某些疾病,如感染性疾病(HIV、丙肝、莱姆病)、糖尿病、脉管炎、肉瘤样病。进行血清 IgG、IgA、IgM 定量测定,应用高分辨琼脂糖免疫电泳或免疫固定筛选血和尿中的单克隆球蛋白。某些病例需基因组 DNA 测序,除外常见的遗传性脱髓鞘神经病。

3. 腰椎穿刺 CSF 测定

可进一步确诊,白细胞数应<$10×10^9$/L。如果细胞数增高要考虑 HIV 感染。CSF 蛋白增高[依照 Barohn 等的研究 95% 的病例 CSF 蛋白增高至(1.34±1.12)g/L],65% 病例可检测出寡克隆蛋白。

4. 神经活检

只用于需除外的病例,拟诊 Lewis-Sumner 综合征时,如有神经痛,要除外脉管炎、神经束膜炎、肉芽瘤。

四、诊断标准

1. Dyck 提出的临床实用诊断标准

CIDP 表现为对称的多发性神经根神经病,肢体近端和远端无力为主要症状。本体感觉常常受累,肢体麻木和感觉异常也不少见。

运动神经和感觉神经纤维均出现多发的炎症性脱髓鞘,导致广泛的周围神经病变,脑神经也常受累。

CIDP 表现为进行性、阶梯式进展或复发缓解的病程,病程进展超过 8 周或复发缓解是诊断 CIDP 的必要条件。

CIDP 的诊断需要下列实验室检查的支持:

(1)CSF 中蛋白含量增高,淋巴细胞计数少于 $10\times10^9/L$。

(2)电生理检查提示确切的脱髓鞘证据。

(3)病理检查:腓神经或腓肠神经活检发现特征性的炎性脱髓鞘,常伴有轴索变性。有时临床和电生理检查可以提示潜在的病理变化。

在一些难以确诊的拟诊患者,经试验性治疗,如果定量的临床评估和复查的电生理结果都提示治疗后病情有确切的改善则有助于诊断 CIDP。

2.中国专家推荐的诊断标准

CIDP 的诊断目前仍为排除性诊断。符合以下条件的可考虑本病:①症状进展超过 8 周,慢性进展或缓解复发。②临床表现为不同程度的肢体无力,多数呈对称性,少数为非对称性,近端和远端均可累及,四肢腱反射减低或消失,伴有深、浅感觉异常。③脑脊液蛋白-细胞分离。④电生理检查提示周围神经传导速度减慢、传导阻滞或异常波形离散。⑤除外其他原因引起的周围神经病。⑥糖皮质激素治疗有效。

3.建议临床研究应用的诊断标准(见表3-3)。

表 3-3　CIDP 诊断标准比较

	Barohn et al.	AAN	Saperstein et al.
必需的临床特征			
临床病变	对称的肢体近端＋远端无力	超过 1 个肢体以上的运动和感觉功能障碍	主要:对称的肢体近端＋远端无力 次要:只有肢体远端无力或感觉缺失
腱反射	消失或减退	消失或减退	消失或减退
病程	至少 2 个月	至少 2 个月	至少 2 个月
实验室检查			
电生理	运动神经传导速度<正常低限的 70%	见电生理检查标准	见电生理检查标准
脑脊液	蛋白>45mg/mL	必须:细胞数<10/mm³ 支持:蛋白增高	蛋白>45mg/mL 支持:细胞数<10/mm³ §
神经活检	显著的脱髓鞘特征,炎症反应	确切的髓鞘脱失和髓鞘再生特征	显著的脱髓鞘特征,炎症反应(不是必要的)
诊断标准			
确诊	临床、电生理、脑脊液、活检	临床、电生理、脑脊液、活检	临床主要、电生理、脑脊液(活检支持,但非必须)
可能诊断	实验室检查 3 条中 2 条符合	临床、电生理、脑脊液	临床主要、电生理、活检;或临床主要、脑脊液、活检
可疑诊断	实验室检查 3 条中 1 条符合	临床、电生理	临床主要,实验室检查 3 条中 1 条符合;或临床次要,实验室检查 3 条中 2 条符合

注:§ 伴有 HIV 感染者,细胞数可>50/mm³。

五、鉴别诊断

1.POEMS 综合征

POEMS 综合征是一组以多发性周围神经病和单克隆浆细胞增生为主要表现的临床症候群。病名由 5 种常见临床表现的英文字头组成,即多发性神经病(polyneuropathy)、脏器肿大(organomegaly)、内分泌病(endocrinopathy)、M 蛋白(M-protein)和皮肤损害(skin changes)。也有称本病为 Crow-Fukase 综合征。多中年以后起病,男性较多见。起病隐袭、进展慢。依照症状、体征出现频率可有下列表现:①慢性进行性感觉运动性多神经病,脑脊液蛋白含量增高。②皮肤改变,因色素沉着变黑,并有皮肤增厚与多毛。③内分泌改变,男性出现阳痿、女性化乳房,女性出现闭经、痛性、乳房增大和溢乳,可合并糖尿病。④内脏肿大,肝脾肿大,周围淋巴结肿大。⑤水肿,视神经乳头水肿,胸腔积液、腹水,下肢指凹性水肿。⑥异常球蛋白血症,血清蛋白电泳出现 M 蛋白(monoclonal protein),尿检可有本-周(Bence-Jones)蛋白。⑦骨髓改变,可在脊柱、骨盆、肋骨及肢体近端发现骨硬化性改变,为本病影像学特征。也可有溶骨性病变,骨髓检查可见浆细胞增多或骨髓瘤。⑧低热、多汗、杵状指。

2. 多灶性运动神经病(multifocal motor neuropathy,MMN)

MMN 是一种仅累及运动神经的不对称性脱髓鞘性神经病,局部脱髓鞘常选择性影响运动纤维,上肢更易受累。成年男性多见,起病初期为不对称的上肢远端无力,逐渐累及上肢近端和下肢,也可下肢起病。受累肌肉分布呈现多数单神经病的特点。神经电生理检查提示为多灶分布的运动传导阻滞。发病机制与自身免疫有关。激素治疗无效,环磷酰胺或 IVIg 治疗有效。

3. 癌性周围神经病(副肿瘤综合征)

癌性周围神经病是由于恶性肿瘤引起的非转移性周围神经损害。周围神经受损可先于恶性肿瘤出现,也可同步或后继出现。感觉损害的症状较明显,表现肢体远端向近端发展的疼痛,深浅感觉减退或消失,可出现感觉性共济失调,少数有脑脊液蛋白细胞分离。中年以上多发性神经病患者需详细检查,除外肿瘤。

4. 获得性脱髓鞘性多发性神经病

CIDP 也应与获得性脱髓鞘性多发性神经病区分,即所谓 CIDP-MGUS,多与单克隆球蛋白免疫球蛋白 A(IgA 抗体),免疫球蛋白 G(IgG 抗体),或免疫球蛋白 M(抗体 IgM)特别是抗髓鞘相关糖蛋白[抗 MAG]相关。常见于老年男性,并表现为缓慢进展的感觉障碍和不平衡。任何运动的障碍通常涉及远端肢体肌肉。一般情况下,CIDP-MGUS 病程更加缓慢,但对免疫抑制药或免疫调节药治疗的反应较差。

5. 糖尿病性周围神经病(diabetic neuropathy,DNP)

DNP 是糖尿病的代谢障碍导致的周围神经病。超过 50% 的糖尿病患者有糖尿病神经病变,最常见的是慢性感觉运动性的对称性 DPN,表现为感觉、运动、自主神经功能障碍,通常感觉障碍较突出,如出现四肢末端自发性疼痛。症状以下肢更多见。也可出现肢体远端对称性感觉消失、营养不良性足趾溃疡、夏科关节。肢体无力通常较轻,但某些患者也可出现肢体近端无力和肌萎缩。特发性 CIDP 需与糖尿病引起的多发性神经病相鉴别。然而,糖尿病患者如果最近出现亚急性进展的无力,同时伴有感觉丧失和共济失调。应考虑并行诊断 CIDP。电生理检查显示典型的运动传导速度减低、部分 CB 和波形弥散,均提示脱髓鞘性多发性神经根神经病。在一个或更多神经出现明确的 CB 支持诊断并发 CIDP。这类患者往往对各种免疫调节治疗有良好反应。

6. 艾滋病相关的周围神经病

艾滋病病毒血清阳性者在早期阶段,通常在血清转化的时期,可发生脱髓鞘多发性神经病。患者脑脊液中淋巴细胞大量增加。艾滋病病毒相关 CIDP 的发病率不明。常用的治疗方法对艾滋病病毒相关 CIDP 的治疗有效。

六、治疗

CIDP 临床上以免疫治疗为主。

1. 糖皮质激素

为 CIDP 首选治疗药物。(一级证据)几项 RCT 研究评估了激素的短期治疗,结果表明,激素治疗明显有效,进展型与复发型患者效果等同。2 个回顾性大型研究也反映波尼松有远期疗效。中国专家提出的治疗指南建议:甲泼尼龙 500～1000mg/d,静脉滴注,连续 3～5d,然后逐渐减量或直接改口服泼尼松 1mg/(kg·d),清晨顿服,维持 1～2 个月后逐渐减量;或地塞米松 10～20mg/d,静脉滴注,连续 7d,然后改为泼尼松 1mg/(kg·d),清晨顿服,维持 1～2 个月后逐渐减量;也可以直接口服泼尼松 1mg/(kg·d),清晨顿服,维持 1～2 个月后逐渐减量。上述疗法口服泼尼松减量直至小剂量(5～10mg/d)均需维持 6 个月以上,再酌情停药。

尽管激素有效、方便、便宜,但长期应用可引起严重的不良反应。可能出现的不良反应包括:体型改变、体重增加、失眠,情绪变化,高血压恶化,糖类不耐受,精神异常,消化道溃疡,白内障,骨质疏松导致的脊柱压缩性骨折,股骨头坏死。可以对症治疗减少不良反应,如抗酸药(H_2 受体拮抗药),低钠、低糖类、高蛋白质饮食和钙剂预防疏松,可加用免疫抑制药减少激素的剂量和疗程。

2. IVIg

RCT 研究表明,IVIg 对新诊断和未经治疗 CIDP 患者很有治疗价值。另有一项回顾性研究认为远期有效。有几个特点预示着 2 年以后,患者仍需人免疫球蛋白治疗:①疾病开始治疗时,即有严重的肢体无力。②经过 6 个月治疗后病情恢复不完全,遗留功能障碍(Rankin 评分大于 0～1 分)。如果有这样的情况,6 个月后需加免疫抑制药治疗。IVIg 治疗后感觉运动功能障碍持续时间短者可能预示预后较好。中国专家提出的治疗指南建议:400mg/(kg·d),静脉滴注,连续 3～5d 为 1 个疗程。每月重复 1 次,连续 3 个月,有条件或病情需要者可延长应用数月。

与激素相比,IVIg 费用较高;长期应用激素带来的不良反应存在潜在的风险,可导致病死率上升。因此,应进行经济模式和费用效果分析。

3. 血浆交换(PE)

研究发现,PE 治疗短期有效,尤其对复发病例。PE 治疗开始后,仅数日内好转,停用后又恶化,复发后重复应用 PE 仍有效,只有加用激素或免疫抑制药才可有持续好转。PE 可作为有用的辅助治疗,尤其对于脱髓鞘病变为主的疾病早期。Dyck 等进行随机双盲、病例对照研究发现,PE 有确切的短期疗效。中国专家提出的治疗指南建议:每个疗程 3～5 次,间隔 2～3d,每次交换量为 30mL/kg,每月进行 1 个疗程。需要注意的是,在应用 IVIg 后 3 周内,不能进行血浆交换治疗。

PE 治疗较安全,很少有合并症,但是对于血管基础差或置有导管患者可能有增加感染风险,而且费用较高,不是所有的医院能开展。

4. 其他免疫抑制药

如上述治疗效果不理想,或产生激素依赖或激素无法耐受者,可选用或加用硫唑嘌呤、环磷酰胺、环孢素、甲氨蝶呤等免疫抑制药。临床较为常用的是硫唑嘌呤,适用于对激素反应差或有严重不良反应的 CIDP 患者。使用方法为 1～3mg/(kg·d),分 2～3 次口服,使用过程中需随访肝、肾功能及血常规等。

七、病程和预后

CIDP 呈缓解－复发或逐渐进展的病程,在诊断疾病时很难预料将来病程如何。缓解－复发 CIDP 患者多为青少年(≤20 岁),疾病复发多见于成年人,老年患者少见。起病时病情严重,但他们对免疫调节治疗有效,而且预后好。慢性进展型常见于老年人,预后较差。

总之,CIDP 免疫调节治疗有效,如果能早期治疗,长疗程,包括物理治疗在内的多种治疗,80%CIDP 患者症状能改善,病情得以稳定。

第四章　神经系统先天性和后天性异常

第一节　脑积水

脑积水(hydrocephalus)是指由各种原因引起的脑脊液分泌过多、循环受阻或吸收障碍而导致脑脊液在脑室系统和(或)蛛网膜下隙过多积聚的状态,常伴有脑室扩大、脑实质相应减少和颅内压增高。相反,由脑萎缩、局部脑组织缺失等原因引起的脑实质体积减小而导致脑脊液在颅内相应增多的情况,不属于脑积水。

一、流行病学

脑积水在人群中的发病率不清楚,患病率为 1%～1.5%。先天性脑积水的发病率为0.9‰～1.8‰;获得性(后天性)脑积水有明确的病因,其发病率因原发病而异。脑积水多为散发,无性别差异。先天性中脑导水管狭窄引起的脑积水有家族遗传倾向,属于 X 性染色体隐性遗传疾病,女性携带,男性发病。脑积水有两个好发年龄:婴幼儿(先天性脑积水)和 60 岁以上的老年人(原发性正常压力脑积水)。

二、病理生理

脑脊液是充满于脑室系统、脊髓中央管和蛛网膜下隙内的一种无色透明的液体,总量在成人约 150mL,人体每天分泌脑脊液约 500mL(0.35mL/min)。因此,脑脊液每天要更换 3～4 次。由于脑脊液处于不断产生、循环和吸收的平衡状态,对维持中枢神经系统的稳定发挥着重要作用,一旦此平衡被打破,脑脊液在颅内过多积聚,即导致脑积水。

(一)脑脊液的产生、循环和吸收

脑脊液主要是由脑室内的脉络丛分泌产生(70%～80%),还可以由脑实质的毛细血管等产生。脑脊液循环通路是从侧脑室经室间孔进入第三脑室,再经中脑导水管进入第四脑室,然后经第四脑室正中孔和侧孔进入小脑延髓池,向下进入脊髓的蛛网膜下隙,向上经基底池到达大脑半球的蛛网膜下隙。脑脊液主要是经上矢状窦两旁的蛛网膜颗粒吸收入血,还可以经颅神经根和脊神经根的袖套、脑实质的细胞外间隙、毛细血管、室管膜和软脑膜等吸收。

(二)脑积水引起的脑损伤

脑脊液循环受阻、脑室扩大,可引起一系列的病理生理改变。

1.室管膜、室管膜下区和脉络丛

脑室扩大使室管膜细胞变平、纤毛丧失,长期脑积水可使室管膜连续性中断,甚至结构完全破坏,巨噬细胞出现在室管膜表面,帮助清除细胞碎片;室管膜下区细胞增生明显,引起脑室周围反应性胶质增生;脉络丛上皮萎缩,分泌脑脊液的功能减退。

2.白质

脑脊液透过室管膜渗入脑室周围白质内,引起脑室周围白质水肿,水肿的脑白质细胞外间隙扩大,成为循环受阻后脑脊液吸收的代偿通路;胼胝体和锥体束等因长期受压而萎缩。轴索损伤是脑积水重要的病理改变,伴有髓鞘脱失、星形细胞和小胶质细胞反应性增生和肥大。

3.皮质和其他灰质结构

脑回变平、脑沟变浅,严重的脑积水可导致脑皮质变薄和基底节萎缩;第三脑室扩张压迫下丘脑核团,引起神经内分泌功能障碍。脑积水是以白质损伤为主的疾病,皮质损伤相对较轻微,但当脑积水进展到非常严重的程度,皮质可出现进行性的细胞结构破坏,以神经元凋亡为主要病理改变。

(三)脑积水引起脑损伤的机制

有多种机制协同参与了脑积水引起的脑损伤,包括:①机械性损伤,脑室扩大对脑实质造成的压迫和牵拉损伤。②缺血性损伤,脑积水能引起脑血流量的下降和皮质、皮质下区域有氧代谢的改变。③代谢障碍或细胞毒性损伤,脑脊液循环受阻,脑室周围白质水肿,皮质细胞外间隙被压缩,神经递质的传递和脑代谢产物的清除受到影响,导致细胞外环境改变和神经功能障碍。

(四)分流术能否逆转脑积水引起的脑损伤

分流术是目前治疗脑积水最常用的方法。早期实施分流术,能够阻止脑积水引起的脑损伤,恢复大脑的形态、血流、代谢和功能;但随着脑积水病程的延长和程度的加重,出现广泛的神经元凋亡和胶质增生等不可逆的病理改变,此时实施分流术,即使能够恢复正常的脑室大小,也不能完全恢复脑积水引起的神经功能障碍。

(五)正常压力脑积水的发病机制

正常压力脑积水的发病机制尚未完全阐明,目前的理论包括:

(1)扩大的脑室周围白质受到破坏,脑血流量减少、脑血管退变,引起脑室周围组织缺血性改变,使得脑实质失去弹性,导致脑室内和脑室周围组织存在压力梯度。因此,虽然脑室内压力正常,但脑室仍然维持扩大的状态。

(2)正常压力脑积水被认为是由于脑脊液产生和吸收失衡造成的。原发性正常压力脑积水好发于老年人,随着年龄的增长,脑脊液流出阻力增加,脑脊液产生减少,导致脑脊液不能有效地循环更换,一些潜在的细胞毒性代谢产物在中枢神经系统堆积,如 β 淀粉样蛋白、tau 蛋白等,这些物质具有神经细胞毒性,同时还会损害小血管,使这些毒性代谢产物能够渗入组织间隙。相同的病理生理改变也可见于 Alzheimer 病,所以 Alzheimer 病患者常合并存在正常压力脑积水。

三、分类

脑积水有多种分类方法。传统的分类方法是按脑室系统和蛛网膜下隙是否相交通分为:①交通性脑积水,其特点是全脑室扩大,脑室系统和蛛网膜下隙是相交通的。②梗阻性脑积水(也称非交通性脑积水),其特点是梗阻发生在脑室系统或第四脑室出口,使脑脊液全部或部分不能流入蛛网膜下隙,梗阻部位以上的脑室扩大。现代的观点则认为所有脑积水都是梗阻性的,交通性脑积水的梗阻发生在第四脑室出口远端,即蛛网膜下隙(以基底池多见),蛛网膜颗粒或静脉回流。

其他的分类方法包括:按发病年龄分为小儿脑积水和成人脑积水;按压力分为高压性脑积水和正常压力脑积水;按脑积水部位分为脑室内脑积水和脑外脑积水(一种由于脑脊液吸收障碍引起的蛛网膜下隙扩大,婴幼儿发病,具有自愈倾向);按病程分为急性脑积水(数天)、亚急性脑积水(数周)和慢性脑积水(数月或数年);按临床症状有无分为症状性脑积水和无症状性脑积水;按病情进展与否分为进展性脑积水和静止性脑积水。

四、病因

导致脑积水产生的原因可以归纳为:脑脊液分泌过多、循环受阻、吸收障碍或兼而有之。病变性质可以有先天性发育异常、炎症、出血、肿瘤和外伤等,小儿脑积水以先天性发育异常多见,成人脑积水以肿瘤、蛛网膜下隙出血和外伤多见。

1.脑脊液循环通路受阻于脑室系统或第四脑室出口

(1)先天性发育异常:如中脑导水管狭窄或闭塞、小脑扁桃体下疝畸形(Arnold-Chiari 畸形)、第四脑室正中孔和侧孔闭塞(Dandy-Walker 综合征)等。

(2)炎症:如脑室炎,因脑室内粘连,形成分隔,引起亚急性或慢性脑积水。

(3)出血:如外伤、手术、高血压脑出血、动脉瘤或血管畸形破裂等引起的颅内出血,因血块迅速压迫或堵塞室间孔、中脑导水管或第四脑室出口,引起急性脑积水,也可因上述部位继发性粘连,引起亚急性或慢性脑积水。

(4)颅内占位性病变:如肿瘤、寄生虫病、囊肿等压迫或堵塞室间孔、中脑导水管或第四脑室出口,引起脑积水。

2.脑脊液循环通路受阻于蛛网膜下隙

(1)先天性脑池发育不良。

(2)脑膜炎、蛛网膜下隙出血、外伤、脑膜转移癌等引起蛛网膜下隙粘连、堵塞,导致脑脊液循环受阻。

3.脑脊液循环通路受阻于蛛网膜颗粒或静脉回流

(1)先天性蛛网膜颗粒缺失。

(2)炎症或出血等引起蛛网膜颗粒闭塞。

(3)上矢状窦静脉压力增高。

4.脑脊液异常

(1)脑脊液分泌过多:如脑室内脉络丛乳头状瘤。

(2)脑脊液搏动压力增高:如脑室内脉络丛乳头状瘤。

(3)脑脊液成分改变:如一些肿瘤引起脑脊液蛋白含量升高、黏度增加,影响脑脊液吸收。

五、临床表现

影响脑积水临床表现的因素有:发病年龄、颅内压力、脑积水部位、起病缓急和病程长短等。

(一)高压性脑积水

1.小儿脑积水

小儿脑积水的临床表现在颅缝未闭合的婴幼儿和颅缝已闭合的儿童不尽相同。

(1)颅缝未闭合的婴幼儿脑积水。

1)症状:①喂食困难。②易激惹。③活动减少。④频繁呕吐。

2)体征:①头颅增大,出生后数周开始出现头颅增大,少数出生时头颅就明显大于正常,头颅异常增大,与面颅及身体其他部位的发育不成比例。②头皮变薄发亮、静脉扩张,颅内压增高导致颈内静脉回流受阻,颈外静脉回流代偿性增加,表现为额颞部头皮静脉扩张。③颅缝分离,视诊或触诊可发现颅骨骨缝分离,叩诊头部(额颞顶交界处)可有"破壶音"(Macewen征),严重者可有振动感。④前囟扩大、张力增高,前囟饱满、凸出,直立且安静时仍不凹陷,其他囟门也有扩大。⑤"落日征",第三脑室后部的松果体上隐窝显著扩张,压迫中脑顶盖,导致眼球垂直运动障碍,表现为上视困难(Parinaud综合征),加之眶顶受压,眼球下移,巩膜外露,形同落日。⑥单侧或双侧外展神经麻痹,由于外展神经颅内段较长,容易受到颅内压增高的影响而麻痹,表现为复视、眼球内斜、眼球外展受限。⑦肌张力增高,脑室扩大,锥体束受到压迫和牵拉,引起痉挛性瘫痪,以双下肢更明显。⑧其他,早期颅内压增高表现不明显,无视神经乳头水肿,但当脑积水严重或进展较快时,可出现视神经乳头水肿、视神经萎缩甚至失明,如病情继续进展,可出现嗜睡、惊厥,甚至脑疝、死亡。少数病例在一段时间后,病情不再进展,头颅不再增大,颅内压也不高,成为静止性脑积水。

(2)颅缝已闭合的儿童脑积水。

1)症状:①头痛,早晨明显。②频繁呕吐。③视物模糊。④颈部疼痛,提示小脑扁桃体疝。⑤复视,单侧或双侧外展神经麻痹。⑥行走困难,双下肢痉挛性瘫痪。⑦智力发育障碍。⑧内分泌异常,生长发育迟缓、肥胖、性早熟等。

2)体征:①头颅增大,虽然颅缝已闭合,但慢性颅内压增高也可引起头颅增大。②Macewen征阳性,头部叩诊有"破壶音",提示颅骨骨缝又分离。③视神经乳头水肿,严重者视神经乳头水肿伴有视网膜出血,如果颅内压增高得不到治疗,会引起视神经萎缩甚至失明。④上视困难。⑤单侧或双侧外展神经麻痹。⑥肌张力增高,双下肢痉挛性瘫痪。

2.成人脑积水

急性脑积水和慢性脑积水的临床表现也不尽相同。

(1)急性脑积水。

1)急性颅内压增高三联征(头痛、呕吐、视神经乳头水肿),呈进行性加重。

2)颈部疼痛:提示小脑扁桃体疝。

3)一过性黑矇:为天幕裂孔疝导致大脑后动脉受压所致。

4)上视困难。

5)单侧或双侧外展神经麻痹。

6)进行性意识障碍。

7)晚期呈去大脑或去皮质强直发作,以及脉缓、血压升高和呼吸深沉(Cushing反应),如不及时治疗,常可导致死亡。

(2)慢性脑积水。

1)慢性颅内压增高,头痛和恶心、呕吐均较急性脑积水轻,视神经乳头水肿常伴视神经萎缩,导致失明。

2)上视困难。

3)单侧或双侧外展神经麻痹。

4)视野缺损:扩大的第三脑室压迫视交叉导致双眼颞侧偏盲。

5)肌张力增高:双下肢痉挛性瘫痪。

6)认知功能障碍,人格改变。

7)尿失禁:提示额叶功能受损。

8)内分泌异常:如肥胖性生殖器退化等。

(二)正常压力脑积水

正常压力脑积水(normal pressure hydrocephalus,NPH)是指一种脑室扩大而腰椎穿刺脑脊液压力正常的脑积水。这个概念最早由 Hakim 和 Adams 在 1965 年提出,但是"正常压力"容易引起误解,实际上是指基础颅内压正常,持续颅内压监测显示,正常压力脑积水也存在间歇性颅内压增高,尤其是在快速眼球运动睡眠期间。

正常压力脑积水分为原发性和继发性,以前者多见,好发于 60 岁以上的老年人,男性多见,病因不明。继发性正常压力脑积水可发生于任何年龄,既往有蛛网膜下隙出血、外伤、手术或脑膜炎等病史,临床表现延迟出现,甚至数年后出现。

正常压力脑积水主要表现为下述三联征:

(1)步态障碍:步态障碍是最常见的首发症状。起初表现为头昏,在坡道或楼梯上行走困难,起身或坐下困难;随着疾病进展,出现失平衡,闭目难立,即使睁眼站立,也需要双脚分开;步态障碍明显,表现为宽基距(行走时双脚分开),足外旋,步幅小,步行速度慢,起步困难,转身困难;严重者不能站立、不能行走。

(2)痴呆:认知障碍以额叶功能障碍为主,属于皮质下痴呆。起初表现为执行功能障碍,完成日常活动困难;随着疾病进展,出现精神运动迟缓,注意力下降,精细运动能力差,短期记忆障碍,严重者出现淡漠,思维迟钝,说话减少,说话迟缓,肢体运动功能减退,记忆力和书写功能明显障碍。

(3)尿失禁:由于失去中枢抑制,膀胱功能紊乱,逼尿肌过度活跃,起初表现为尿频,随着疾病进展,出现尿急、尿失禁,但大便失禁很少出现。另外,高龄、步态障碍、认知障碍等也是导致尿失禁的非特异性因素。

(三)静止性脑积水

静止性脑积水(arrested hydrocephalus)也称代偿性脑积水,是指由于脑脊液分泌和吸收重新建立平衡而使疾病自行缓解的一种状态,即使不行分流术或分流装置处于无功能状态,脑室也不再进行性扩大,临床症状也不再进展。

对静止性脑积水需要进行密切随访,尤其是儿童,一些患儿在诊断本病后数年发生猝死。神经心理测试有助于早期发现轻微的认知功能减退,提示疾病可能重新进展。成人静止性脑积水往往提示病因自行消退,如外伤、出血或炎症引起的脑积水,因血块或炎性物质被吸收,脑脊液循环通路恢复通畅。

六、诊断

(一)辅助检查

根据典型的临床表现,不难诊断本病。下述辅助检查有助于进一步了解脑积水的原因、种类、梗阻部位和严重程度等。

1.脑积水表现

(1)头围的动态观察:正常新生儿头围(周径)为 33～35cm,出生后前半年增加 8～10cm,后半年增加 2～4cm,1 岁时头围平均约 46cm,第 2 年增加 1cm,第 3～第 4 年增加 2cm,5 岁时达 50cm,15 岁时接近成人头围,达 54～58cm。头围测量一般测量 3 个径:①周径:自眉间至枕外隆突间的最大头围。②前后径:自眉间沿矢状缝至枕外隆突的连线。③横径:双侧外耳道经前囟的连线。

头围测量是儿童保健的常规项目，出现下列情况时，需要查找原因：①超出正常上限。②连续每周增长超过 1.25cm。③与身体其他部位发育比例失衡。

（2）颅骨 X 线平片：在婴幼儿可见头颅增大、颅骨变薄、板障结构稀少甚至完全消失，血管沟变浅或消失，颅缝分离、囟门扩大及颅面骨的比例失衡等。在儿童则可见蝶鞍扩大、后床突吸收、脑回压迹加深等颅内压增高的表现。部分患儿可见额骨孔。

（3）CT 和 MRI 检查：是诊断脑积水主要的和可靠的方法，有助于明确病因、分类和区别其他原因引起的脑室扩大，而且可以观察分流术后脑室变化情况，以评估分流术的效果。无论何种类型的脑积水，CT 或 MRI 均表现为梗阻部位以上的脑室扩大，以侧脑室颞角和额角变钝、变圆最为典型，第三脑室扩大首先是视隐窝和漏斗隐窝，以后是前后壁。侧脑室枕角扩大较晚，但诊断意义最大。CT 或 MRI 检查还可以显示扩大的脑室周围白质内的间质性水肿，CT 为低密度，T_2WI MRI 为高信号。另外，MRI 检查有助于诊断中脑导水管狭窄和判断脑脊液循环通路受阻的部位。

2.脑室扩大程度的评估方法（图 4-1，图 4-2）

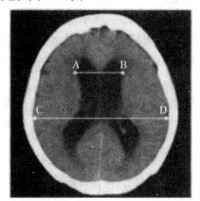

图 4-1　在 CT 水平位评估侧脑室扩大程度，Evans 指数＝0.36

Evans 指数＝双侧侧脑室额角之间的最大宽度（AB）/同一层面颅腔的最大宽度（CD）

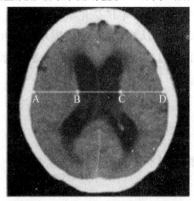

图 4-2　在 CT 水平位评估侧脑室扩大程度，V/BP＝0.32

V/BP＝侧脑室中间部分的脑室径（BC）/双顶间径（AD）

（1）Evans 指数＝双侧侧脑室额角之间的最大宽度/同一层面颅腔的最大宽度，正常压力脑积水 Evans 指数＞0.3。

（2）脑室径/双顶间径（V/BP）＝侧脑室中间部分脑室径（V）/双顶间径（BP），正常值＜

0.25;0.25~0.4 为轻度脑积水;0.41~0.6 为中度脑积水;0.61~0.9 为重度脑积水;>0.9
为极重度脑积水。

3.各种脑积水的表现

(1)交通性脑积水(图 4-3)的表现:典型表现为脑室系统普遍扩大,伴脑沟和脑池扩大。
在疾病早期仅表现为侧脑室颞角扩大和钝圆,其后出现额角扩大,随着脑积水加重,第三脑室
及侧脑室体部也扩大,第四脑室扩大出现较晚,一旦出现,则有利于交通性脑积水的诊断。有
时脑沟和脑池也扩大,尤其是侧裂池、基底池和小脑桥脑池,提示脑池内脑脊液循环不畅。脑
室周围间质性水肿发生率约 40%,若病程长,室管膜形成瘢痕,影响脑脊液渗出,则不出现脑
室周围间质性水肿。

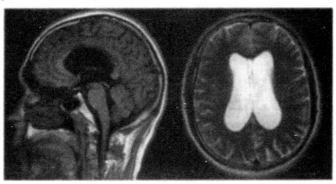

图 4-3　交通性脑积水

MRI 检查显示双侧侧脑室、第三脑室及第四脑室均扩大,矢状位显示中脑导水管通畅

(2)梗阻性脑积水(图 4-4,图 4-5)的表现:梗阻部位近端的脑室扩大,远端的脑室正常或
缩小。单侧室间孔梗阻,引起该侧侧脑室扩大,对侧侧脑室正常;双侧室间孔梗阻,引起双侧
侧脑室扩大;中脑导水管梗阻,引起双侧侧脑室及第三脑室扩大;第四脑室出口梗阻,引起脑
室系统普遍扩大。脑室周围间质性水肿多较明显,且范围较广。MRI 较 CT 检查更能清晰地
显示梗阻的原因,如室间孔及第四脑室附近的病变。梗阻性脑积水严重时可形成脑室疝,常
见有:①第三脑室前疝,第三脑室前壁菲薄,前下端的视隐窝扩大,疝入基底池,甚至疝入垂体
窝,引起蝶鞍扩大。②第三脑室后疝,第三脑室后部膨隆,疝入四叠体池,甚至疝入天幕下。
③侧脑室疝,侧脑室三角区向内下疝至天幕下。④第四脑室疝,第四脑室下部梗阻可使第四
脑室后上壁向天幕上呈现局限性隆起。

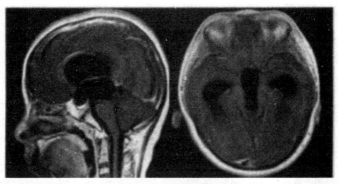

图 4-4　梗阻性脑积水

MRI 检查显示双侧侧脑室、第三脑室扩大,第四脑室正常,矢状位显示中脑导水管闭塞

(本病例是顶盖胶质瘤引起的梗阻性脑积水)

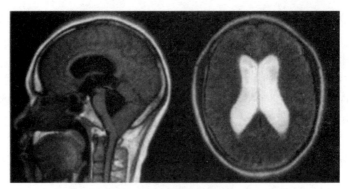

图 4-5　梗阻性脑积水

MRI 检查显示双侧侧脑室、第三脑室及第四脑室扩大,矢状位显示小脑扁桃体下疝

(本病例是小脑扁桃体下疝畸形引起的梗阻性脑积水)

(二)正常压力脑积水的诊断

近年来,日本、北美、欧洲相继制定了正常压力脑积水的诊疗指南,但尚无单独的特异性试验或影像学表现可以确诊正常压力脑积水。除典型的临床表现外,多种辅助检查有助于提高本病诊断的准确率和预后的判断率。

1.同位素脑池扫描

在 CT 出现之前,该检查比气脑造影有更好耐受性。通过腰椎穿刺,将放射性核素注入蛛网膜下隙,分别于 4h、24h、48h 和 72h 进行脑池扫描。正常情况下,同位素在脑凸面流动而不进入脑室,48h 后大脑表面的同位素完全消失。正常压力脑积水患者,同位素进入脑室并滞留达 72h,而脑凸面无积聚;或同位素进入脑室,也积聚在脑凸面。该方法不能提高本病诊断的准确率,现已很少采用。

2.CT 和 MRI

目前 CT 或 MRI 检查是必需的,但不足以诊断正常压力脑积水。典型的正常压力脑积水(图 4-6)表现为:属于交通性脑积水,脑室扩大,脑沟加深,但两者不成比例,脑室扩大明显,Evans 指数>0.3,脑沟、侧裂池、基底池等扩大不明显。提示分流术效果好的表现包括:脑室周围有渗出(CT 低密度、T_2WI MRI 高信号)、高位凸面脑沟和纵裂池比低位脑沟和脑池狭窄、侧脑室额角变圆。

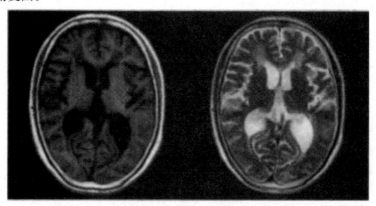

图 4-6　正常压力脑积水

MRI 显示脑室扩大而脑沟加深,T_2W 可见脑实质内有腔隙性梗死灶

3.脑脊液流速测定

MRI 检查可检测到脑脊液流空效应,利用相位对比 MRI 技术可以测量中脑导水管处的脑脊液流速,脑脊液流速>18mL/min 提示正常压力脑积水,脑脊液流速高的患者,分流术效果好。

4.脑脊液动力学测试

(1)腰椎穿刺:侧卧位脑脊液压力常低于 1.76kPa(180mmH$_2$O),脑脊液应送常规、生化检查。脑脊液释放试验:单次释放 30～70mL 脑脊液,可重复 2～3 次,患者症状改善,提示分流术效果好。

(2)腰大池持续引流:每天引流 200～300mL 脑脊液,持续引流 2～7d,患者症状改善,提示分流术效果好。用于脑脊液释放试验症状无改善的患者。

(3)脑脊液流出阻力(Rout)测定:一般认为是脑脊液吸收路径所产生的脑脊液流动阻力。将生理盐水通过腰穿注入腰大池,或通过储液囊注入脑室,根据压力-体积关系计算 Rout。Rout 升高者[>18mmHg/(mL·min)],提示分流术效果好,但 Rout 处于正常范围内,并不是分流术的禁忌。

5.持续颅内压监测

持续监测颅内压 24～72h,若出现颅内压阵发性升高,>2.65kPa(270mmH$_2$O),或反复出现 B 波(超过记录的 15%),其余时间颅内压处于正常上界或轻度升高,提示分流术效果好。

6.PET 或 SPECT 检查

测定脑血流量,可以发现正常压力脑积水脑血流量明显减少,以大脑前动脉供血区域减少更明显,分流术后脑血流量有所增加。这些检查对预测分流术效果帮助不大。

七、鉴别诊断

(一)婴幼儿脑积水需要与下列疾病进行鉴别

1.婴儿硬膜下血肿或积液

虽有头颅增大、颅骨变薄,但常伴有视神经乳头水肿而缺少落日征,前囟穿刺从硬膜下腔抽得陈旧血性或淡黄色液体,可作鉴别。CT 和(或)MRI 检查有助鉴别。

2.佝偻病

佝偻病的颅骨不规则增厚,致使额骨和枕骨突出,呈方形颅,貌似头颅增大,但无颅内压增高表现和脑室扩大,却有全身骨骼异常。CT 和(或)MRI 检查有助鉴别。

3.脑发育不全

虽有脑室扩大,但头颅不大,无颅内压增高表现,却有神经功能及智力发育障碍。CT 和(或)MRI 检查有助鉴别。

4.积水性无脑畸形

CT 扫描显示除在枕区外无脑皮质,还可见突出的基底节。CT 和(或)MRI 检查有助鉴别。

5.巨脑畸形

虽然头颅较大,但无颅内压增高表现,CT 扫描显示脑室大小正常。CT 和(或)MRI 检查有助鉴别。

（二）正常压力脑积水需要与下列疾病进行鉴别

1. 脑萎缩

一般在 50 岁以后发病，可有记忆力减退和行走迟缓，但进展缓慢，达数年之久。影像学上，脑萎缩的脑室和蛛网膜下隙均扩大，脑室轻度扩大、不累及第四脑室，无脑室周围渗出，脑沟、侧裂池、基底池等明显扩大。脑脊液释放试验呈阴性。

2. 其他引起痴呆的疾病

正常压力脑积水引起的痴呆被认为是可治疗的痴呆，因此需要与阿尔茨海默病、血管性痴呆等疾病相鉴别。正常压力脑积水：早期即可出现步态障碍，病程仅短短数月；阿尔茨海默病：起病隐袭，缓慢进展性发展，多在数年后症状才充分发展，严重者可出现步态障碍和尿失禁；血管性痴呆：有高血压或脑动脉硬化，并有脑卒中或供血不足病史，病程表现为伴随脑梗死的发作呈阶梯式进展，查体发现相应的神经系统局灶性体征，影像学上有脑梗死的证据。出现下列情况之一，可排除原发性正常压力脑积水：年龄<40 岁，出现不对称的或短暂的症状，皮质功能障碍（失语、失用或瘫痪等），进行性痴呆但无步态障碍，症状无进展。由于这些疾病可有重叠，对不典型的患者，可考虑采用脑脊液动力学测试等辅助检查来鉴别。

3. 其他引起步态障碍的疾病

如周围神经病变、椎管狭窄、内耳功能障碍、慢性酒精中毒、维生素 B_{12} 缺乏、帕金森病或帕金森综合征等。

4. 其他引起尿频、尿急、尿失禁的疾病

如尿路感染、良性前列腺增生、前列腺或膀胱肿瘤等。

八、治疗

无论何种原因引起的脑积水，都必须及时治疗。可分为药物治疗和手术治疗两种。

（一）药物治疗

药物治疗主要是减少脑脊液分泌和增加机体水分排出。一般常用利尿剂和脱水剂，如呋塞米、乙酰唑胺（醋氮酰胺）、氨苯蝶啶和甘露醇等，乙酰唑胺同时具有抑制脑脊液分泌的作用。药物治疗是一种延缓手术的临时治疗方法，慢性脑积水长期使用药物治疗无效果，且容易引起水、电解质和酸碱平衡紊乱。另外，药物治疗曾被应用于脑出血后脑积水的早产儿，在药物治疗的同时，等待机体形成正常的脑脊液吸收机制，但随机对照研究发现，药物治疗并不能减少分流术，因此不推荐使用。

（二）手术治疗

手术治疗是脑积水首选的治疗方法。手术应以恢复最佳的神经功能为目标，不强调恢复正常的脑室大小。早期手术效果较好，晚期因大脑皮质萎缩或出现严重的神经功能障碍，手术效果较差。手术方法包括：①解除梗阻。②减少脑脊液形成。③第三脑室造瘘术。④脑脊液分流术。

1. 解除梗阻

对梗阻性脑积水，解除梗阻病因是最理想的方法。如中脑导水管成形术或扩张术、第四脑室正中孔切开或成形术、枕大孔先天畸形者做颅后窝及上颈椎椎板减压术，切除引起脑脊液循环通路受阻的肿瘤、囊肿等。

2.减少脑脊液形成

切除过多分泌脑脊液的脑室内脉络丛乳头状瘤。侧脑室脉络丛切除术或电灼术,曾被应用于治疗交通性脑积水,因疗效差,现已很少采用。

3.第三脑室造瘘术

1923年,Mixter报道了首例在尿道镜下实施的第三脑室造瘘术,由于早期内镜工艺简陋,手术疗效差、并发症和死亡率高,因此该手术未获得推广。近年来,随着神经内镜制造工艺不断改进,第三脑室造瘘术的手术方法日益成熟,其适应证不断拓宽。与脑脊液分流术相比,第三脑室造瘘术可恢复接近脑脊液生理状态的循环,无须植入分流装置,可避免脑脊液分流术的主要并发症。

(1)适应证:梗阻性脑积水,尤其是梗阻发生在第三脑室后部至第四脑室出口之间的脑积水,是第三脑室造瘘术的最佳适应证;部分交通性脑积水;分流术失败的脑积水;2岁以上的小儿脑积水。手术成功有两个前提:无广泛蛛网膜下隙梗阻;无脑脊液吸收障碍。

(2)禁忌证:炎症和出血引起的脑积水,存在广泛蛛网膜下隙粘连和脑脊液吸收障碍。

(3)手术要点:手术的关键是准确定位造瘘的位置,必须在内镜下透过第三脑室底认清乳头体、基底动脉顶端、鞍背、漏斗隐窝等解剖结构,造瘘部位一般选择在乳头体和漏斗隐窝之间的中线无血管区。造瘘时以钝性方法造瘘较为安全,避免损伤基底动脉,利用微导管扩张球囊将瘘口扩至4~6mm,以内镜能够顺利通过瘘口为标准。将内镜通过瘘口,观察脚间池结构,若发现蛛网膜下隙有隔膜,需要进行隔膜造瘘,否则容易导致造瘘失败。造瘘结束时,应该观察到第三脑室底随着呼吸和心跳而搏动,这是手术成功的标志。

(4)并发症:脑脊液漏、脑膜炎、出血、基底动脉损伤、下丘脑损伤、癫痫、迟发性病情迅速恶化导致死亡等。

(5)疗效:第三脑室造瘘术术后1年的成功率为50%~90%,患者的年龄和脑积水的病因等是重要的影响因素,2岁以上的非交通性脑积水手术成功率较高,脑室内出血、炎症等病因引起的脑积水手术成功率较低。术后需要进行密切随访,随着时间的延长有可能出现失败,少数患者甚至发生猝死。

4.脑脊液分流术

脑脊液分流术是将脑室或腰大池的脑脊液分流至其他部位。

(1)适应证:交通性脑积水;梗阻性脑积水(不适合第三脑室造瘘术者);复杂性脑积水(如脑室分隔等);其他治疗无效的有症状的假脑瘤;正常压力脑积水。

(2)禁忌证:活动性颅内感染;脑脊液红细胞计数升高;早产儿(体重<1.5~2kg);脑脊液分流至腹腔的禁忌证:腹部感染(如坏死性肠炎、腹膜炎等)、多次腹部手术造成腹腔粘连;脑脊液分流至心房的禁忌证:败血症、心律失常或其他器质性心脏病。

(3)分流方式。

1)脑室腹腔分流术:是目前最常用的分流方式,将侧脑室的脑脊液分流至腹腔。

2)脑室心房分流术:将侧脑室的脑脊液经颈静脉、上腔静脉分流至右心房,适用于脑脊液分流至腹腔的禁忌证患者。

3)托氏(Torkildsen)分流术:将侧脑室的脑脊液分流至枕大池,只适用于获得性梗阻性脑积水,现在已很少采用。

4)腰大池腹腔分流术:将腰大池的脑脊液分流至腹腔,只适用于交通性脑积水,在小脑室的情况下有用,要求 2 岁以上,并且需要用到经皮穿刺的 Tuohy 针。

(4)分流装置的选择:需要权衡分流的效率和分流过度引起并发症的风险。常用的分流阀门有:①简单的压力差阀门。②流量限制阀门。③可调压阀门等。选用简单的压力差阀门,术后患者应在数天内逐渐缓慢地过渡到直立状态。抗虹吸装置或流量限制阀门,能降低分流过度的风险,但部分患者可能分流不足。带有抗虹吸装置的可调压阀门具有明显的优势,可以体外调整分流速度,解决了分流不足或分流过度的问题。

(5)疗效:分流术的出现和分流装置的改进大大改善了脑积水的预后,有助于患者神经功能障碍的恢复,但失败率高又限制了分流术的临床应用。据报道,分流术后 2 年的失败率高达 50%。成功的分流术只解决了脑脊液循环的问题,而脑积水引起的白质损伤能否得到修复,则关系到患者的症状能否持续改善,因此分流术的手术时机很重要。另外,原发性正常压力脑积水患者常合并有神经系统退行性病变(如阿尔茨海默病等),其短期疗效受分流术并发症的影响,而长期疗效则与合并疾病的进展有关。

九、分流术常见并发症及其处理

脑脊液分流术常见并发症包括:分流装置故障、感染、分流过度、癫痫、分流管近端并发症、分流管远端并发症、分流装置外露等。

(一)分流装置故障

分流装置故障导致脑脊液分流不足是分流术最常见的并发症。据报道,小儿脑积水分流术后 1 年内,该并发症的发生率为 17%。常见分流装置故障包括堵塞、连接脱落、打折或破裂等。

1.分流管近段(脑室端)堵塞

最多见,可因脉络丛粘连、血块堵塞或脑组织粘连所致。侧脑室额角穿刺放置分流管时脉络丛粘连的可能性较枕角穿刺小。

2.分流阀门堵塞

脑室炎、脑室内出血、脑肿瘤手术后,脑脊液中的细胞(炎性细胞或肿瘤细胞)、蛋白或纤维素含量增高,可使分流阀门堵塞。

3.分流管远端(腹腔端或心房端)堵塞

常见原因有:①分流管远端裂隙开口被血块、大网膜或纤维素堵塞。②形成腹腔假性囊肿,与腹腔感染和多次置换分流管有关。③严重的腹腔粘连。④分流管远端不在腹腔内,如手术时误将其放在腹膜外脂肪内、或由于患者长高使导管脱离了游离腹腔。

一旦发生分流装置故障、脑脊液分流不足,患者的脑积水症状和体征就会复发,体检可发现部分患者分流管周围有积液,CT 扫描显示脑室未缩小或再度扩大。此时应检查分流装置,根据具体原因进行纠正或更换分流装置。检查方法:按压阀门后不能再充盈(一般情况下,阀门应该在 15~30s 内再充盈)或穿刺储液囊不能抽出脑脊液,提示分流管脑室端不通;若难以压瘪阀门,表明阀门本身或分流管远端堵塞。对于因脑脊液蛋白或纤维素含量过高引起的分流管堵塞应注意预防,如控制炎症、出血等,先进行脑脊液外引流,待化验正常后再进行分流术。疑有腹腔假性囊肿者,经腹部 B 超确诊后,应拔除分流管,在腹腔其他象限处(如左侧髂窝)重置分流管,或改做脑室心房分流;若假性囊肿为感染所致,应在感染控制后再行分流术。

（二）感染

分流术后早期感染率为 $3\%\sim20\%$。患者年龄过小、手术时间过长、合并有开放性神经管缺陷等因素，会增加分流术后感染的风险。50% 以上的感染在术后 2 周内出现，感染多来源于患者的皮肤，最常见的病原菌是表皮葡萄球菌。

感染后，患者可出现发热、头痛或腹痛、分流管皮下红肿等，严重者可出现癫痫和意识障碍。脑脊液常规、生化、细菌涂片和细菌培养，可获得阳性结果。一旦确诊，应立即去除分流装置，改作脑室外引流和腰大池持续引流，并经验性使用抗生素，根据细菌涂片或细菌培养结果调整抗生素，严重感染者可考虑脑室内或经腰大池鞘注给药，还应考虑到真菌感染可能。脑脊液检查连续 3 次正常后，继续巩固抗感染治疗 $10\sim14d$，再考虑重行分流术。手术中严格无菌操作是预防感染的重要环节。

（三）分流过度

分流过度可引起低颅内压、裂隙脑室、硬膜下血肿或积液、颅缝早闭和颅腔狭小、中脑导水管狭窄等。$10\%\sim12\%$ 的长期脑室分流患者出现上述表现之一。脑室腹腔分流术比脑室心房分流术更容易引起该并发症，因为分流管越长其虹吸效应越明显。

1. 低颅内压（intracranial hypotension）

患者表现为典型的体位性头痛，直立时加重，平躺后缓解。其原因是直立时分流管的虹吸效应更明显。CT 扫描显示脑室正常或变小，脑室内压力 $\leq0.587kPa（60mmH_2O）$。分流过度引起的体位性头痛通常具有自限性，若保守治疗后仍持续存在，应检查阀门：若压力低，则需要更换高压阀门或可调压阀门；若压力不低，则需要加用抗虹吸装置。

2. 裂隙脑室（slit ventricles）

$3\%\sim80\%$ 的患者分流术后会出现裂隙脑室，侧脑室完全塌陷，大多数无症状。但部分患者在分流术后数年（平均 6.5 年），出现间隙性头痛、恶心、呕吐、昏睡等，CT 扫描显示脑室小于正常，按压阀门后再充盈缓慢，这种现象被称为裂隙脑室综合征（slit ventricle syndrome）。其发病机制：分流过度导致侧脑室塌陷，室管膜闭合了脑室端入口，引起脑室端功能性堵塞。早期脑室顺应性好，脑脊液积聚使脑室重新扩大，分流管堵塞解除、功能恢复，所以患者表现为间歇性症状；长期反复的功能性堵塞，脑脊液向脑室周围渗出，导致脑室周围胶质增生，脑室顺应性逐渐下降。具体处理如下：

（1）对有症状的裂隙脑室患者，先进行保守治疗，如使用抗偏头痛药物等，部分患者症状自行缓解。

（2）对颅缝早闭和颅腔狭小的患者，进行颞肌下减压术，同时切开硬膜，扩容颅腔，降低颅内压，改善症状。

（3）对颅腔大小正常，且保守治疗无效的患者，可更换高压阀门或可调压阀门，并加用抗虹吸装置，部分低颅内压或典型的裂隙脑室综合征患者在分流装置纠正后症状改善。

（4）对不能确认原因或更换分流装置无效的患者，可拔除分流管，行脑室外引流，同时进行颅内压监测：①颅内压升高，有症状，若脑室扩大，可尝试第三脑室造瘘术；若脑室无扩大，可采用抗虹吸的可调压分流管进行脑室腹腔分流术，并加枕大池（或腰大池）腹腔分流术。②颅内压正常，无症状，脑室无明显扩大，可拔管，随访。③低颅内压，在有脑脊液引流的情况下，逐渐抬高引流管，若无症状，脑室扩大，夹管 48h 后仍无症状，可拔管，随访；若有症状，脑室扩大，可尝试第三脑室造瘘术或采用抗虹吸的可调压分流管进行脑室腹腔分流术。

3.硬膜下血肿或积液

分流过度导致脑组织塌陷引起桥静脉撕裂出血。多见于：正常压力脑积水患者；长期脑积水引起头颅增大、脑室明显扩大、脑实质变薄的患者；合并有严重脑萎缩的患者。患者常无明显的症状，在 CT 或 MRI 复查时被发现。硬膜下血肿多为亚急性期或慢性期，硬膜下积液通常是血性的，蛋白含量高于脑脊液。

轻度硬膜下血肿或积液，可予保守治疗。明显的或有症状的硬膜下血肿或积液，应进行手术治疗：慢性硬膜下血肿采用钻孔引流术，急性硬膜下血肿采用开颅血肿清除术。同时，分流依赖的患者需要更换高压阀门或可调压阀门，非分流依赖的患者可临时阻断分流装置，以减少分流。对硬膜下积液的患者，可行积液腹腔分流术（采用低压阀门或不用阀门）。治疗目标是获得分流过度与分流不足之间的平衡，治疗期间患者应减少活动。

（四）其他并发症

1.癫痫

侧脑室分流术后癫痫发生率约为 5.5%，额角穿刺者多于枕角穿刺者。除用抗癫痫药物控制发作外，还应排除颅内出血、炎症、脑积水复发颅内压增高等原因，并进行相应的处理。

2.分流管近端并发症

包括穿刺迷路（过深或方向错误）、穿刺道出血、脑室内出血等，应熟练掌握侧脑室穿刺技术，尽量避免反复多次穿刺。复杂侧脑室穿刺可借助于神经导航和神经内镜技术。

3.分流管远端并发症

（1）远端移位：常见移位至胸壁或腹壁皮下，甚至颈部皮下或头皮帽状腱膜下；移位至阴囊内；偶见穿破横膈，进入胸腔、心包，引起胸腔积液，甚至刺破心脏。X 线平片检查可发现移位，应手术纠正。

（2）脏器穿孔：少见，包括刺破结肠、胃、膀胱等。如发现脏器穿孔，应立即手术拔除分流管，并更换分流方式。

（3）肠梗阻或肠绞窄。

（4）心房端并发症：包括空气栓塞、心律失常、分流管刺破心脏引起心包填塞、腔静脉或心房血栓形成，以及血栓脱落引起肺栓塞等。

4.分流装置外露

见于头颅增大、头皮变薄、营养状况差的慢性脑积水患者，也可见于分流管材料过敏的患者。分流装置外露，常继发感染，应手术拔除分流管。

5.成为某些肿瘤（如髓母细胞瘤）转移的通道

较少见。

第二节　脑膨出

一、概述和分类

脑膨出（encephaloceles）是一类先天性颅骨缺损，颅内容物经此缺损向颅外疝出的疾病。如果膨出的内容物只有脑膜和脑脊液称为脑膜膨出（meningocele）；如果内容物包含脑膜和脑组织则为脑膜脑膨出（meningoencephalocele）；如果疝内出物包含脑膜、脑组织和脑室结构的脑膨出为积水性脑膜脑膨出（hydroencephalomeningocele）。脑膨出的发生率低于其他类型的神经管闭合不全，在新生儿中的发生率为（0.08～0.4）/10 万。

根据脑膨出的部位，大致分为颅前部脑膨出和颅后部脑膨出。颅前部脑膨出包括前顶型和前颅底型两大类。前颅底型脑膨出穿透筛板或蝶骨体突入鼻腔，累及视神经、Willis 动脉环、垂体和下丘脑等重要结构，因此较前顶型的临床症状严重。脑膨出与人种或地域位置分布有一定关系，如在亚太地区多见颅前部脑膨出，而在北美和欧洲，颅后部脑膨出所占比例大。

颅后部脑膨出有枕骨型、枕颈型和顶骨型三大类。枕骨型是最常见的颅后部脑膨出，可进一步分为窦汇上和窦汇下两个亚型。顶骨型一般位于前囟和人字缝之间。枕颈型脑膨出则指脑膨出同时合并枕骨和颈椎部分缺损。枕部或高颈段脑膨出合并有 Chiari Ⅱ 型畸形，称为 Chiari Ⅲ 型畸形。

二、发病机制

胚胎学研究指出，人类胚胎发育第 4～第 6 周时原始神经管闭合。如果原始神经管头端闭合不全，则可影响颅骨、脑膜及脑的发育，发生各种类型的脑膨出。大脑或小脑皮质都是在神经管闭合期以后发育形成的，脑膨出与神经管表面间充质组织的发育异常相关。胚胎第 8～第 12 周时，间充质组织发育障碍造成局部颅骨缺失，颅内容物疝出。大多数膨出物内有成熟的大脑和小脑组织。

产生神经管闭合畸形的因素较多。其中，目前公认的是妊娠期叶酸摄入量不足。为了预防发育畸形，建议孕妇常规服用叶酸。

三、临床表现

临床上，在颅后部脑膨出患儿的顶、枕中线局部，可见明显膨出的囊状肿物，肿物质地较软，基底较广或呈蒂状，大小不一。表面皮肤色深，有的有小毛或有皱纹；极少数患儿皮肤缺如，脑组织暴露在外。透光试验阳性者为脑膜膨出，阴性者为脑膜脑膨出。囊腔与颅腔相通，患儿直立时肿物可能变小，而在卧位或哭泣时扩大。

前颅底型脑膨出在早期不一定能够看到明显的膨出物。患儿往往因为鼻塞、鼾音、张口呼吸等，去五官科就诊。如果五官科医生当作普通的鼻息肉、鼻腔肿物进行鼻部病变活检的话，可能引起脑脊液鼻漏、颅内感染等严重并发症。

四、影像学检查

因脑膨出来医院就诊的，多是囟门未闭合的新生儿。超声可以透过未闭合的骨缝，对颅内畸形病变进行较清晰的探查，因而超声检查仍然是目前重要的手段。

CT、MRI 检查可在产科超声或经颅超声检查的基础上，进一步明确患儿神经系统畸形的特点及严重程度。CT 扫描对显示颅骨缺损范围、颅底病变特征具有明显的优势，尤其应用三维重建技术，可对需要进行颅骨重建的病例提供有价值的信息。MRI 成像可清晰地显示囊内容物的组成，区分正常脑组织与囊内变性、坏死组织。对于某些位于颅底或静脉窦部位的脑膨出，可选择性进行 MRA、MRV 检查，以查明病变与局部大动脉及静脉窦的位置关系，避免手术中遭到意外损伤。

五、诊断与鉴别诊断

脑膨出的产前诊断一般依赖于产科超声检查。有经验的超声科医师使用高分辨率超声仪器可以发现大部分颅脑发育畸形。同时对全身其他系统发育畸形，如心脏、泌尿生殖系统变异，也可做出较为准确的诊断。怀疑脑膨出时，可进一步行 MRI 检查，查明病变的细节。

在妊娠 14～21 周后，检测母体血浆甲胎蛋白（alfa fetal protein，AFP）水平可以提示发生神经管畸形的风险大小。然而，胎儿多种发育畸形都可使母体血浆 AFP 升高，如食管闭锁、十二指肠闭锁和多囊肾等。

羊膜腔穿刺直接检测羊水中 AFP 的水平，比母体血浆 AFP 检测敏感度更高。然而，该项检测指标具有较高的假阳性率。胎儿发生神经管畸形时，胆碱酯酶可通过脑脊液漏进入羊水中。因此，检测羊水中胆碱酯酶水平有助于提高诊断特异性。将羊膜腔穿刺检验与产科超声检查相结合，可以做出正确的诊断。

非颅底部位的脑膨出需要和头皮脂肪瘤、颅骨膜窦等病变相鉴别。脑膨出多位于中线位置，头皮脂肪瘤无特定的位置；脑膨出的囊性病灶具有波动性及典型的影像学表现，可作鉴别。颅骨膜窦或血管瘤与颅内静脉窦相交通，穿刺可抽到血液。血管造影、MRV 等检查可协助诊断。

前颅底型脑膨出可与鼻息肉或鼻腔肿瘤相混淆。但鼻息肉或鼻腔肿瘤在儿童期非常少见，借助头部 CT、MRI 等检查可明确诊断。

六、治疗和预后

1.治疗原则

如果患儿膨出的囊肿内，发育不良的脑组织占囊内脑组织的一半以上时，手术后将出现非常严重的神经功能缺失症状；或者患儿合并有严重的全身其他系统畸形，手术耐受力差或远期预后不佳时，需要慎重决定是否进行手术治疗。

对于有机会接受外科手术干预的患儿，应在其心、肺功能能够耐受的情况下，尽早采取手术修复畸形。手术时间越往后延迟，术后神经功能损害越重，出现的并发症也越多。

在切除膨出的囊肿时，应最大限度地保护神经组织，使用发育正常的皮肤来缝合切口。手术的目的在于防止神经结构和神经功能的损伤加重，防止脑脊液漏及中枢神经系统感染的发生。

2.手术方法

手术前应进行系统的体格检查和必要的辅助检查，明确患儿脑膨出程度和有无合并全身其他系统畸形。根据病变的部位选择合适的体位和手术切口。如果病变处有神经组织暴露在外，应避免消毒液直接刺激。切开头皮后，逐层分离皮肤至硬脑膜层，打开膨出囊，切除囊内发育不良或坏死的脑组织。接着切除多余的硬膜、皮下组织及皮肤，分层严密缝合切口。

修剪或切除硬脑膜时，应注意分辨大静脉窦，避免损伤引起大出血。近颅底的病变，如Willis 环、颅神经根均有可能成为膨出物的一部分，手术更应谨慎、小心。

颅骨缺损面积较大者，应选用自体颅骨瓣或金属钛板作颅骨修补。如果缺损面积较小，尤其是当缺损位于枕部肌肉丰富部位，有自行成骨愈合的可能，不做颅骨修补手术。

对合并严重脑积水的患儿，首先实施脑脊液分流手术，再处理膨出物。这样可以减低术中和术后的颅内压。

脑膜脑膨出和积水性脑膨出，术后有发生脑积水的可能。应重视术后的影像学随访，必要时进行脑脊液分流手术。

颅前部脑膨出常合并有唇腭裂、鼻尖部畸形、小眼畸形等颅脑先天性病变。可请五官科医师会诊，一同手术处理。然而，由于小儿对长时间手术的耐受性较差，可以考虑分期手术治疗。

对前颅底脑膨出脑组织突入鼻腔内的患儿，经鼻修补易受污染，增加术后感染的风险。选择经冠状切口前颅底硬膜内入路，处理疝出的脑组织，并修补硬脑膜缺损，手术效果较好。手术中应仔细识别、保护视神经、Willis 环等颅底重要结构。

3. 围手术期处理

由于接受脑膨出手术治疗的多为婴幼儿甚至新生儿，其体温、血糖等自主调节能力差，故术中应注意预防低血压、低血糖等情况发生，并给予全面监护。摆放体位时要避免身体突出部位受压。手术操作要求轻柔，避免医源性损伤。

为了预防术后中枢神经系统感染，一般在切开皮肤前常规应用抗生素。如果切口内无污染或感染存在，术后 24h 即可停用抗生素。

术后发生脑脊液漏或伤口裂开，往往是存在未处理的脑积水所引起。因此尽早进行脑脊液分流术有助于术后伤口的良好愈合。

一旦发现手术部位感染，应立即留取标本送微生物学检验，积极给予全身抗生素治疗，并作伤口引流，必要时清创。

4. 预后

一般认为，颅前部脑膨出患儿的生存率和神经功能保留的概率都高于颅后部脑膨出者。手术死亡率与病例选择的关系较大。另外，在不同级别的医疗机构，手术并发症的发生率和手术死亡率也有很大差别。因此，对于预计术后神经功能损伤较大，或合并全身其他系统严重畸形的患儿，应慎重选择手术治疗。

颅前部脑膨出患儿的神经功能预后大多良好，但往往遗留较为严重的颌面部畸形。颅后部脑膨出患儿的预后取决于脑膨出的大小、膨出囊内脑组织的多少，以及小头畸形的程度。如果修补手术后发生进行性脑积水，则表明病情严重，预后不良。

第三节　蛛网膜囊肿

蛛网膜囊肿（arachnoid cysts）是指脑或脊髓实质外、蛛网膜内、充满脑脊液样液体的囊性占位性病变，属非肿瘤性的。

一、分类

按病因不同可分为原发性蛛网膜囊肿和继发性蛛网膜囊肿。原发性蛛网膜囊肿常见，又称先天性蛛网膜囊肿，是由胚胎发育异常而形成的囊肿，与蛛网膜下隙、脑池关系密切。继发性蛛网膜囊肿，又称假性蛛网膜囊肿，是由颅脑外伤、颅内感染或出血引起蛛网膜下隙炎症反应，导致脑脊液病理性积聚而形成的囊肿，囊壁可见炎性细胞或含铁血黄素沉着，囊液蛋白质含量高，可为黄色或血性。本节主要介绍原发性蛛网膜囊肿。

二、流行状况

根据尸检结果估计，蛛网膜囊肿在人群中的发病率为 0.1% 左右，然而有症状的病例却很少见，提示大多数病例终身无症状。随着 CT、MRI 检查的广泛使用，很多无症状的病例意外被发现，CT 检查发现有蛛网膜囊肿的比例为 0.2%，MRI 检查发现有蛛网膜囊肿的比例为 0.8%～1.7%。蛛网膜囊肿多为散发和单发，男性多于女性，左侧多于右侧。可见于任何年龄，但大多数病例在 20 岁以前被发现。

颅内蛛网膜囊肿的分布在临床报道中基本相似，大多位于幕上（表 4-1），但临床报道的多是有症状的蛛网膜囊肿的分布，与实际的蛛网膜囊肿的分布可能有差异。

表 4-1 小儿颅内蛛网膜囊肿的分布

部位	比例（%）
侧裂区（颅中窝）	42
颅后窝	24
鞍上	10
四叠体区	7.5
纵裂	7.3
大脑凸面	5.7
其他部位	3.5

三、病理学

蛛网膜囊肿必不可少的条件是囊肿周边的蛛网膜被分开，囊肿位于内外层蛛网膜之间，因此确切的描述应该是蛛网膜内的囊肿。蛛网膜囊肿通常位于脑脊液丰富的脑池（如侧裂池、鞍上池、四叠体池、纵裂池、桥小脑角池和颅后窝中线脑池），并向周边扩张。

（一）病理表现

大的蛛网膜囊肿可引起邻近的硬膜和颅骨变薄。原发性蛛网膜囊肿周边的内外层蛛网膜有正常的组织形态，即由胶原束板构成。囊壁薄而脆、透明，可与周围的软脑膜有融合。囊壁上可见成堆的间叶细胞，偶尔呈漩涡状排列，后者对诊断蛛网膜囊肿有帮助。内层蛛网膜紧贴软脑膜，蛛网膜下隙受囊肿压迫而消失。其下脑皮质多正常，少数可有胶质增生，大多数病例不存在脑发育不全或发育障碍。蛛网膜囊肿的囊壁不同于正常蛛网膜（包括囊肿周边的内外层蛛网膜），表现为：胶原层增厚，缺乏正常蛛网膜的蜘蛛网样小梁形成。囊液清亮，无细胞或蛋白质样物质，囊液中和囊壁上无炎性细胞和含铁血黄素。

（二）发病机制

对蛛网膜囊肿的发病机制尚存在争议。普遍被接受的解释是蛛网膜囊肿属于先天性发育异常疾病，而不是继发于其他病理条件，其支持依据包括：囊肿在新生儿和兄弟姐妹中发生、囊肿与脑池关系密切、可合并有其他发育异常疾病等。某些遗传性疾病中蛛网膜囊肿的发病率较高，如马方综合征、神经纤维瘤病 I 型、戊二酸尿症、Acrocallosal 综合征（常染色体隐性遗传性疾病，表现为颅面畸形、多指或多趾畸形、胼胝体发育不全、精神运动发育迟缓），以及常染色体显性遗传的多囊肾疾病等。

（三）胚胎发生学

蛛网膜囊肿的形成被认为是蛛网膜下隙胚胎发育异常的结果。在胚胎发育早期，神经管周围有一层疏松的结缔组织包绕，称为髓周网，它是软脑膜和蛛网膜的前身。大约在妊娠15周时，菱形顶破裂，脑脊液搏动性流入髓周网，促使浅层的蛛网膜和深层的软脑膜分开，形成了蛛网膜下隙。一种假设认为，蛛网膜囊肿的形成跟髓周网的分离异常有关，即形成了封闭的小室，进而发育成囊肿；另一种假设认为，髓周网的形成异常导致了蛛网膜囊肿的形成。如果这些假设成立，蛛网膜囊肿应靠近蛛网膜池，事实上大部分病例符合这点。

（四）蛛网膜囊肿扩大的机制

胚胎发生学只解释了蛛网膜囊肿的形成，但不能解释蛛网膜囊肿是如何扩大的、为什么会扩大。一些蛛网膜囊肿之所以能产生足够的囊内压并压迫脑实质，其确切机制尚不清楚，目前的解释有：

（1）囊壁细胞分泌学说：临床上发现一些蛛网膜囊肿囊内压增高，但囊肿是完全封闭的，与周边蛛网膜下隙不通，据此推测囊壁细胞能够分泌液体。研究发现，囊壁细胞和蛛网膜颗粒细胞有相似的超微结构；另外囊壁内膜上有 Na^+-K^+-ATP 酶，外膜上有碱性磷酸酶，提供了液体向囊内转运的证据。然而大多数囊肿保持大小不变，少数甚至自发消失，不支持囊壁持续分泌液体，因此该解释不是普遍的，也不是唯一的机制。

（2）单向活瓣学说：在蛛网膜囊肿与周边蛛网膜下隙之间存在一个通道，类似于功能性的单向活瓣，脑脊液能够随脑脊液搏动流进囊肿但不能流出，直至囊内压高于脑脊液搏动产生的压力。CT 脑池造影和相位对比 MRI 检查经常能够发现脑脊液缓慢地流进囊肿。另外，神经内镜也观察到了裂隙阀门的存在，这是最直接的证据。

四、临床表现

一些无症状的蛛网膜囊肿是在 CT 或 MRI 检查时意外被发现，随访过程中，大多数囊肿保持大小不变，少数出现临床症状，罕见自发消失。有症状的蛛网膜囊肿，大多数在儿童早期即有表现，其临床表现因部位和年龄不同而有差异，一些巨大的囊肿临床症状可以很轻微。蛛网膜囊肿常见的临床表现有：①颅内压增高，头痛、恶心、呕吐、视神经乳头水肿等，由囊肿的占位效应或梗阻性脑积水引起。②颅骨局部膨隆。③婴幼儿可出现头颅增大、前囟张力增高、颅缝分离、易激惹、生长发育迟缓等。④癫痫发作。⑤突然恶化，由于轻微的颅脑外伤或自发性的，导致囊肿破裂或桥静脉撕裂出血，较少见，引起囊内或硬膜下血肿，多发生在侧裂区蛛网膜囊肿。⑥局灶性神经功能障碍，不同部位的蛛网膜囊肿有相应的临床表现。⑦少见症状。如精神分裂症样表现、认知功能障碍等。

五、诊断

根据典型的临床表现和常规的 CT、MRI 检查，即可诊断本病。脑池造影和相位对比 MRI 检查，可以帮助评估蛛网膜囊肿与周边蛛网膜下隙是否相通。

1. CT 扫描

蛛网膜囊肿表现为低密度、密度均匀，且与脑脊液密度相似，其边界清楚、边缘光滑，囊壁无钙化、增强后无强化。可见邻近的颅骨变薄、局部膨隆、邻近的脑组织受压移位（如脑室受压、中线移位等），可合并有脑室扩大（脑室受压引起的梗阻性脑积水）。

2. MRI 检查

蛛网膜囊肿的信号和脑脊液相似，T_1W 低信号、T_2W 高信号，增强后无强化，邻近的脑组织信号正常。MRI 对小的蛛网膜囊肿和颅后窝蛛网膜囊肿的显示要优于 CT，另外 MRI 检查能够更好地显示囊肿的边界、大小和内容物，三维显示囊肿与周边脑池、脑血管的关系，更清晰地显示邻近脑组织的形态。

3. 脑池造影检查

CT 脑池造影有助于判断蛛网膜囊肿与周边蛛网膜下隙是否相通，经腰大池或脑室注入造影剂，若两者相通，囊腔和周边蛛网膜下隙同时显现造影剂，囊腔内造影剂的清除要迟于周边蛛网膜下隙和基底池；若两者不相通，早期（2～6h）囊腔内无造影剂，造影剂堆积在囊肿周边的蛛网膜下隙，形成一个晕环，囊腔内可延迟显现造影剂。

4. 相位对比 MRI 检查

通过检测脑脊液的流动，判断蛛网膜囊肿与周边蛛网膜下隙是否相通，以及沟通的部位，其结果与 CT 脑池造影结果、手术所见相符。

六、鉴别诊断

蛛网膜囊肿需要和其他 CT 囊性或低密度病变鉴别，如颅咽管瘤、表皮样囊肿、星形细胞瘤和慢性硬膜下血肿等。通常 CT 平扫就足够鉴别蛛网膜囊肿和其他囊性病变，蛛网膜囊肿的囊壁菲薄，在 CT 上不显示，而其他囊性肿瘤的囊壁会有显示，增强 CT 扫描，蛛网膜囊肿的囊壁没有强化。颅咽管瘤的囊壁经常会有钙化，而蛛网膜囊肿没有。

MRI 检查有助于鉴别原发性蛛网膜囊肿和继发性蛛网膜囊肿，前者的信号和脑脊液相似，后者因出血等原因，信号可异于脑脊液。许多囊性病变的 MRI 都可以表现为 T_1W 低信号、T_2W 高信号，但囊壁的边缘、邻近脑组织的水肿、增强后的强化等可以提供有价值的鉴别诊断线索。质子波谱分析（MRS）可以分析囊性病变中特定代谢物的含量，蛛网膜囊肿的内容物类似于脑脊液，代谢物含量低、乳酸峰值低。弥散加权成像（DWI）检查有助于鉴别蛛网膜囊肿和表皮样囊肿，前者呈低信号，后者呈高信号。

七、治疗

蛛网膜囊肿最佳的治疗方案尚无前瞻性随机对照研究。由于大多数囊肿保持大小不变，少数可自发消失，对无症状的病例，一般主张采取保守治疗，因为手术毕竟有风险。也有主张对无症状的病例进行手术治疗，以减轻囊肿对邻近发育中的脑组织的压迫，减少因轻微颅脑外伤导致囊肿破裂或出血，以及病情突然恶化的风险。目前被认同的手术指征有：①有症状的蛛网膜囊肿，包括颅内压增高、梗阻性脑积水、癫痫发作、局灶性神经功能障碍等。②合并有囊内或硬膜下血肿的蛛网膜囊肿。③影像学显示占位征明显。

手术方法包括：①开颅囊肿切除和开窗术。②囊肿-腹腔分流术。③神经内镜导引开窗术。

（1）开颅囊肿切除和开窗术：目前该术式仍是一线的治疗方案，采用显微外科手术将囊壁切除。使囊肿与蛛网膜下隙、脑池或脑室之间相交通，但因囊壁与正常的神经结构或血管之间粘连紧密，很少能全切除囊壁。术后复查，多见囊肿缩小，少见囊肿完全消失，以症状的改善和脑积水的缓解来判断手术疗效。长期随访手术成功率达 75%，手术成功的病例可以避免，永久性植入分流装置。囊肿复发往往是由于手术过于保守，囊壁切除过少，囊腔再次闭合。该术式存在突然减压导致颅内出血的风险。

（2）囊肿—腹腔分流术：由于部分病例在开颅囊肿切除和开窗术后，症状无改善或囊肿复发，仍需要行囊肿—腹腔分流术，因此有学者建议直接行囊肿—腹腔分流术。该术式的优点是创伤小、复发率低；缺点是需要永久性植入分流装置和分流手术相关的并发症如分流装置故障、感染等。单纯的囊肿—腹腔分流术，通常采用低压阀门；合并脑积水的病例，可通过"Y"形接头，行囊肿—脑室—腹腔分流术，建议采用高压阀门或流量限制阀门，以降低分流过度的风险。

（3）神经内镜导引开窗术：目前该术式越来越流行，其优点是创伤小，但面临的困难是蛛网膜囊肿与邻近脑池之间的隔膜经常有增厚和纤维化。相比而言，显微外科手术有更好的视野，能够更安全地进行更大范围的开窗术。

八、不同部位的蛛网膜囊肿

不同部位蛛网膜囊肿的临床表现和治疗方案有所不同，分述如下。

（一）颅内蛛网膜囊肿

1. 侧裂区（颅中窝）蛛网膜囊肿

侧裂区（颅中窝）是颅内蛛网膜囊肿最好发的部位，占33％（小儿）～50％（成人），男女比例接近3：1，好发于左侧。

（1）临床表现：①患侧眶上、颞部头痛是最常见的症状，运动后加剧，很少出现其他颅内压增高的症状和体征，如恶心、呕吐、视神经乳头水肿等。②颅骨局部膨隆。③癫痫发作，约1/3病例出现，发作类型可为局灶性发作、复杂部分性发作或全身性大发作等，蛛网膜囊肿病例出现癫痫发作的原因尚不清楚。④突然恶化：由于轻微的颅脑外伤或自发性的，导致囊肿破裂或桥静脉撕裂出血。⑤注意缺陷多动障碍（attention-deficit-hyperactivity disorder，ADHD）和言语发育迟缓，见于左侧侧裂区（颅中窝）蛛网膜囊肿。⑥其他症状：对侧肢体轻瘫、眼球活动障碍等。

（2）分型：Galassi等根据侧裂区（颅中窝）蛛网膜囊肿的CT表现及其与周边蛛网膜下隙的沟通情况，将其分为3种类型（图4-7）：①Ⅰ型：小型，呈凸透镜形，位于颅中窝颞极，与周边蛛网膜下隙自由相通，无占位效应，通常不合并颅骨膨隆；②Ⅱ型：中型，呈三角形或四边形，累及侧裂的外侧和中部，囊肿内缘位于岛叶表面，占位效应轻，与周边蛛网膜下隙沟通较少，CT脑池造影囊腔内延迟显现造影剂；③Ⅲ型：大型，呈卵圆形，累及侧裂全长，占位效应明显，侧脑室受压、中线移位，颞骨变薄、向外膨隆，蝶骨大小翼向上、向前抬起，婴幼儿可出现颅缝分离，囊肿占据了整个颅中窝，有时可累及颅前窝，并压迫额叶，与周边蛛网膜下隙不通。笔者发现上述3种类型可有重叠，即囊肿如Ⅱ型或Ⅲ型，但中线却无移位，提示囊肿与周边蛛网膜下隙相通。

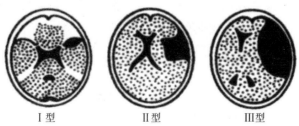

Ⅰ型　　　　Ⅱ型　　　　Ⅲ型

图4-7　侧裂区蛛网膜囊肿的分型：Ⅰ型呈凸透镜形，无占位效应；Ⅱ型呈三角形或四边形，占位效应轻；Ⅲ型呈卵圆形，占位效应明显

（3）治疗：对Ⅰ型囊肿和不伴中线移位的Ⅱ型、Ⅲ型囊肿可采取保守治疗，同时告知患者避免剧烈的头部运动，定期随访头颅 CT 或 MRI，一旦出现症状应立即就医。合并有囊内或硬膜下血肿者，常需手术治疗。对Ⅱ型、Ⅲ型囊肿采取手术治疗，常用的手术方法有：①开颅囊肿切除和开窗术。②囊肿－腹腔分流术。③神经内镜导引开窗术。笔者的治疗经验是：对局限于颅中窝的Ⅱ型蛛网膜囊肿行开颅囊肿切除和开窗术，对扩张至额叶的Ⅲ型蛛网膜囊肿行囊肿－腹腔分流术，因Ⅲ型囊肿术后很少完全消失，脑组织复位不易堵塞分流管脑室端（图 4-8）。

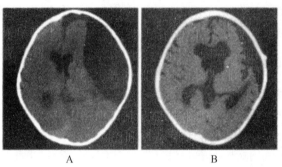

图 4-8　左侧侧裂区蛛网膜囊肿（Ⅲ型）CT 平扫水平位（A）；囊肿－腹腔分流术后 2 年随访，示蛛网膜囊肿明显缩小（B）

2. 鞍区蛛网膜囊肿

根据囊肿和鞍隔的位置关系，分为鞍上蛛网膜囊肿（囊肿位于鞍隔上方，图 4-9A）和鞍内蛛网膜囊肿（囊肿位于蝶鞍内，图 4-9B、C、D）。

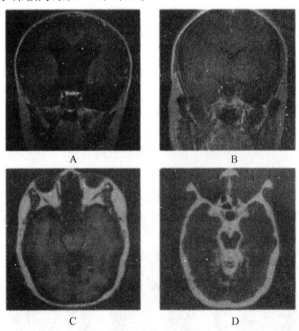

图 4-9　鞍区蛛网膜囊肿

A. 鞍上蛛网膜囊肿 MRI 增强冠状位；B. 鞍内蛛网膜囊肿 MRI 增强冠状位；C. 鞍内蛛网膜囊肿 T_1WI 水平位；D. CT 脑池造影提示鞍内囊肿与蛛网膜下隙不通

（1）鞍上蛛网膜囊肿：较常见，占幕上蛛网膜囊肿的第 2 位，好发于儿童，5 岁之前的病例占50%，男性稍多于女性。可向周边扩张：向两侧长入颅中窝；向后长入脚间池、桥前池；向前长入颅前窝；向上长入第三脑室，囊肿扩大可堵塞孟氏孔、基底池，引起梗阻性脑积水，巨大囊肿可压迫中脑，导致中脑导水管狭窄，加重脑脊液循环障碍。大多数鞍上蛛网膜囊肿与蛛网膜下隙相通，但可能存在单向活瓣。

1）临床表现：①脑积水：在婴幼儿尤为突出，表现为头颅增大、生长发育迟缓，可出现智力低下。②内分泌功能障碍：10%～60%的病例出现，表现为性早熟、生长激素水平低下，与囊肿压迫垂体柄、下丘脑等有关。③视力下降、视野缺损，约1/3的病例出现，表现为单侧或双侧视力下降、双眼颞侧偏盲，与囊肿压迫视神经和视交叉有关。④"玩具样点头"综合征（"boble-head doll"syndrome），约10%的病例出现，表现为头部无规律不自主地前后运动，每秒2～3次，往往出现在站立时，睡眠时消失，在自主意识下能短时间停止，男孩多见，可能与囊肿压迫第三脑室及丘脑背内侧核有关。⑤步态共济失调、角弓反张，与囊肿压迫中脑，导致中脑移位有关。

2）鉴别诊断：需要与囊性颅咽管瘤、Rathke囊肿、表皮样囊肿、囊性胶质瘤、中脑导水管狭窄等鉴别，结合病史、体征和影像学检查等不难鉴别，但本病有时与中脑导水管狭窄引起的第三脑室扩大鉴别困难，需借助于CT脑池造影等。

3）治疗：①开颅囊肿切除和开窗术，手术入路包括经额下入路、经侧脑室入路、经胼胝体入路、经颞下入路。对合并脑积水的鞍上囊肿，脑脊液引流控制脑压，有助于囊肿的暴露。囊肿切除后，脑脊液循环障碍解除，可避免永久性植入分流装置。文献报道采取开颅囊肿切除和开窗术，治疗不伴脑积水的鞍上囊肿，75%的病例可治愈，术后囊肿复发，多见于合并脑室扩大的病例，主要由于囊壁切除不够、视交叉区域缺乏足够的囊液疏导能力。②囊肿－脑室－腹腔分流术：对合并脑积水的鞍上囊肿，单纯的脑室－腹腔分流术反而会促进鞍上囊肿的扩大，故不被采用。对开颅手术不能有效解除脑脊液循环障碍的病例，可考虑通过"Y"形接头，行囊肿－脑室－腹腔分流术。③神经内镜导引开窗术：采用神经内镜经侧脑室行囊肿开窗，并经扩大的室间孔行终板开窗，该术式具有创伤小、复发率低、避免永久性植入分流装置等优点，其长期疗效有待观察。

（2）鞍内蛛网膜囊肿：较少见，仅见于成人，多见于40～50岁，囊肿位于硬膜外，与蛛网膜下隙之间虽有针眼通道，但两者互不相通（图4-9D）或存在单向活瓣。

1）临床表现：大部分病例是意外被发现的。最常见的症状是头痛，其他少见的症状有视力视野障碍、内分泌功能障碍。

2）鉴别诊断：需要与鞍内颅咽管瘤、Rathke囊肿鉴别，有时单凭影像学难以鉴别。另外还需与空蝶鞍综合征鉴别：空蝶鞍与蛛网膜下隙相通，鞍隔孔异常扩大；鞍内蛛网膜囊肿与蛛网膜下隙不通，鞍隔完整，常被囊肿向上推移。

3）治疗：经蝶入路手术切除囊肿。鞍内填塞脂肪、筋膜或肌肉，可防止囊肿复发，术后头痛和视力视野障碍均可改善，但内分泌功能障碍却难以恢复。

3. 四叠体区蛛网膜囊肿

四叠体区蛛网膜囊肿起病年龄多数<15岁，女性稍多于男性。可向周边扩张：向上长入大脑纵裂后部，向两侧长入环池，向下长入小脑上蚓池（图4-10）。

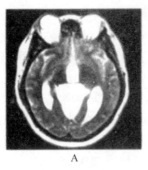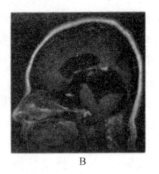

A   B

图 4-10　四叠体区蛛网膜囊肿 T_2WI 水平位(A)，MRI 增强扫描矢状位(B)

(1)临床表现：由于囊肿压迫中脑顶盖，导致中脑导水管狭窄，引起梗阻性脑积水，婴幼儿进行性头颅增大是最常见的表现。其他症状和体征包括 Parinaud 综合征、眼球震颤、听力下降、滑车神经麻痹、窒息发作等。

(2)治疗。

1)开颅囊肿切除和囊壁开窗术：手术入路包括幕下小脑上入路和枕下经天幕入路，术中尽可能切除囊壁的同时，力求经松果体上隐窝后壁将囊腔与第三脑室沟通，经前髓帆将囊腔与第四脑室沟通。术后囊肿复发率较高。

2)分流术：可在囊壁切除的基础上，行囊肿－腹腔分流术；也可考虑将囊肿分流至枕大池，类似于托氏(Torkildsen)分流术，不必担心分流过度或使用分流阀门。

4.纵裂蛛网膜囊肿

纵裂蛛网膜囊肿常合并胼胝体发育不全，但并非必然合并胼胝体发育不全(图 4-11)，两者之间的关系尚不明确。

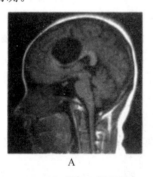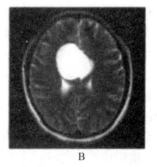

A   B

图 4-11　纵裂蛛网膜囊肿 T_1WI 矢状位(A)、T_2WI 水平位(B)

(1)临床表现：大多数病例是意外被发现的。最常见的症状是巨颅症和颅骨不对称性生长，可引起颅内压增高、生长发育迟缓、肌张力增高或减退、肢体轻瘫、癫痫发作等。

(2)治疗：可采取开颅囊肿切除和开窗术或囊肿－腹腔分流术，有时需要联合使用。

5.大脑凸面蛛网膜囊肿

大脑凸面蛛网膜囊肿与脑池之间无解剖关系，较少见，女性稍多于男性。

(1)临床表现：以头痛和癫痫发作为主要表现。不同年龄，大小和部位，临床表现有所不同。局灶性囊肿多见于成人，表现为：颅骨局部膨隆、颅内压增高、癫痫发作和局灶性神经功能障碍；半球性囊肿多见于婴幼儿，表现为头颅不对称性扩大、颅缝分离、脑实质和侧脑室受压向对侧移位。

（2）鉴别诊断：局灶性囊肿需要与凸面融骨性病变、低级别胶质瘤等鉴别，有时 CT 扫描诊断困难，需要行 MRI 检查；半球性囊肿需要与硬膜下水瘤、慢性硬膜下血肿、脑积水、无脑儿等鉴别，MRI 检查可鉴别。

（3）治疗：可采取开颅囊肿切除和开窗术，切除囊肿外侧壁，但无须剥除囊肿内侧壁，后者与大脑皮质粘连紧密，术后脑皮质部分或完全复位。巨大囊肿常合并有脑脊液回流或吸收障碍，可直接行囊肿－腹腔分流术，或在开颅囊壁切除的同时，行囊肿－腹腔分流术。

6. 侧脑室蛛网膜囊肿

侧脑室蛛网膜囊肿较少见，一般位于三角区（图 4-12）。

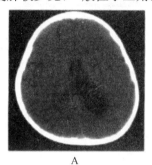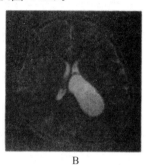

A　　　　　　　　　B

图 4-12　侧脑室蛛网膜囊肿 CT 平扫水平位（A）；T$_2$WI 水平位（B）

（1）临床表现：颅内压增高、癫痫发作、巨颅症和精神运动发育迟缓（见于婴幼儿）。

（2）治疗：无症状者采取保守治疗；有症状者采取开颅囊肿切除和开窗术或神经内镜导引开窗术，将囊腔与侧脑室沟通。

7. 颅后窝蛛网膜囊肿

颅后窝蛛网膜囊肿较幕上蛛网膜囊肿少见，占颅内蛛网膜囊肿的 20%～25%。好发于儿童，男性稍多于女性。按部位分为小脑蛛网膜囊肿、桥小脑角蛛网膜囊肿和第四脑室蛛网膜囊肿。

（1）小脑蛛网膜囊肿。

1）分类：分为颅后窝中线蛛网膜囊肿和颅后窝侧方蛛网膜囊肿。颅后窝中线蛛网膜囊肿包括小脑后蛛网膜囊肿和枕大池－小脑蚓部蛛网膜囊肿（图 4-13A），可向周边扩张：向上长入小脑上蚓部并穿过天幕切迹，向侧方长入桥小脑角。颅后窝侧方蛛网膜囊肿又称为小脑半球蛛网膜囊肿。

2）临床表现：婴幼儿表现为巨颅症、生长发育迟缓等；成人表现为颅内压增高、小脑征（如共济失调、眼球震颤等）。上述症状和体征可有波动，也可呈进行性发展。枕骨局部膨隆。

3）鉴别诊断：需要与下列疾病鉴别：①扩大的枕大池：属先天性变异，枕大池扩大，伴小脑蚓部发育不全，枕骨局部可变薄或稍膨隆。但无任何占位征象，不伴脑室扩大或脑积水，不难与蛛网膜囊肿鉴别。扩大的枕大池不需治疗。②Dandy-Walker 综合征：其囊肿为扩大的第四脑室，伴小脑蚓部发育不全或缺如，第四脑室正中孔和侧孔闭塞，幕上脑室扩大较蛛网膜囊肿轻，典型病例借助 MRI 可鉴别。③表皮样囊肿：弥散加权成像（DWI）检查有助于鉴别蛛网膜囊肿和表皮样囊肿，前者呈低信号，后者呈高信号。④囊性肿瘤：有强化的肿瘤结节可鉴别。

4）治疗：采取开颅囊肿切除和开窗术或囊肿－腹腔分流术，或两者联合使用。如脑积水未能缓解,可进行脑室—腹腔分流术。

(2)桥小脑角蛛网膜囊肿:桥小脑角蛛网膜囊肿多见于成人,好发于右侧(图 4-13B)。

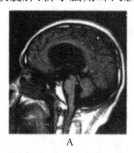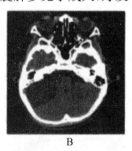

图 4-13　颅后窝蛛网膜囊肿:颅后窝中线蛛网膜囊肿 T₁WI 矢状位(A);右侧桥小脑角蛛网膜囊肿 CT 平扫水平位(B)

1)临床表现:表现为耳鸣、眩晕、面瘫、面部感觉减退、听力下降或共济失调,其表现与 Meniere 综合征相似,少数病例可出现三叉神经痛或面肌痉挛。

2)鉴别诊断:需要与囊性听神经瘤、表皮样囊肿鉴别,MRI 检查(特别是 DWI)可鉴别。

3)治疗:采取开颅囊肿切除和开窗术或神经内镜导引开窗术。

(3)第四脑室蛛网膜囊肿。

1)临床表现:以颅内压增高和脑积水为主要表现。

2)鉴别诊断:原发性第四脑室蛛网膜囊肿较罕见,需要与继发性第四脑室蛛网膜囊肿鉴别,后者有颅脑外伤、颅内感染或出血病史。

3)治疗:采取开颅囊肿切除和脑室—腹腔分流术。

(二)椎管内蛛网膜囊肿

椎管内蛛网膜囊肿较少见,分为硬膜下蛛网膜囊肿(图 4-14A)和硬膜外蛛网膜囊肿(图 4-14B)。好发于胸椎和骶管,囊肿通常位于脊髓的后方和侧方,将脊髓和神经根挤向前方。

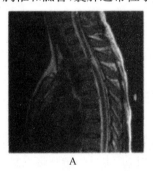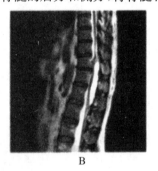

图 4-14　椎管内蛛网膜囊肿:T₂~T₃ 硬膜下蛛网膜囊肿 T₂WI 矢状位(A)、T₁₁~L₁ 硬膜外蛛网膜囊肿 T₂WI 矢状位(B)

1.发病机制

尚存在争议,一般认为属于先天性发育异常疾病,与脊柱异常、神经管缺陷等相关。其解释有:①蛛网膜囊肿是后正中隔异常增宽的结果,该隔膜位于胸椎管内上背侧,将蛛网膜下隙纵行分开,该假设能解释囊肿通常位于背侧,但不能解释少数囊肿位于腹侧。②蛛网膜囊肿是蛛网膜下隙的小梁在胚胎发育早期阶段异常增生的结果,先天发育异常导致蛛网膜憩室的形成,进而缓慢发展成囊肿。③蛛网膜囊肿是蛛网膜自硬膜疝出的结果,发生在先天性硬膜缺损处;继发性蛛网膜囊肿发生在炎症、手术、出血或外伤造成的硬膜撕裂处。蛛网膜囊肿扩大的机制有:单向活瓣学说和体位性充盈学说。

2. 临床表现

与囊肿压迫脊髓和(或)神经根有关,不同部位的囊肿有相应的临床表现。胸椎囊肿表现为:胸背部带状放射痛、肢体麻木无力等;腰椎囊肿表现为:腰痛、根痛伴或不伴感觉运动障碍;骶管囊肿表现为:膀胱、肛门括约肌功能障碍。上述症状可为间歇性或缓慢进展的,增加椎管内压力时,可出现症状加重。

3. 诊断

往往需要借助于 X 线平片、CT 脊髓造影、MRI 等检查。MRI 是目前首选的检查方法,可以明确囊肿的确切部位、范围、囊肿与脊髓的关系,以及脊髓继发性改变等。CT 脊髓造影有助于判断囊肿与蛛网膜下隙是否相通。

4. 鉴别诊断

需要与肠源性囊肿、滑囊囊肿、脊膜膨出、囊性肿瘤、表皮样囊肿、炎性囊肿等鉴别,可根据病变部位、影像学表现、患者的年龄和症状等进行鉴别。

5. 治疗

对有症状的椎管内蛛网膜囊肿应采取手术治疗,行囊肿切除术,如果囊壁与脊髓或神经根粘连紧密,可行开窗术,有利于缓解症状。单纯抽吸囊肿只能暂时缓解症状,容易复发,故不被采用。由于多数囊肿位于脊髓背侧,经椎板后入路能暴露和切除囊肿;对位于脊髓腹侧的囊肿,可经半椎板切断和牵拉齿状韧带,暴露和切除囊肿。推荐采用显微外科手术,以减少手术对脊髓和神经根的损伤。临床症状的改善程度取决于患者的年龄、症状持续的时间、术前脊髓损伤的程度等。

(1)硬膜下蛛网膜囊肿:硬膜下蛛网膜囊肿好发于胸椎,亦可见于颈椎和腰椎,囊肿常位于脊髓后方或后外侧方,囊肿与蛛网膜下隙不通。多见于中老年人,无性别差异。

1)临床表现:以根痛、感觉减退、肢体无力、括约肌功能障碍等为主要表现,部分病例因体外改变可出现症状加重。

2)治疗:手术切除囊肿,绝大多数病例症状缓解。

(2)硬膜外蛛网膜囊肿:大多数病例的硬膜外蛛网膜囊肿与神经根相连,一般位于神经根进入脊髓蛛网膜下隙处,呈膜样憩室,这一特点支持硬膜外囊肿好发于硬膜较薄弱处。好发于骶管,又称神经周围囊肿或 Tarlov 囊肿,大多数囊肿位于脊髓背侧,与蛛网膜下隙相通。多见于年轻人,无性别差异。

1)临床表现:以腰背痛、根痛、进行性肢体无力等为主要表现,骶管硬膜外蛛网膜囊肿可出现括约肌功能障碍。

2)治疗:手术切除囊肿,同时查找并修复硬膜缺损。因考虑为良性病变,对年轻患者或伴有脊柱后侧凸者,为保持脊柱的稳定性,可考虑行椎板成形术。

第四节　颅缝早闭症

颅缝早闭症(craniosynostosis)又称狭颅症或颅缝骨化症,是由于一条或多条颅骨骨缝过早闭合而导致头颅畸形,并出现颅内压增高、智力发育障碍及视力损害等症状。

早在古希腊时代，人们就注意到颅形异常和颅缝早闭现象。Sommerring 于 1791 年描述了颅缝骨质的异常生长和垂直方向的生长受限，其后 Otto 和 Virchow 也分别得到相似的结论。1851 年，Virchow 提出，颅骨早闭骨缝垂直方向的生长停止而平行方向生长出现代偿，从而导致颅形异常和限制了脑组织的生长。这一结论成为其后 100 多年理解颅缝早闭症发病机制及探索治疗方式的指导原则。20 世纪早期，人们开始认识到某些颅缝早闭症是复杂性综合征畸形的一部分。迄今为止，发现与之相关的综合征已达 60 余种，其中 Crouzon 综合征和 Apert 综合征最多见。

一、病因与发病机制

颅缝早闭症的病因尚不明了，目前一般认为首发因素是颅缝病变，继而导致颅底和面部畸形。间质组织在发育过程中对维持颅缝的开放十分重要。分子遗传学研究表明，基因组水平的控制支配着大部分成骨作用的双向调节。20 世纪 90 年代以来，转基因动物模型的研究描述了一些可能与骨不规则生长相关的信号通路和基因位点。成纤维细胞生长因子受体（FGFRs）、骨形态发生蛋白（BMP）或 Noggin，TWIST 和 MSX2 基因的变异通过以下方式影响骨沉积和骨缝开放：决定骨缝处成骨细胞的增殖、凋亡和分化速率，影响下层硬脑膜旁分泌信号发生，以及在相邻的不同胚胎起源骨组织间形成边界缺损。

目前颅缝早闭症形成的假设有 4 个要点：①早闭颅缝两侧的颅骨合为一块，其生长特性等同于单块颅骨，且该颅骨边缘的生长潜能均变小。②周围颅骨生长速度超过融合的颅骨。③与早闭颅缝成一直线的颅缝两侧的颅骨生长速度相等。④与早闭颅缝相邻的颅缝两旁骨质代偿性生长速度大于远离的不相关颅骨。

二、分类与流行病学

颅缝早闭症可发生于单一骨缝或累及多条骨缝。原发性颅缝早闭症为独立发生，而继发性颅缝早闭症则与地中海贫血、甲亢、黏多糖增高症和维生素 D 缺乏等血液系统疾病和代谢性疾病相关。原发性颅缝早闭症分为非综合征性和综合征性两类，前者不伴有其他的神经及眼部异常，后者则伴有累及心血管、泌尿生殖、肌肉骨骼等多系统的畸形。常见的综合征有 Apert 综合征、Carpenter 综合征、Crouzon 综合征、Muenke 综合征和 Saethre-Chotzen 综合征等。

颅缝早闭症的流行病学报道各有不同，发病率在 1/2000～1/3000。最常见的是矢状缝早闭，发病率为 190/10 万新生儿，男女之比约为 3.5：1；72% 为散发病例，2% 具有家族性。冠状缝早闭见于 94/10 万新生儿，61% 为散发病例，男女比约为 1：2。额缝早闭发病率为 67/10 万新生儿，男女比约为 3.3：1。多发颅缝早闭远少于冠状缝早闭，额缝伴人字缝早闭非常罕见。

三、临床表现与诊断

随着脑组织的生长发育，相邻骨板间成骨边缘不断分离，使骨缝成为新骨沉积的生长点。脑组织生长的代偿性力量持续作用于尚未闭合的骨缝，从而导致颅形的异常（表 4-2）。不同骨缝的早闭各自呈现出特定的颅形，而早闭颅缝范围和数量的差异亦引发不同的临床症状，包括外观改变、颅内压增高、脑积水和视力障碍等（图 4-15）。

表 4-2　颅形异常与颅缝早闭症的外科分类

颅形	闭合的骨缝
舟状头	矢状缝
三角头	额缝
斜头	形状异常但非颅缝早闭引起
尖头	双侧冠状缝早闭
短头	双侧冠状缝早闭并累及颅底
塔状头	冠状缝及矢状缝早闭

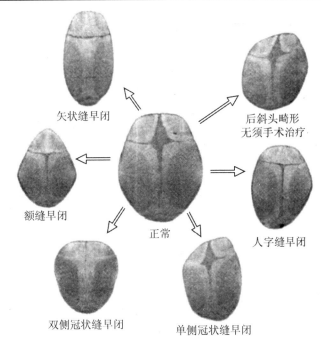

矢状缝早闭

后斜头畸形
无须手术治疗

额缝早闭

正常

人字缝早闭

双侧冠状缝早闭

单侧冠状缝早闭

图 4-15　颅形异常与颅缝早闭

颅内压增高是非综合征性颅缝早闭症最主要的功能障碍，多见于多条骨缝早闭的患者。起初颅内压增加的幅度较低，呈间歇性和慢性。出生后 2 年频度达到最高，6 岁以后压力趋于正常。由于压力增高不严重，临床表现隐匿，脑压＞15mmHg 被定义为颅内高压。症状包括头痛、兴奋和睡眠困难。未经治疗的颅内压增高可导致视神经乳头水肿、视神经萎缩以至失明。脑组织受压亦会引起神经心理障碍，从轻微行为错乱直至显著的弱智。颅神经异常相对少见，最常受累的是第Ⅰ、第Ⅱ、第Ⅴ、第Ⅵ和第Ⅷ对脑神经，症状包括嗅觉丧失、视力减退、失明、面部敏感性改变、三叉神经痛、眼内斜、听力丧失、耳鸣及眩晕。癫痫多见于多条骨缝早闭。

（一）矢状缝早闭

本症在颅缝早闭症中最为常见，40%～60%。近 80% 为非综合征性颅缝早闭，约 6% 为家族显性遗传。由于矢状缝早闭，其垂直方向颅骨生长受抑，从而沿前后方向生长，导致舟状头。其特征是双顶部狭窄、矢状缝成嵴、双额和（或）双枕部凸出、眼间距增宽，有报道约 1/3 的舟状头患者存在脑瘫、精神运动迟滞或神经病学体征，颅内压增高见于 7%～13% 的病例。

（二）额缝早闭

额缝正常闭合自出生后 3 个月开始，通常在 9 个月至 2 年完成。额缝早闭可发生于胎儿期前至出生后 9 个月，在颅缝早闭症中＜10％。其特征是额缝呈骨嵴样隆起、额骨外侧扁平、冠状缝前移、双顶后部代偿性增宽，眼间距过窄，眶上缘扁平、后移，导致三角头。近 75％额缝早闭病例为非综合征性，25％为综合征性，而与后者相关的综合征包括 Jacobsen/11q23 缺失、染色体 9p 缺失、Opitz C 综合征及多种其他异倍体。

（三）冠状缝早闭

冠状缝早闭可为单侧或双侧性，对颅面外观的影响较为复杂，且广泛累及颅底。

单侧冠状缝早闭约占颅缝早闭症的 20％～30％，多为非综合征性，但有报道部分病例与 TWIST1 和 pro250arg FCFR3 基因突变有关。

双侧冠状缝早闭通常为综合征性颅缝早闭。分为两类：第一类是尖头畸形，头颅前后方向生长受限而横向增宽，颅底未受累，因而上颌骨前后翻转未受影响。眶上缘扁平，蝶骨翼增厚并向颅内延伸。尖头畸形中 75％病例伴有中枢神经系统异常和 Chiari 畸形。第二类是短头畸形，为双侧冠状缝早闭伴有颅底骨缝早闭，蝶骨的生长严重受限，前额大而扁平。这可能与进行性脑积水、脑室扩张等脑脊液动力学改变有关。严重畸形的存在有助于颅缝早闭症合并综合征的诊断。

冠状缝早闭中最为常见的是因蝶骨小翼上移所致的"小丑眼"畸形，由于颅底受累，面中部发育不良并有突眼。累及颅后窝骨缝可导致枕大孔收缩、骨性颅后窝缩小以及岩骨嵴和骨性颅底的扭转。

（四）人字缝早闭

少见，约占所有颅缝早闭症的 5％。单侧人字缝早闭需与后斜头畸形鉴别，后者通常无须治疗。影像学上可见人字缝闭合或硬化，伴有对侧额、顶部代偿性隆起，同侧枕乳部膨隆。双侧人字缝罕闭则枕部对称，均呈扁平状；如早闭严重，则额部也可膨隆，颅顶部抬高。

（五）多发性颅缝早闭

多发性颅缝早闭与综合征相关，最常见的组合是双侧冠状缝早闭，其他包括双侧冠状缝合并双侧人字缝早闭，或双侧冠状缝合并矢状缝早闭（塔状头）。当矢状缝及双侧冠状缝早闭时则形成苜蓿叶头或称 Kleeblattschadel 头。广泛的颅缝早闭可见于严重缺氧、缺血性损伤所致的脑生长迟滞，婴儿的表现可由轻微异常直至严重小头引起颅内压增高和突眼，差异巨大。

（六）Crouzon 综合征

Crouzon 综合征发病率为 1/25 000。常染色体显性遗传，分子遗传学检测定位于 FGFR2 基因突变，敏感性＞50％。1/3 的患者出生时即有症状，临床表现包括双侧冠状缝早闭所致短头畸形，亦可见到其他颅缝早闭引起的舟状头和 Kleebiattschadel 头，面中部后移，眼距过宽和严重突眼，上颌骨发育不良，鹰钩鼻并可能存在腭裂，颅内异常包括脑积水（30％）、Chiari I 型畸形及小脑扁桃体疝（70％），常见合并耳与脊髓病变。与其他 FGFR 相关综合征不同的是该综合征一般不伴有肢体畸形。

（七）Apert 综合征

Apert 综合征发病率约为 1/10 万。为常染色体显性遗传，也可散发。FGFR2 基因突变可作为分子水平的诊断，敏感性超过 98％。其临床表现有双侧冠状缝早闭伴尖短头畸形，也可存在其他颅缝早闭，前颅底骨性融合、眼距增宽、面中部发育不良、后鼻孔硬化及眼眶狭窄等。颅内异常包括由巨头畸形、白质发育不良、胼胝体缺如所导致的认知功能障碍。伴房间隔缺损、室间隔缺损等心脏异常及肾盂积水等肾脏异常。颅缝早闭症和对称性并指（趾）畸形是本病的特征。

四、影像学检查

X线平片检查能发现颅缝早闭的原发征象，如骨缝旁硬化、局限性裂痕、骨桥及骨缝消失，也能提示颅内高压引起的间接征象，如颅骨指压征等。但3个月以内婴儿颅骨钙化程度低，平片很难发现颅缝融合的存在和进展。

CT扫描能够很好地显示颅缝早闭的形态，除了评价颅骨和骨缝的异常之外，还能判断合并的脑内结构异常，如脑积水、先天畸形、脑萎缩和慢性硬膜下血肿等。三维和螺旋CT扫描的应用极大地提高了诊断的准确性，并且有助于复杂手术方案的设计及随访评估。尽管对于婴幼儿进行CT扫描可因电离辐射致癌及迟滞发育仍有争议，但是CT仍然是颅缝早闭症影像诊断的金标准。

MRI检查可以显示颅缝早闭伴随的脑组织异常，对综合征性颅缝早闭具有诊断价值，可发现中线病变、脑实质异常、脑积水、小脑扁桃体疝及继发性脊髓空洞等。

超声检查亦可用于12个月以内婴儿颅缝早闭症的诊断，当骨缝变窄和骨板增厚后超声检查的可靠性下降。

五、手术治疗

自1890年Lannelongue进行颅缝切除术以来，已有多种手术方式用于颅缝早闭症的治疗，包括微侵袭内镜手术、带状颅骨切除，以及全颅盖重塑。手术方式的选择应当依据多种因素，包括患者接受手术时的年龄、颅缝早闭的类型以及颅形异常的程度和部位。一般而言，局限性的手术如内镜和条形颅骨切除术更适合于<3个月的年幼患儿，因其骨缝闭合限于单一骨缝且畸形程度较轻。对于伴有更为严重畸形、累及单一或多条骨缝的年长患儿则倾向于采取广泛的手术方式，如全颅盖重塑。

局限性手术侵袭性小、失血少、住院时间短，因而得以广泛采用。颅骨矫形头盔的使用有助于术后治疗，也使这些术式的效果得到进一步的巩固。尽管如此，应当注意局限性手术对颅骨畸形的纠正效果慢于全颅盖塑形，依赖于矫形头盔的术式需要数月至1年得以重塑颅骨，而全颅盖重塑手术能令受压的局部脑组织在术后立即释放。此外，6～12个月中段年龄的患儿颅骨畸形可能更为复杂。由于骨骼的成熟更能耐受重塑，而局限性手术依靠脑组织的生长使颅骨外形恢复正常，可能不足以完全纠正畸形。较广泛的手术方式能够立即纠正原发的限制性颅骨畸形，同时也允许重塑代偿性生长造成的前额、枕部或其他部位的异常，因此更适合于年长的患儿。

手术时机的选择以出生后6个月以内为佳，此后手术可能出现神经发育迟缓。

（一）单纯骨缝切除和带状颅骨切除术

最初，颅缝切除手术由于常常在病程后期进行，故仅有短期效果，再骨化现象明显。20世纪20年代起，及早和适当的手术能够预防颅缝早闭症不良后果的观念逐渐受到重视，至40年代广泛接受带状颅骨切除术和骨缝切除术，在出生后2个月手术干预能获得良好的功能和外观结果。然而,较年长儿童术后,人工骨缝快速桥接再骨化仍是常见的并发症,即使多次广泛的颅盖重塑手术,但效果不佳。

(二)广泛颅盖重塑术

20 世纪 60 年代早期至 90 年代中期,单纯骨缝切除术和带状颅骨切除术治疗晚期颅缝早闭症疗效的局限性,促使新型复杂颅盖重塑手术的发展。最流行的术式包括:宽带状颅骨切除＋双顶部楔形颅骨切除术、矢状颅骨切除＋双顶骨粉碎术、扩大顶部切除术、中线颅骨切除＋枕骨切除术,对于严重矢状缝早闭通过 π 形颅骨切除＋全颅盖重塑术,对额缝以及单侧或双重冠状缝行眶额提升术,等等。π 形颅骨切除全颅盖重塑术及其改良术式的优点在于:既处理了原发早闭的骨缝,又纠正了颅骨的畸形,包括前后径长和前额的膨隆,并且即刻纠正颅形而无须戴矫形头盔。尽管这些术式存在局限性,但是鉴于其效果,它们仍然推荐为治疗非新生儿颅缝早闭症的方法。

(三)神经内镜手术

1998 年,Jimenez 和 Braone 开创了内镜下颅缝早闭症手术。内镜技术的发展使传统的带状颅骨切除术得以经微小切口在内镜下完成,术后须辅以颅骨矫形头盔治疗。两者的结合使早期诊断的颅缝早闭症患者获得良好的远期疗效,随访结果显示优于早期采用创伤更大的术式患者。手术耗时少、住院时间短、并发症少、瘢痕小和治疗费用减少等优点令内镜颅缝早闭手术得以推广;而内镜手术的缺陷在于其效果依赖于脑组织的生长和矫形头盔的治疗,后者代价不菲。矫形头盔需长期使用直至 1 岁,并时常随访,以调整头盔形状。

(四)后颅盖牵引或弹簧扩张术

后颅盖扩张手术比单纯的前颅手术能获得更大的脑生长空间。由于覆盖的头皮有限、出血增加,使后颅盖扩张重塑较为困难,且易重新塌陷。使用可调节螺钉装置或弹簧扩张颅后窝,可作为改良的一期“桶板截骨术”,通过逐步扩张成骨,增加后颅容积、降低重陷率和头皮覆盖的难度。

(五)手术并发症

手术并发症有失血、空气栓塞、硬膜撕裂、脑脊液漏、感染、术后头部外形不平整、颅骨缺损和脑损伤等。

第五节　隐性椎管闭合不全

椎管闭合不全(spinal dysraphism)是指一类神经管发育异常引起的椎管闭合不全,以及神经、脊膜、脊椎和皮肤发育异常的先天性疾病。包括开放性(aparta)和隐性(occulta)两类。前者由于局部皮肤、皮下组织、肌肉、筋膜和椎板等缺失或结构不完整导致脊髓显露(open defects),而后者有正常皮肤覆盖,脊髓不显露。妊娠后的前 2 个月胚胎发育可分为 23 个阶段,在 8～18d,神经板形成,接着是神经折叠和融合,到第 28 天神经管延伸和闭合完成。如果尾端神经孔闭合失败,导致开放性脊椎裂。次级神经胚形成阶段脊椎发育完成,在此阶段发育异常致隐性椎管闭合不全,其发生率较高。由于其表皮完整,脊髓可能固定在不同的组织,如皮肤、皮下组织、脂肪组织和韧带等,临床表现也不同,可分为隐性脊椎裂(spinal bifida occulta)、脊膜膨出(meningocele)、脊膜脊髓膨出(myelomeningocele)、脊髓脊膜囊肿膨出(myelomeningo-cystlcele)、脂肪脊髓脊膜膨出(lipo-myelo-meningocel)、椎管内脂肪瘤(spinal lipoma with mengingocele)和先天性皮窦(congenitaldemal sinus)等。闭合性椎管闭合不全尽管没有神经组织外露,但常伴有皮肤标记(43%~95%),包括皮下包块、毛细血管瘤、皮窦(dimples)和毛痣(hairy nevus)等。

一、脂肪脊髓脊膜膨出

脂肪脊膜脊髓膨出(lipomyelomeningoceles)是一少见的先天性疾病,腰骶部皮下脂肪瘤向内生长进入椎管内和硬膜下或脊髓内脂肪瘤相连。其发病率为 $1\sim2/10\,000$,占脊椎裂的14.4%,女性稍多见。脂肪瘤一方面因占位效应压迫脊髓或神经,另一方面因脂肪与脊髓相连导致脊髓栓系综合征。

(一)胚胎学

中枢神经发育始于胚胎第 3 周,为神经胚形成期(neurulation)。在原始神经胚形成期(primary neurulation),位于脊索外的外胚层增生,组成神经板,神经板侧方上升成神经皱褶,双侧神经皱褶在中线融合成神经管。融合从颅部开始,向头端和尾端发展。次级神经胚形成期(secondary neurulation)是尾部细胞团发育的过程,形成 L_2 以下的脊髓节段。随着神经管的闭合,皮肤外胚层和神经外胚层分离(dysjunction)。皮肤外胚层融合成神经管表面的表皮,中胚层进入神经管和表皮之间,发展为硬脊膜、椎板和肌肉等。在胚胎第 3 个月,脊髓贯穿胚胎的整个长度。随着进一步发育,脊椎和硬脊膜伸延超过神经管,脊髓的末端移动到较高的脊椎节段水平;出生 2 个月后,脊髓水平基本与成人相似。如果此发展阶段出现异常,可导致各种类型的隐性脊椎裂。尽管隐性椎管闭合不全的神经组织不外露,但多数患者表皮有特征性标志,可能神经管闭合和皮肤外胚层闭合在胚胎发育过程中有一定时间的同步性。神经管和皮肤外胚层分离过早,间充质的间质在神经管闭合的诱导下在神经板背侧边缘形成脂肪,导致脊髓和脂肪融合,阻碍神经胚的发育。同时,脂肪瘤向后通过硬膜和骨缺损处至硬膜外直到皮下,发生最常见的脂肪脊膜脊髓膨出。脊髓和脂肪瘤的连接处可以在椎管内和椎管外。脂肪脊髓膨出是脊髓和脂肪瘤连接处在椎管内,而脂肪硬脊膜脊髓膨出是脊髓和脂肪的连接处在椎管外。

脂肪瘤将脊髓与周围的硬膜或软组织连接在一起,导致栓系脊髓(tethered cord)。该类患者的其他畸形,如尿生殖道畸形、脊椎裂等发生率明显增高。

(二)流行病学

脂肪脊膜脊髓膨出发生率为 $0.3\sim0.6/10\,000$。神经管发育异常的原因是多方面的,包括遗传因素和环境因素。母亲在妊娠期间饮食中增加叶酸量,可明显降低椎管发育缺陷发病率,但脂肪脊膜脊髓膨出的发病率无明显下降。孕妇年龄过幼或过大或肥胖等,脊椎裂的发生率有所提高。也有报道认为与种族有关,但具体到某个疾病则不明确。脂肪脊膜脊髓膨出的家族性非常罕见,仅见 2 例报道。

(三)临床表现

1.皮肤局部症状

脂肪脊膜脊髓膨出的特征是腰部或骶部正中部位有皮下脂肪瘤。该皮下脂肪瘤通过缺损的筋膜、硬膜和脊椎管,与栓系的脊髓相连。其最常见的表现是在腰骶部中线或中线旁软组织包块,常伴有脂肪瘤相关的皮肤病变如皮毛窦、皮肤凹陷和表皮血管瘤等。脂肪包块在出生时即存在,半数的新生患儿可无神经症状。

2.神经损害症状

皮下脂肪瘤固定在腰背部筋膜上,脊髓圆锥向上运动受到限制,导致进行性神经功能和泌尿功能障碍,即栓系综合征。随着年龄和身高的增长,症状加重。脂肪瘤的压迫和栓系致使神经组织血灌注量下降也是神经组织损害的一个因素。

Hoffman报道62.5%的患者在出生后6个月之前无神经损害症状,而6个月后仅29.3%的患儿无症状。5岁后,所有患者均有神经损害的表现。其中,膀胱和肛门功能障碍较运动和感觉功能症状出现早,表现为尿频、尿道反复感染、神经性膀胱及便秘或大便失禁等,其他症状如双侧下肢长短不齐、畸形足、步态异常、脊椎弯曲、肌张力亢进和腰腿痛等。

(四)影像学表现

近年来,超声技术和MRI的发展,使许多患儿在出生前即可诊断。特别是三维超声可完整显示胎儿的脊椎形态。但如果脊椎紧贴子宫壁,超声检查很难确认胎儿皮下脂肪瘤。MRI可显示脂肪瘤和脊髓栓系。因此,不仅明确诊断,也可以帮助外科医师制订治疗方案。MRI的表现是椎管和蛛网膜下隙增宽,脊髓和硬脊膜通过脊椎裂向背部移位(图4-16、图4-17)。脂肪瘤的膨出按解剖位置可分为3种类型:背侧型、过渡型和尾端型。背侧型是脂肪瘤附着于下胸段或腰髓段闭合不全脊髓的背侧,延伸到皮下,神经基板(neural placode)和脂肪瘤交界位于硬膜缺损的硬膜外。过渡型的脂肪瘤与脊髓的界面可通过脊椎裂,到达圆锥,分界面不明显。尾端型的脂肪瘤主要起源于脊髓圆锥,通过硬脊膜缺损延伸到硬脊膜外,也可以在硬脊膜内。

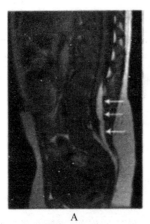
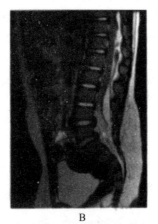

A   B

图4-16 MRI矢状位 T_1 加权像(A)和 T_2 加权像(B)显示脂肪脊膜脊髓膨出,箭头为脂肪瘤

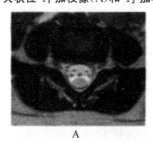
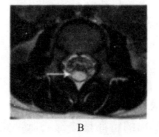

A   B

图4-17 MRI T_2 加权像显示后中线融合不全的隐性脊椎裂(A)和脂肪瘤和神经基板界面(B箭头所示)

(五)治疗

多数学者指出早期手术效果较好。手术目的是保持或改善神经功能,防止神经症状进一

步恶化。Cochrane 认为手术时间应根据病情而异,因为该类疾病患者常伴有畸形,手术可使畸形进一步加重。他将畸形分为对称性和非对称性。前者容易确定神经基板和脂肪瘤界面,后者不易,因此手术时间在神经功能损害症状出现后较好。

手术是切除脂肪瘤,修补腰骶筋膜缺损,尽可能将终丝游离或切断,防止脊髓再次出现栓系综合征(图 4-18)。由于脂肪瘤与神经基板紧密相连,完全切除脂肪瘤会不可避免出现神经损害,因此不主张脂肪瘤全切除。

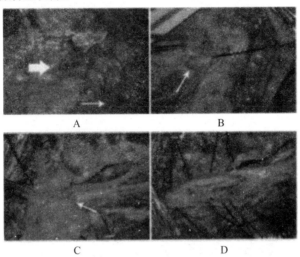

图 4-18　显示脂肪脊髓硬膜膨出头端(左)和尾端(右)的切除

A. 脂肪瘤通过筋膜缺损(粗箭头)到皮下,细箭头显示浅层脂肪瘤组成;B. 浅层脂肪瘤切除后,明确筋膜缺损部位(箭头所示);C. 进一步分离显示脂肪瘤和硬膜界面(箭头所示);D. 与脂肪瘤紧密粘连的圆锥和马尾神经位于脂肪瘤腹侧

脂肪脊膜脊髓膨出手术方法:患者俯卧位,腰骶部处最高位。以皮下脂肪瘤突出为中心做中线切口切开皮肤,沿腰骶部筋膜分离脂肪瘤边界直到脂肪瘤入椎管处。切除上一椎板暴露正常的硬脊膜和脊髓,便于显示脂肪瘤与脊髓的界面。将神经和脊髓尽可能分离,最大限度地切除脂肪瘤,缝合或修补硬膜,重建椎管。

二、脊髓囊肿膨出与脂肪脊髓囊肿膨出

脊髓囊肿膨出(myelocystocele)是指脊髓囊性扩大,通过椎管缺损向背侧膨出。膨出的囊肿实质上为囊性扩大的中央管、发育不良的脊髓组织、脑脊液等和硬脊膜,好发于腰髓部。如果表面无皮肤覆盖为脊髓囊肿膨出;如果有皮肤及脂肪覆盖,称为脂肪脊髓囊肿膨出(lipo-myelocystocele),该病占脊椎裂的 4%~8%。

(一)组织胚胎学

Mclone 认为,脊髓囊肿膨出是不明原因引起的脑脊液(CSF)不能从早期神经管内流出,导致中央管扩大所形成。最常见于脊髓末端,形成"末端脑室"(terminal ventricle),该"脑室"膨胀破坏背侧中胚层。但外胚层仍存在,导致脊椎裂。在病理上,囊肿壁为室管膜、脊髓和表皮。

(二)临床表现

所有患儿出生时背部有皮肤覆盖的囊样局部肿块,大小不同。其表面皮肤可伴有血管

瘤、痣或多毛等。多数患儿伴有神经功能损害表现,如不治疗,可进一步恶化。

（三）影像学表现

B超和MRI技术的进步,有助于早期诊断。特别是MRI,可鉴别相似的脊膜膨出。在MRI上,脊膜膨出可见连续的蛛网膜下隙,而脊髓囊状膨出显示"喇叭"状疝出（图4-19、图4-20）。

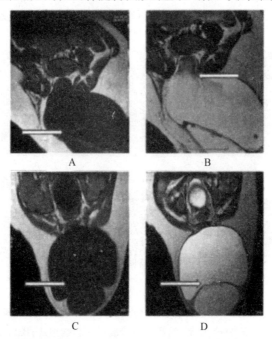

图4-19 MRI脊髓囊状膨出横断面的 T_1 加权像（A、C）和 T_2 加权像（B、D）显示囊腔从脊椎裂疝出

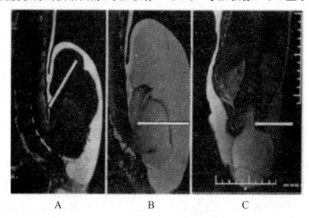

图4-20 MRI脊髓囊状膨出矢状位 T_1 加权像（A）和 T_2 加权像（B）显示巨大腰骶脊髓囊状膨出和低位脊髓栓系。囊腔从脊椎裂疝出。冠状位 T_2 加权像（C）显示喇叭口样膨出

（四）治疗和预后

早期手术治疗的效果较好。患者取俯卧位,后正中切开皮肤后,如有脂肪瘤予以切除;沿囊肿分离到硬脊膜出口处,显露上方正常的硬脊膜。确认硬膜囊并切开,硬膜内粘连予以分离,确定椎管末端囊肿与中央管相通,切除多余的组织。囊肿末端缝合,重建脊髓形态。切断终丝,紧密缝合硬膜。Muthukumar建议缝合囊肿末端时,使其与蛛网膜下隙相同,防治脊髓空洞。

脊髓囊肿膨出手术治疗预后较好。

三、脊髓纵裂

脊髓纵裂(diastematomyelia,split cord malformation,SCM)是脊髓从中线分开,成为两个半脊髓(hemicords),常位于脊髓下段。两个半脊髓的中间间隔可以是骨性、韧带、纤维或陷入的硬脊膜。脊髓可以全长分离也可以部分节段分离。骨性纵隔常从椎体后方突起。脊髓纵裂可分为两型:SCM-Ⅰ型,由两个半脊髓组成,每个都有硬脊膜鞘,由骨性间隔分离;SCM-Ⅱ型为两个半脊髓共存于同一个硬脊膜鞘内,其间仅有纤维组织分隔。

（一）病理学和发病机制

脊髓纵裂畸形的发病机制仍不清楚。Herren等提出是由于神经板过度折叠所导致。Gardner等认为,神经管在延长阶段,其腹侧或背侧出现二次破裂,形成两个神经管,中胚层的组织穿入两个神经管之间组成纤维性或骨性分隔。Bremer推测,脊髓纵裂畸形是伴随背侧肠瘘形成时发生。从原肠腔发育成肠腔的过程中,形成了憩室;憩室增大,将脊索和神经板分为两部分。憩室在皮肤表面开放,则导致背侧肠瘘和开放性脊索分裂综合征(open form of split notochord sysndrome)。Pang等提出一体论,其依据是内中胚层管概念。来源于内中胚层管的SCM-Ⅱ型,仅由原始硬脊膜组成,不含骨干细胞。SCM-Ⅰ型的特征是来自中胚层的硬膜外骨韧带突起将脊髓分成对称的或不对称的两个半脊髓分别位于两个硬膜囊。SCM-Ⅰ型中隔两旁的硬膜和蛛网膜分别包绕裂开的脊髓,形成两个硬膜下腔和蛛网膜下隙,并在中隔的上下方互相融合。在SCM-Ⅱ型,只有一个硬膜囊,通过纤维突起将脊髓分为对称的两个半脊髓。SCM-Ⅱ型的发生率稍高。这两种畸形均有纤维束带引起的脊髓栓系。脊髓的裂隙呈矢状位,裂隙长1～10个椎体不等。裂隙完全位于腰段占47%,腰骶段占27%,胸段23%,骶或颈段1.5%。1%以下的患者存在两个裂隙,91%的患者裂隙上下脊髓是融合的。如果骨刺突起于腰段并上下延伸,可将圆锥、终丝甚至马尾一分为二。分开的半个脊髓较上下融合的整个脊髓小,各有一个前角和一个后角。中隔附近可见旁中央背根。部分患者在分隔上下存在脊髓空洞,脊髓圆锥常常在骶管内。半个脊髓侧方的神经根纤维发育接近正常,但靠近中线纵裂部位的神经根较正常细。在纵裂头端的脊髓处,椎管被囊状物占据,囊前壁为室管膜,后壁为星形胶质细胞,中间间隔处缺乏灰质,只有散在神经元和局部聚集的胶质细胞。在纵裂尾端的脊髓前裂明显增深,软脊膜增厚。

SCM引起神经损害的机制有:①发育异常引起神经损害,出生时即出现症状。②中隔对神经根的压迫,并与神经根粘连引起栓系综合征。③脊髓空洞。④脊柱侧弯和神经根牵拉。⑤终丝牵拉等。

（二）临床表现

SCM的表现多变,从无症状到疼痛、步态异常、感觉运动障碍和自主神经功能损害等。Borker等报道的53例患者中,7例无症状。国内学者报道,该病约占脊椎裂患者的1/3。女性多见,男女比例为1:(2～3);发病年龄从出生到成人。SCM-Ⅰ型患者诊断明确时的平均年龄3岁,SCM-Ⅱ型者为8岁。临床表现与其他隐性椎管闭合不全疾患相似,有皮肤异常、骨骼系统畸形和神经功能障碍3个方面。皮肤异常约占50%,包括带毛的斑块(hairy patch)、皮肤小凹(dimple)、血管瘤(hemangioma)、皮下肿块和色素痣(pigment nevus)等。骨骼发育异常最常见的为脊椎侧弯和下肢畸形,前者占60%以上,后者占20%～30%。神经功能损害包括腰腿痛(30%)、下肢肌力减退或肌肉萎缩(30%)和肛门膀胱功能损害(20%)等。

儿童期以皮肤损害、足部畸形和感觉运动障碍为主。成人期表现为疼痛、感觉运动障碍。成人患者的特点：①症状相对少。②个子矮小。③分隔发生在胸段或胸段以下。④预后较好。

（三）影像学表现

X线平片检查可对病变定位及反映椎体、椎板畸形。CT扫描可明确诊断，特别是3D-CT重建骨性中隔和显示相邻椎体结构关系。MRI检查可对脊柱、脊髓、中隔和终丝等的异常做出明确的诊断。须做全脊髓的MRI检查，排除相关的其他发育异常。目前辅助诊断以MRI为主，CT为辅（图4-21、图4-22）。在Borker报道的53例患者中，14例伴脊髓空洞，1例Chiari畸形，10例终丝增粗，9例终丝脂肪瘤。CT和MRI检查均可显示分裂的脊髓，胸腰段占40%，腰段占46%，胸部占13%，颈段只占1%。少数病例可出现多发性脊髓纵裂。

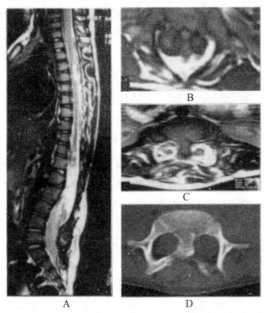

图4-21 MRI和CT显示SCM-Ⅰ型典型的骨嵴在L₁脊椎水平将脊髓分为带硬脊膜鞘的不对称的两个半脊髓

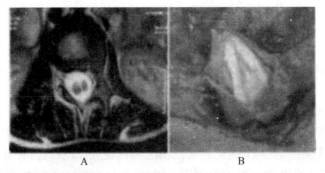

图4-22 A为MRI的T_2加权图像显示SCM-Ⅱ型：两个半脊髓在单个硬脊膜管内，中间有纤维组织分割，无骨质成分；B为手术所见，脊髓裂中间无骨嵴，纤维间隔已被切除

（四）治疗和预后

SCM-Ⅰ型患者最常见的运动系统症状是不对称性下肢无力或萎缩。患者有进行性神经功能损害，建议手术治疗。手术切除分隔可改善神经功能症状或维持当前的神经功能状态。

SCM-Ⅱ型患者手术后并不改善症状,因此是否手术治疗仍有争议。手术目的是切除中隔和硬膜袖套,解除对脊髓的压迫、终丝的牵拉和纤维束带对脊髓的栓系,同时切除其他伴随病变,并修补背侧硬膜。

患者取俯卧位,做后正中切口,至少切除分叉的上一个和下一个椎板。术野上、下均暴露出正常脊髓、硬膜。用磨钻磨除骨间隔,注意防止损害脊髓。完全切除切开硬膜,切除硬膜袖套并将导致栓系的各种因素去除,缝合硬膜。注意对于任何病例,不做脊髓切开和脊髓空洞引流。

主诉为疼痛的患者,手术治疗可明显缓解疼痛。对于括约肌功能损害的手术疗效不理想。下肢感觉运动功能损害的患者,手术效果较括约肌功能损害的患者好,但比疼痛患者差。对于一些症状由先天性神经损害所致的患者,手术效果不明显。Huang 等报道 SCM-Ⅱ型患者手术和保守治疗的效果相近。

四、神经管肠源性囊肿

神经管肠源性囊肿(neurenteric cyst,NC)也叫神经管原肠囊肿,在胚胎 3 周,由于脊索与原肠分离不完全,原肠的残余组织异位,破坏中胚层而形成的先天性疾病,占脊髓肿瘤的 0.7%~1.3%。此期,神经原肠管(neurenteric canal)连接卵黄囊等组织,横穿原始脊索板,阻止脊索与内皮细胞的分离,具有分泌浆液的内皮细胞发育形成囊肿。囊肿可以发生在神经轴的各部位,最常见于颈段和胸段。5%位于髓内,90%位于硬膜下、脊髓外,常在脊髓腹侧,可使脊髓受压。

(一)组织病理学

神经管肠源性囊肿囊壁 HE 染色呈单层柱状或杯状细胞。Wilkins 将其分为 3 型:①A型,为柱状细胞,顶部有纤毛,基底由Ⅳ型胶原蛋白组织组成基膜;②B型,在 A 型的基础上还有骨、韧带、淋巴组织、脂肪或肉芽肿等;③C型,具 A 型特点,还存在与室管膜和胶质组织等相关结构。

肉眼观察,NC 是外膜较厚的囊性物,内容物为干草色或黑色的牛奶样、脑脊液样或果冻样液体。神经管肠源性囊肿多为单个囊性物,但也可发生播散和转移。瘤壁的上皮细胞神经胶质原纤维酸性蛋白(GFAP)染色阴性,而细胞角质蛋白、表皮细胞膜抗原和癌胚抗原(CEA)阳性。CEA 阳性支持囊壁细胞与小肠黏膜有关。髓内神经管肠源性囊肿囊壁存在星形细胞,GFAP 阳性。

(二)临床表现

患者常在 10~30 岁出现症状,男女比例为 2:1。成人主要表现为进行性、放射性疼痛,疼痛部位局限于 NC 累及的脊髓节段,多见于颈、腰段;病灶节段以下感觉运动障碍,如肌力下降和瘫痪等,症状的严重程度与囊肿的体积和所处的节段相关。感觉运动障碍呈波动性,为囊内内容物周期性产生或渗出和渗透压改变引起囊肿体积变化所致。儿童患者可出现无菌性脑膜炎、化脓性脑膜炎、慢性发热和大小便失禁等。50%的患者伴有脊椎发育异常,包括脊椎裂、脊椎侧弯和脊髓裂等,以及胃肠道、胃和心脏等发育异常。

(三)影像学表现

对于神经管肠源性囊肿的诊断,MRI 检查明显优于 CT 检查。而 CT 检查可显示继发性骨质改变。

神经管肠源性囊肿的 MRI 最典型的表现是 T_1、T_2 加权像均为高信号,而且不增强(图 4-23、图 4-24)。也有病例为 T_1 加权像低信号,T_2 高信号;或 T_1 高信号,T_2 低信号。但所有病例 FLAZR 显示的信号均较脑脊液高。在 CT 上,神经管肠源性囊肿为没有结节的等密度病灶。但也可有不增强的假性结节(mural redule),为黏膜残留。

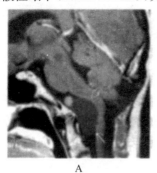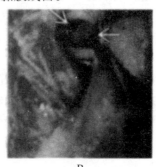

图 4-23 A. 颅颈交界处肠源性囊肿;B. 手术中见肠源性囊肿

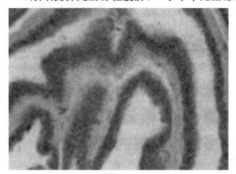

图 4-24 肠源性囊肿组织学表现为假分层柱状上皮细胞

(四)治疗和预后

手术切除是治疗的第一选择,目标是在可能的情况下,将其全切除。但由于患者存在脊椎异常、囊壁与神经广泛粘连,部分患者的病灶全切除困难和危险。

目前有 3 种手术入路,但究竟哪种入路最好仍无一致的意见。

(1)后入路:神经管肠源性囊肿主要位于脊髓腹侧,后入路时脊髓可能阻挡囊肿的显露分离,但目前仍然采用该入路,当囊内容物吸出后可提供足够的空间。术中内容物漏出,可能会引起脑膜刺激症状和脑脊膜炎。

(2)前入路:是切除 NC 的有效途径,并可降低囊壁破裂的风险。但手术难度明显增加,并需要做脊椎融合。

(3)侧方入路:为最少选择的入路。该入路可能损伤较多的肌肉、血管等组织,出血较多。但可以清晰地观察到囊壁与脊髓的边界,最大限度减少对脊柱和脊髓结构的损伤。

髓外肠源性囊肿与脊髓可能有明显的间隙,髓内囊肿与脊髓缺少明确分界面。因此,全切除髓内肠源性囊肿而不加重神经损害是很困难的,只能做部分切除,包括囊内容物吸出、囊壁部分切除减压术和囊腔-蛛网膜下隙分流术等。仅做囊内容物抽吸术复发率较高,效果最差。

11%的患者术后神经功能损害加重,18%患者神经症状不能完全改善。肠源性囊肿术后复发率 0~37%,复发的患者均为病灶部分切除者。

五、脊椎皮窦和皮窦样柄

脊椎皮窦（spinal dermal sinus,SDS）是有表皮组织覆盖的从皮肤到脊髓的窦道，是一种易忽视的神经管闭合不全。皮肤上有窦道的窦口，伴有毛发等。皮窦使椎管内的神经组织与外界相通，可致反复感染和栓系综合征。近年来，文献报道，部分患者窦道不含表皮组织，仅由纤维结缔组织构成，曾命名为"meningocode manque"。2009 年，Van Aalst 等认为这类窦道在组织学上、临床上和胚胎发育上与脊椎皮窦不同，将其命名为皮窦样柄（dermal sinus-like stalks,DSLS）。

（一）流行状况

脊椎皮窦的流行病学研究论文较少。其发病率为 1/2500。女性稍高，男女之比为 3∶4。Rajpal 报道 20 例患者中，2 例窦道无表皮组织覆盖。Martine-lage 曾报道 8 例脊椎皮窦，12 例皮窦样柄。由于最近才认识皮窦样柄，发病率被低估。

（二）组织胚胎学特点

皮窦通道是原始神经胚期的神经胚与外胚未分离所致。在原始神经胚期，神经板折叠成两个神经皱褶，外胚层分化为表皮外胚和神经外胚，神经外胚最终形成闭合的神经管，与皮肤外胚层分离。如果不分离则形成皮窦通道。皮窦通道壁由表皮细胞覆盖，即为脊椎皮窦。Van Aalst 等的实验研究通过连接神经管与外胚层诱导出皮窦样发育异常。他指出，所有的皮窦样柄由中胚层来源的纤维组织组成。入侵的中胚层间质细胞导致表皮和神经组织之间连续的紧密连接，形成皮窦样柄。其窦道壁没有表皮细胞覆盖，主要由纤维组织、脂肪组织、神经组织、血管、室管膜、韧带和肌肉等间质组织组成。

（三）临床表现

多数患者因皮肤异常就诊。脊椎皮窦的开口多种多样，窦道可伸入到椎管内脊髓背侧、硬膜下腔和硬膜外腔，也可伴有脂肪瘤、上皮样囊肿、皮样囊肿或畸胎瘤等。13％脊椎皮窦发生在骶尾交界处以下，35％位于腰骶交界处，41％位于腰部，10％位于胸部，1％位于颈部。最常见于 S_1，其次为 L_5 和 S_2 等，多数窦道或"柄"终止于脊髓圆锥、终丝，少数终止于硬膜。窦口多居中，但也有偏左或偏右的。有的患者可能有多个开口。Schropp 等认为，孔状开口、伴血管痣和多毛症等是皮窦的典型标志。皮肤"烟烫"样病灶（"cigaretteburn"）与 DSLS 密切相关。

神经系统症状与其他脊椎裂相似，表现为局部疼痛、下肢感觉或运动异常和小便功能障碍等。如出现中枢系统感染，表现为脊膜炎症状。

（四）影像学表现

超声学检查和 X 线摄片的诊断意义不大。MRI 可以显示皮下窦道、各种相关的肿瘤和栓系综合征，但很难辨认椎管内窦道或椎管内髓外肿瘤。

（五）治疗和预后

脊椎皮窦或皮窦样柄的治疗是手术切除皮窦和硬膜内的所有肿块以及异常连接。一般来说，手术探查的风险很小，而且对神经功能的保护机会较大。建议早治疗，以防止出现神经功能损害和感染。采用后正中入路，切口围绕皮窦开口或皮肤病灶，沿着窦道或"柄"，向深部分离，直到椎板。切除相关的椎板，显示硬脊膜，有时皮窦在硬膜外即终止，并不伸入至硬膜下，但仍需要打开硬膜加以证实。伴有肿瘤时应切除肿瘤，并将硬膜紧密缝合。

多数患者经治疗后可以过正常生活。1/4左右患者存在排尿困难或遗尿,少数出现泌尿系统感染,10％～20％患者有便秘。DSLS者泌尿系统症状发生率相对较低。

六、隐性脊椎裂

隐性脊椎裂(spina bifida occulla,SBO)是指椎弓发育异常未能完全闭合,在隐性椎管闭合不全疾患中为最多见的一类,发生率约占人口的 1‰。多见于腰髓部的 L_5、S_1,椎管内容物并无膨出。迄今为止,患者常常在体检中偶尔发现。因此,SBO 不具有临床意义和无需治疗。有研究发现,SBO 患者下尿道不适感或功能障碍的发生率明显高于正常人群,其机制目前仍不清楚。在夜尿症患者中,26％为 SBO。但解剖研究未发现,SBO 与脊髓损害之间存在直接关系。合并腰骶部皮肤色素沉着或脐形小凹和毛发过度生长等症状的患者亦罕见。没有症状的隐性脊椎裂不需治疗,若伴有脊髓栓系或畸形,并产生神经损害症状时,则可作相应的手术。

第五章　颅脑损伤性疾病

第一节　头皮损伤

一、应用解剖

(一)额顶枕部

头皮是被覆于头颅穹隆部的软组织,是颅脑部防御外界暴力的表面屏障,具有较大的弹性和韧性,对压力和牵张力均有较强的抗力。暴力可以通过头皮及颅骨传入颅内,造成脑组织的损伤,而头皮却完整无损或有轻微的损伤。头皮的结构与身体其他部位的皮肤有明显的不同,表层毛发浓密、血运丰富,皮下组织结构致密,有短纤维隔将表层、皮下组织层和帽状腱膜层连接在一起,三位一体不易分离,其间富含脂肪颗粒,有一定保护作用。帽状腱膜与颅骨骨膜之间有一疏松的结缔组织间隙,使头皮可赖以滑动,故有缓冲外界暴力的作用。当近于垂直的暴力作用在头皮上,由于有硬组织颅骨的衬垫,常致头皮挫伤或头皮血肿,严重时可引起挫裂伤;近于斜向的或切线的外力,因为头皮的滑动常导致头皮的裂伤、撕裂伤,但在一定程度上又能缓冲暴力作用在颅骨上的强度。头皮在解剖学上可分为5层。

(1)皮肤层较身体其他部位的皮肤层厚而致密,含有大量毛囊、皮脂腺和汗腺。含有丰富的血管和淋巴管,外伤时出血多,但愈合较快。

(2)皮下组织层由脂肪和粗大而垂直的纤维束构成,皮肤层和帽状腱膜层均由短纤维紧密相连,是结合成头皮的关键,富含血管、神经。

(3)帽状腱膜层覆盖于颅顶上部,为大片白色坚韧的腱膜结构,前连于额肌,后连于枕肌,侧方与颞浅筋膜融合,坚韧且有张力。该层与骨膜连接疏松,是易产生巨大帽状腱膜下血肿的原因。

(4)腱膜下层由纤细而疏松的结缔组织构成,其间有许多血管与颅内静脉窦相通。

(5)骨膜层紧贴于颅骨外板,在颅缝贴附紧密,其余部位贴附疏松,可自颅骨表面剥离。

(二)颞部

颞部头皮向上以颞上线与额顶枕部相接,向下以颧弓上缘为界。组织结构可分以下6层。

(1)皮肤,颞后部皮肤与额顶枕部相同,前部皮肤较薄。

(2)皮下组织与皮肤结合不紧密,没有致密纤维性小梁,皮下组织内有耳颞神经,颞浅动、静脉经过。

(3)颞浅筋膜是帽状腱膜直接延续而成,在此处较薄弱。

(4)颞深筋膜被盖在颞肌表面,上起颞上线,向下分为深浅两层,分别附于颧弓的内外面,两层间合成一封闭间隙,内容脂肪组织。深层筋膜质地较硬,内含腱纤维,创伤撕裂后,手指触及裂缘,易误认为骨折。

(5)颞肌起自颞窝表面,向下以肌腱止于下颌骨喙突。颞肌表面与颞深筋膜之间有一间隙,内含脂肪,向下与颊脂体相延续。

（6）骨膜，此处骨膜与骨紧密结合，不易分开。

（三）颅顶软组织血管

1.动脉

颅顶软组织的血液供给非常丰富，动脉之间吻合极多，所以头皮损伤愈合较快，对于创伤治疗十分有利。但是另一方面因为血管丰富，头皮动脉在皮下组织内受其周围的纤维性小梁的限制，当头皮损伤时血管壁不易收缩，所以出血极多甚至导致休克，必须用特殊止血法止血。

供应颅顶头皮的动脉，除眼动脉的两个终支外，都是颈外动脉的分支。

（1）眶上动脉和额动脉是眼动脉（发自颈内动脉）的终支。自眶内绕过眶上缘向上分布于额部皮肤。在内眦部，眼动脉的分支鼻背动脉与面动脉的终支内眦动脉相吻合。

（2）颞浅动脉是颈外动脉的一个终支，越过颧弓根部后，行至皮下组织内（此处可以压迫止血），随即分成前、后两支。前支（额支）分布额部，与眶上动脉相吻合；后支（顶支）走向顶部与对侧同名动脉相吻合。

（3）耳后动脉，自颈外动脉发出后，在耳郭后上行，分布于耳郭后部的肌肉皮肤。

（4）枕动脉起自颈外动脉，沿乳突根部内侧向后上，在乳突后部分成许多小支，分布于顶枕部肌肉及皮肤。另有脑膜支经颈静脉孔和髁孔入颅，供应颅后窝的硬脑膜。

上述诸动脉的行走方向都是由下向上，呈放射状走向颅顶，故手术钻孔或开颅时，皆应以颅顶为中心做放射状切口，皮瓣蒂部朝下，以保留供应皮瓣的血管主干不受损伤。

2.静脉

头皮静脉与同名动脉伴行，各静脉相互交通，额部的静脉汇成内眦静脉，进而构成面前静脉；颞部的静脉汇成颞浅静脉；枕部的静脉汇入颈外浅静脉。

颅外静脉还借导血管和板障静脉与颅内的静脉窦相交通。头颅部的静脉没有静脉瓣，故头、面部的化脓性感染，常因肌肉收缩或挤压而经此路径引起颅骨或颅内感染。

常见的颅内、外静脉交通有以下几支。

（1）内眦静脉经眼静脉与海绵窦交通在内眦至口角连线以内的区域，面部发生化脓感染时，可通过此路径而造成感染性海绵窦栓塞，故此区有"危险三角区"之称。

（2）顶部导血管位于顶骨前内侧部，联结头皮静脉与上矢状窦。顶部帽状腱膜下感染可引起上矢状窦感染性栓塞。

（3）乳突部导血管经乳突孔联结乙状窦与耳后静脉或枕静脉。

（4）枕部导血管联结枕静脉和横窦。项部的痈肿有引起横窦栓塞的危险。

（5）经卵圆孔的导血管联结翼静脉丛和海绵窦，故面深部的感染引起海绵窦感染者也不少见。

正常情况下，板障静脉和导血管的静脉血流很不活跃，但当颅内压增高时，颅内静脉血可经导血管流向颅外，所以在长期颅内压增高的患者，板障静脉和导血管可以扩张变粗，儿童尚可见到头皮静脉怒张现象。

（四）淋巴

颅顶没有淋巴结，所有淋巴结均位于头颈交界处，头部浅淋巴管分别注入下述淋巴结。

（1）腮腺（耳前）淋巴结位于颧弓上下侧，咬肌筋膜外面，有颞部和部分额部的淋巴管注入。

（2）下颌下淋巴结在颌下腺附近，有额部的淋巴管注入。

（3）耳后淋巴结在枕部皮下斜方肌起始处，有颅顶后半部的淋巴管注入。

以上淋巴结最后注入颈浅淋巴结和颈深淋巴结。

（五）神经

除面神经分布于额肌、枕肌和耳周围肌外，颅顶部头皮的神经都是感觉神经。

额部皮肤主要是三叉神经第一支眼神经的眶上神经和滑车上神经分布。颞部皮肤主要由三叉神经第三支下颌神经的耳颞神经分布。耳郭后面皮肤由颈丛的分支耳大神经分布。枕部皮肤由第 2 颈神经的后支枕大神经和颈丛的分支枕小神经分布。枕大神经投影在枕外隆凸下 2cm 距中线 2～4cm 处，穿出斜方肌腱，分布于枕部大部皮肤。枕大神经附近的瘢痕、粘连可引起枕部疼痛（枕大神经痛），常在其浅出处做枕大神经封闭治疗。

二、头皮损伤的类型及处理

颅脑损伤患者多有头皮损伤。头皮是一种特殊的皮肤，含有大量头发、毛囊、皮脂腺、汗腺及皮屑，往往隐藏污垢和细菌，一旦发生开放性损伤，容易引起感染，但头皮的血液循环十分丰富，具有较好的抗感染能力。头皮损伤外科处理时的麻醉选择，要根据伤情及患者的合作程度而定。头皮裂伤清创缝合一般多采用局麻，对头皮损伤较重或范围较大者，仍以全身麻醉为佳。单纯头皮损伤通常不致引起严重后果，但有时也可因头皮损伤后大量出血导致休克，所以应妥善处理。另外，头皮损伤若处理不当，可诱发深部感染，因此对于头皮损伤应给予足够的重视。

（一）头皮擦伤

1.临床表现

（1）头皮表层不规则轻微损伤。

（2）有不同深度的表皮质脱落。

（3）有少量出血或血清渗出。

2.诊断要点

损伤仅累及头皮表层。

3.治疗原则

处理时一般不需要包扎，只需将擦伤区域及其周围头发剪去，用肥皂水及生理盐水洗净，拭干，涂以红汞或甲紫即可。

（二）头皮挫伤

1.临床表现

（1）头皮表面可见局限性的擦伤，擦伤处及其周围组织有肿胀、压痛。

（2）有时皮下可出现青紫、淤血。

（3）可同时伴有头皮下血肿。

2.诊断要点

损伤仅累及头皮表层及真皮层。

3.治疗原则

将损伤局部头皮消毒包扎即可，也可在涂以红汞或甲紫后采用暴露疗法，注意保持伤口干燥。

（三）头皮血肿

头皮富含血管,遭受各种钝性打击后,可导致组织内血管破裂出血,从而形成各种血肿。头皮出血常发生在皮下组织、帽状腱膜下或骨膜下并易于形成血肿。其所在部位和类型有助于分析致伤机制,并能对颅骨和脑的损伤做出估计。

1.皮下血肿

头皮的皮下组织层是头皮血管、神经和淋巴汇集的部位,伤后易发生出血、水肿。

（1）临床表现:由于头皮下血肿位于头皮表层和帽状腱膜,受皮下纤维隔限制而有其特殊表现:①体积小、张力高。②疼痛十分显著。③扪诊时中心稍软,周边隆起较硬,往往误为凹陷骨折。

（2）诊断要点:采用 X 线切线位拍片的方法或在血肿缘加压排开组织内血液和水肿后,即可辨明有无凹陷性骨折。有助于排除凹陷性骨折,以明确皮下血肿的诊断。

（3）治疗原则:皮下血肿无须特殊治疗,早期给予冷敷以减少出血和疼痛,24～48h 后改为热敷以促进其吸收。

2.帽状腱膜下血肿

帽状腱膜下层是一疏松的结缔组织层,其间有连接头皮静脉和颅骨板障静脉以及多对脑神经。原发性颅脑损伤静脉窦的导血管,当头部遭受斜向暴力时,头皮发生剧烈的滑动,可引起导血管撕裂,出血较易扩散,常形成巨大血肿。

（1）临床表现:①血肿范围宽广,严重时血肿边界与帽状腱膜附着缘一致,前至眉弓,后至枕外粗隆与上项线,两侧达颧弓部,恰似一顶帽子戴在患者头上。②血肿张力低,波动明显,疼痛较轻,有贫血外貌。③婴幼儿巨大帽状腱膜下血肿,可引起失血性休克。

（2）诊断要点:采用影像学检查结合外伤史及临床表现诊断。

（3）治疗原则:帽状腱膜下血肿的处理,对较小的血肿可采用早期冷敷、加压包扎,24～48h后改为热敷,待其自行吸收。若血肿巨大,则应在严格皮肤准备和消毒下,分次穿刺抽吸积血后加压包扎,尤其对婴幼儿患者,须间隔 1～2d 穿刺 1 次,并根据情况给予抗生素,必要时尚需补充血容量的不足。多次穿刺仍复发的头皮血肿,应考虑是否合并全身出血性疾病,并做相应检查,有时需要切开止血或皮管持续引流。头皮血肿继发感染者,应立即切开排脓,放置引流,创口换药处理。

3.骨膜下血肿

颅骨骨膜下血肿,除婴儿可因产伤或胎头吸引助产所致者外,一般都伴有颅骨线性骨折。出血来源多为板障出血或因骨膜剥离而致,血液积聚在骨膜与颅骨表面。

（1）临床表现:血肿局限于骨缝,这是因为颅骨在发育过程中,将骨膜夹嵌在骨缝之内,故很少有骨膜下血肿超过骨缝者,除非骨折线跨越两块颅骨,但血肿仍将止于另一块颅骨的骨缝。

（2）诊断要点:采用影像学检查结合临床表现诊断。

（3）治疗原则:骨膜下血肿的处理,早期仍以冷敷为宜,但忌用强力加压包扎,以防积血经骨折缝流入颅内,引起硬脑膜外血肿。血肿较大时,应在严格备皮和消毒情况下施行穿刺,抽吸积血 1～2 次即可恢复。对较小的骨膜下血肿,也可采用先冷敷,后热敷待其自行吸收的方法。但婴幼儿骨膜下血肿易发生骨化形成骨性包壳,难以消散,对这种血肿宜及时行穿刺抽吸并加压包扎。

4.新生儿头皮血肿及其处理

(1)胎头水肿(产瘤):新生儿在分娩过程中,头皮受产道压迫,局部血液、淋巴循环障碍,血浆外渗,致使产生头皮血肿。表现为头顶部半圆形包块、表皮红肿,触之柔软,无波动感,透光试验阴性。临床不需特殊处理,3～5d后可自行消失。

(2)帽状腱膜下血肿:出血量较大,血肿范围广。头颅明显肿胀变形,一般不做血肿穿刺而行保守治疗。血肿进行性增大,可试行压迫颞浅动脉,如果有效,可结扎该动脉。患儿如出现面色苍白、心率加快等血容量不足表现,应及时处理。

(3)骨膜下血肿(头血肿):由于骨外膜剥离所致。多见于初产妇和难产新生儿,约25%可伴有颅骨骨折。血肿多发于头顶部,表面皮肤正常,呈半圆形、光滑、边界清楚,触之张力高,可有波动感。以后由于部分血肿出现骨化,触之高低不平。常合并产瘤,早期不易发现。一般2～6周逐渐吸收,如未见明显吸收,应在严格无菌条件下行血肿穿刺抽出积血,以避免演变成骨囊肿。

5.并发症及其防治

(1)头皮感染:急性头皮感染多为伤后初期处理不当所致,常发生于皮下组织,局部有红、肿、热、痛,耳前、耳后或枕下淋巴结有肿大及压痛,由于头皮有纤维隔与帽状腱膜相连,故炎症区张力较高,患者常疼痛难忍,并伴全身畏寒、发热等中毒症状,严重时感染可通过导血管侵入颅骨及(或)颅内。治疗原则是早期给予抗菌药物及局部热敷,后期形成脓肿时,则应施行切开引流,持续全身抗感染治疗1～2周。

(2)帽状腱膜下脓肿:帽状腱膜下组织疏松,化脓性感染容易扩散,但常限定在帽状腱膜的附着缘。脓肿源于伤后头皮血肿感染或颅骨骨髓炎,在小儿偶尔可因头皮输液或穿刺引起。帽状腱膜下脓肿患者常表现头皮肿胀、疼痛,眼睑水肿,严重时可伴发全身性中毒反应。帽状腱膜下脓肿的治疗,除抗菌药物的应用外,均应及时切开引流。

(3)骨髓炎:颅盖部位的急性骨髓炎多表现为头皮水肿、疼痛、局部触痛,感染向颅骨外板骨膜下扩散时,可出现波特水肿包块。颅骨骨髓炎早期容易忽略,X线平片也只有在感染2～3周之后始能看到明显的脱钙和破坏征象。慢性颅骨骨髓炎则常表现为经久不愈的窦道,反复溃破流脓,有时可排出脱落的死骨碎片。此时X线平片较易显示虫蚀状密度不均的骨质破坏区,有时其间可见密度较高的片状死骨影像。为时过久的慢性颅骨骨髓炎,也可在破坏区周围出现骨质硬化和增生,通过X线平片可以确诊。颅骨骨髓炎的治疗,应在抗菌治疗的同时施行手术,切除已失去活力和没有血液供应的病骨。

(四)头皮裂伤

头皮裂伤后容易招致感染,但头皮血液循环十分丰富,虽然头皮发生裂伤,只要能够及时施行彻底的清创,感染并不多见。在头皮各层中,帽状腱膜是一层坚韧的致密结缔组织,它不仅是维持头皮张力的重要结构,也是防御浅表感染侵入颅内的屏障。当头皮裂伤较浅,未伤及帽状腱膜时,裂口不易张开,血管断端难以收缩止血,出血较多。若帽状腱膜断裂,则伤口明显裂开,损伤的血管断端易于随伤口收缩、自凝,反而较少出血。

1.头皮单纯裂伤

(1)临床表现:常因锐器的刺伤或切割伤,裂口较平直,创缘整齐无缺损,伤口的深浅多随致伤因素而异。除少数锐器直接穿戳或劈砍进入颅内,造成开放性颅脑损伤者外,大多数单纯裂伤仅限于头皮,有时可深达骨膜,但颅骨常完整无损,也不伴有脑损伤。

(2)诊断要点:详细询问伤情,并结合临床表现,必要时进行头颅影像学检查排除其他伤情。

(3)治疗原则:是尽早施行清创缝合,即使伤后逾24h,只要没有明显的感染征象,仍可进行彻底清创一期缝合,同时给予抗菌药物及 TAT 注射。

清创缝合方法:剃光裂口周围至少 8cm 以内的头皮,在局麻或全麻下,用灭菌盐水冲洗伤口,然后用消毒软毛刷蘸肥皂水刷净创口和周围头皮,彻底清除可见的毛发、泥沙及异物等,再用生理盐水冲洗,冲净肥皂泡沫,继而用灭菌干纱布拭干,以碘酒、乙醇消毒伤口周围皮肤,对活跃的出血点可用压迫或钳夹的方法暂时控制,待清创时再一一彻底止血。常规铺巾后由外及里分层清创,创缘修剪不可过多,以免增加缝合时的张力。残存的异物和失去活力的组织均应清除,术毕缝合帽状腱膜和皮肤。若直接缝合有困难可将帽状腱膜下疏松组织层向周围潜行分离,施行松解后缝合;必要时也可将裂口做 S 形或瓣形延长切口,以利缝合。一般不放皮下引流条。

2.头皮复杂裂伤

(1)临床表现:常为钝器损伤或因头部碰撞所致,裂口多不规则,创缘有挫伤痕迹,创口间尚有纤维组织相连,没有完全断离。伤口的形态常能反映致伤物的大小和形状。这类创伤往往伴有颅骨骨折或脑损伤,严重者可引起粉碎性凹陷性骨折,故常有毛发或泥沙等异物嵌入,易致感染。

(2)诊断要点:详细询问伤情,并结合临床表现,必要时进行头颅 X 线片或 CT 检查排除其他伤情。

(3)治疗原则:清创缝合方法的术前准备和创口的冲洗清创方法如上述。对复杂的头皮裂伤进行清创时,应做好输血的准备。机械性清洁、冲洗应在麻醉后进行,以免因剧烈疼痛刺激引起心血管的不良反应。对头皮裂口应按清创需要有计划地适当延长,或做附加切口,以便创口能够一期缝合或经修补后缝合。创缘修剪不可过多,但必须将已失去血供的挫伤皮缘切除,以确保伤口的愈合。对头皮残缺的部分,可采用转移皮瓣的方法,将创面闭合,供皮区保留骨膜,以中厚皮片植皮。

3.头皮撕裂伤

(1)临床表现:大多为斜向或切线方向的暴力作用在头皮上所致,撕裂的头皮往往呈舌状或瓣状,常有一蒂部与头部相连。头皮撕裂伤一般不伴有颅骨和脑损伤,极少伴有颅骨骨折或颅内出血。这类患者失血较多,有时可达到休克的程度。

(2)诊断要点:详细询问伤情,并结合临床表现,头颅影像学检查可排除其他伤情。

(3)治疗原则:清创缝合方法是原则上除小心保护残蒂之外,应尽量减少缝合时的张力,可采用帽状腱膜下层分离,松解裂口周围头皮,然后予以分层缝合。由于撕裂的皮瓣并未完全撕脱,常能维持一定的血液供应,清创时切勿将相连的蒂部扯下或剪断。有时看来十分窄小的残蒂,难以提供足够的血供,但却能使整个皮瓣存活。若缝合时张力过大,应首先保证皮瓣基部的缝合,然后将皮瓣前端部分另行松弛切口或转移皮瓣加以修补。

(五)头皮撕脱伤

强大暴力拉扯头皮,将大片头皮自帽状腱膜下层或连同骨外膜撕脱,甚至将肌肉、一侧或双侧耳郭、上眼睑一并撕脱。

1. 现场急救处理

(1) 防止失血性休克，立即用大块无菌棉垫、纱布压迫创面，加压包扎。

(2) 防止疼痛性休克，使用强镇痛剂。

(3) 注射破伤风抗毒素。

(4) 在无菌、无水和低温密封下保护撕脱头皮并随同伤者一起，送往有治疗条件的医院。

2. 头皮撕脱伤的治疗

根据创面条件和头皮撕脱的程度，选择显微外科技术等最佳手术方法，以达到消灭创面、恢复和重建头皮血运的目的，从而最大限度地提高头皮存活率。

(1) 撕脱头皮未完全离体，有良好血液供应：剃发，彻底清创、消毒后，将撕脱头皮直接与周围正常皮肤缝合，留置皮管负压引流，创面加压固定包扎。

(2) 撕脱头皮完全离体，无血液供应：①撕脱头皮无严重挫伤，保护良好，创面干净，血管无严重扯拉损伤。此种情况，应立即行自体头皮再植术。撕脱头皮的头发尽量地剪短，不刮头皮，避免损伤头皮和遗留残发不易清除，消毒后放入冰肝素林格液中清洗，寻找头皮主要血管（眶上动静脉、滑车动静脉、颞浅动静脉、耳后动静脉）并做出标记，选择直径较大的动静脉1~2条，在显微镜下行血管端端吻合。吻合动脉直径必须大于1mm，吻合部位必须是从正常头皮中分离而出，血管内膜无损伤，否则吻合成功率明显降低。为减少头皮热缺血时间，应争分夺秒先吻合1支头皮动脉，然后再逐一吻合其他血管。如果头皮静脉损伤严重，吻合困难，可采用自体大隐静脉移植，必须保证至少一条静脉吻合通畅。如果撕脱头皮颜色转红，创面出现渗血，说明吻合口通畅，头皮血液供应恢复。缝合固定头皮时，应避免吻合血管扭曲和牵拉。留置皮管负压引流，轻压包扎。应慎重选择吻合血管，以免吻合失败后，创面失去一期植皮的机会。②因各种原因无法进行头皮血管显微吻合术，头部创面无明显污染，骨膜完整。此种情况，可将撕脱头皮削成薄层或中厚皮片一期植皮。皮片与周围正常皮肤吻合固定，加压包扎以防止移位。皮片越薄，成活率越高，皮片越厚，成活率越低，但存活后皮片越接近正常皮肤。③头皮连同骨膜一起撕脱，颅骨暴露，血管显微吻合失败。在创面小的情况下，可利用旋转皮瓣或筋膜转移覆盖暴露的颅骨，同时供应区皮肤缺损行一期植皮。筋膜转移区创面择期行二期植皮。④颅骨暴露范围大而无法做皮瓣和筋膜转移者，可行大网膜移植联合植皮术。剖腹取自体大网膜，结扎切断左胃网膜动静脉，保留右胃网膜动静脉以备血管吻合。将离体大网膜置于利多卡因肝素液中，轻轻挤揉，然后铺盖颅骨表面，四周吻合固定。将右胃网膜动静脉与颞浅动静脉吻合，如果颞浅静脉损伤，取自体大隐静脉一条，长8~10cm，做右胃网膜静脉和颈外静脉搭桥。大网膜血液循环恢复后，立即取自体中厚皮片一块，覆盖大网膜表面，四周与正常皮肤吻合固定，轻压包扎。⑤对于上述诸种手术均失败，且伴大面积颅骨暴露者，切除颅骨外板或在颅骨表面每间隔1cm钻孔直达板障层，待肉芽生长后二期植皮。

3. 头皮、创面严重挫伤和污染

(1) 撕脱头皮严重挫伤或污染，而头部创面条件较好者，可从股部和大腿内侧取薄层或中厚皮片，行创面一期植皮。

(2) 头部创面严重挫伤或污染而无法植皮者，彻底清创消毒后可以利用周围正常头皮做旋转皮瓣覆盖创面，皮瓣下留置引流管。供皮区头皮缺损一期植皮。

（3）创面已感染者，应换药处理。待创面炎症控制、肉芽生长良好时行二期植皮。

（六）头皮缺损

1.小面积头皮缺损的处理

头皮缺损小于1.0cm，沿原创口两侧，潜行分离帽状腱膜下层各4～5cm，使皮肤向中心滑行靠拢，而能直接缝合伤口。

2.中等面积头皮缺损的处理

头皮缺损小于6.0cm，无法直接缝合，需做辅加切口，以改变原缺损形态，减少缝合张力，以利缝合。

（1）椭圆形或菱形头皮缺损：利用"S"形切口，沿伤口轴线两极做反方向弧形延长切口后，分离伤口两侧帽状腱膜下层，再前后滑行皮瓣，分两层缝合伤口。

（2）三角形头皮缺损：利用三臂切口，沿伤口三个角做不同方向的弧形延长切口，长度根据缺损大小确定，充分分离切口范围的帽状腱膜下层，旋转滑行皮瓣，分两层缝合伤口。

3.大面积头皮缺损的处理

不规则和大面积头皮缺损，利用转移皮瓣修复。常用辅加切口有弧形切口和长方形切口。切口长度和形态需要经过术前计算和设计。双侧平行切口因为影响伤口血液供应而目前已少用。术中通过皮瓣移位和旋转覆盖原头皮缺损区，供皮区出现的新鲜创面应有完整骨膜，可行一期植皮。皮瓣转移后，在基底部成角处多余皮肤形成"猫耳"，不可立即切除，以免影响皮瓣血液供应，应留待二期处理。临床常用头皮瓣有：颞顶后或颞枕部皮瓣向前转移修复顶前部创面；枕动脉轴型皮瓣向前转移修复颞顶部创面；颞顶部和颞枕部皮瓣向后转移修复顶枕部创面。

第二节　颅骨损伤

颅骨骨折是指颅骨受暴力作用导致颅骨的连续性中断，一般来讲，凡有颅骨骨折存在，提示外力作用均较重，合并脑损伤的概率较高。①规律性：暴力作用的面积小而速度快时，多以颅骨局部变形为主，常致洞性骨折；打击面积大而速度快时，多引起局部粉碎性凹陷性骨折；作用点面积较小而速度较缓时，则常引起通过着力点的线性骨折。②分类：根据骨折部位可将颅骨骨折分为颅盖及颅底骨折；又可根据骨折端形态分为线性和凹陷性骨折，如因暴力范围较大与头部接触面积广，形成多条骨折线，分隔成多个骨折碎片者则称粉碎性骨折；而颅盖骨骨折端的头皮破裂称开放性骨折，颅底骨折端附近的硬膜破裂则称内开放性颅骨骨折。开放性骨折和累及气窦的颅底骨折易合并骨髓炎、颅内感染、脑脊液漏、气颅等。

一、颅盖骨折

（一）线性骨折

1.诊断

颅骨线性骨折与正常颅骨平片鉴别诊断内容见表5-1。

表 5-1 颅骨线性骨折与正常颅骨平片的鉴别诊断

特点	颅骨线性骨折	颅骨血管沟	颅缝
密度	深黑	灰	灰
走行	直	弯曲	与已知颅缝相同
分支	一般无	经常分支	与其他颅缝相连
宽度	骨折线很细	比骨折线宽	宽、锯齿状

(1)病史:有明确的头部受力史。

(2)头皮血肿:着力部位可见头皮挫伤及头皮血肿。

(3)头颅 X 线摄片,包括正位、侧位平片。

(4)必要时可考虑行头颅 CT,以除外颅内异常并经 CT 骨窗可精确骨折部位。

2.治疗

单纯性颅盖骨线性骨折本身无需特殊处理,但应警惕是否合并脑损伤,如脑内血肿或骨膜下血肿,骨折线通过硬脑膜血管沟或静脉窦所在部位时,要警惕硬脑膜外血肿发生的可能。需严密观察及行 CT 复查。内开放性骨折可导致颅内积气,应预防感染和癫痫。如在清创时发现骨折缝中有明显的污染,应将污染的骨折边缘咬除,每边约 0.5cm,避免引起颅骨骨髓炎。

3.儿童生长性骨折

好发于额顶部,是小儿颅盖骨线性骨折中的特殊类型,婴幼儿多见。小儿硬脑膜较薄且与颅骨内板贴附较紧,当颅骨骨折的裂缝较宽时,硬脑膜也可同时撕裂、分离,以致局部脑组织、软脑膜及蛛网膜凸向骨折的裂隙。由于脑搏动的长期不断冲击,使骨折裂缝逐渐加宽,以致脑组织继续凸出,最终形成局部搏动性囊性脑膨出,患儿常伴发癫痫或局限性神经缺损。治疗应以早期手术修补硬脑膜缺损为宜。手术方法应视患儿有无癫痫而定;对伴发癫痫者需连同致痫灶一并切除,然后修补硬脑膜。

(二)凹陷骨折

1.诊断

(1)多见于额、顶部,着力点多有擦伤、挫伤或裂伤。

(2)大多为颅骨全层陷入颅内,偶尔仅内板破裂下凹。

(3)伴有慢性头痛,局灶压迫的症状和体征或脑脊液漏。

(4)儿童多为闭合性凹陷性骨折。

(5)余同线性骨折。

2.治疗

(1)凹陷性骨折的复位手术,属于开放性者,只要病情稳定,宜尽早进行;如为闭合性者,根据伤情酌定,但一般不超过 1 周。

(2)儿童多见闭合性凹陷性骨折,由于颅骨弹性较好,可行钻孔将陷入骨片撬起复位。而成年人多采用摘除陷入骨片。

(3)手术适应证:凹陷深度>(8～10)mm 或深度超过颅骨厚度;骨折片刺破硬膜或开放性凹陷性骨折,造成出血、脑脊液漏或脑组织损伤;凹陷性骨折位于功能区,引起压迫症状,如偏瘫、失语和局限性癫痫等脑功能障碍;位于额面部影响美观。

(4)手术禁忌证:非功能区的轻度凹陷性骨折;无受压症状,深度不足 0.5cm 的静脉窦区骨折;年龄较小的婴幼儿,有自行恢复的可能。如无明显局灶症状,可暂不手术。

(5)静脉窦部凹陷性骨折处理:一般不考虑手术,但当造成急性颅内压增高、颅内血肿或开放伤出血不易控制时,则需急诊手术,术前充分备血。

二、颅底骨折

颅底部的线性骨折多为颅盖骨骨折线的延伸,也可为邻近颅底的间接暴力所致。根据发生的部位可分为颅前窝、颅中窝和颅后窝骨折。由于硬脑膜与颅前窝、颅中窝底粘连紧密,故该部位不易形成硬脑膜外血肿。又由于颅底接近气窦、脑底大血管和脑神经,因此,颅底骨折时容易产生脑脊液漏、脑神经损伤和颈内动脉—海绵窦瘘等并发症,颅后窝骨折可伴有原发性脑干损伤。

(一)临床表现

1.颅前窝骨折

累及眶顶和筛骨,可伴有鼻出血、眶周广泛淤血(称"眼镜征"或"熊猫眼征")以及广泛球结膜下淤血;如硬脑膜及骨膜均破裂,则伴有脑脊液鼻漏(脑脊液经额窦或筛窦由鼻孔流出);若骨折线通过筛板或视神经管,可合并嗅神经或视神经损伤。

2.颅中窝骨折

累及蝶骨,可有鼻出血或合并脑脊液鼻漏(脑脊液经蝶窦由鼻孔流出);如累及颞骨岩部,硬脑膜、骨膜及鼓膜均破裂,则合并脑脊液耳漏(脑脊液经中耳由外耳道流出);如鼓膜完整,脑脊液则经咽鼓管流向鼻咽部而误认为鼻漏。骨折时常合并有第Ⅶ、第Ⅷ脑神经损伤。如骨折线通过蝶骨和颞骨的内侧面,尚能伤及垂体或第Ⅱ、第Ⅲ、第Ⅳ、第Ⅴ、第Ⅵ脑神经,如骨折端伤及颈动脉海绵窦段,可因颈内动脉—海绵窦瘘的形成而出现搏动性突眼及颅内杂音。破裂孔或颈内动脉管处的破裂,可发生致命性鼻出血或耳出血。

3.颅后窝骨折

骨折线通过颞骨岩部后外侧时,多在伤后数小时至 2d 内出现乳突部皮下淤血(称 Battle 征)。骨折线通过枕骨鳞部和基底部,可在伤后数小时出现枕下部头皮肿胀,骨折线尚可经过颞骨岩部向前达颅中窝底,骨折线累及斜坡时,可于咽后壁出现黏膜下淤血。枕骨大孔或岩骨后部骨折,可合并后组脑神经(Ⅸ~Ⅻ)损伤症状。

(二)颅底骨折的诊断与定位

主要根据上述临床表现来定位。淤血斑的特定部位、迟发性损伤以及除外暴力直接作用点等,可用来与单纯软组织损伤相鉴别。

(三)辅助诊断

1.实验室检查

对疑为脑脊液漏的病例,可收集耳、鼻流出液进行葡萄糖定量测定。

2.X 线片

检查的确诊率仅占 50%。摄颏顶位片,有利于确诊;疑为枕部骨折时摄汤(Towne)氏位片;如额部受力,伤后一侧视力障碍时,摄柯(Cald—well)氏位片。

3.头颅 CT

对颅底骨折的诊断价值更大,不但可了解视神经管、眶内有无骨折,尚可了解有无脑损伤、气颅等情况。

4.脑脊液漏明显

可行腰椎穿刺注入造影剂,然后行 CT 检查(一般冠扫,脑脊液鼻漏常用),寻找漏口。

(四)治疗

1.非手术治疗

单纯性颅底骨折无须特殊治疗,主要观察有无脑损伤及处理脑脊液漏、脑神经损伤等合并症。当合并有脑脊液漏时,应防止颅内感染,禁忌填塞或冲洗,禁忌腰椎穿刺。取头高体位休息或半坐卧位,尽量避免用力咳嗽、打喷嚏和擤鼻涕,静脉或肌内注射抗生素。多数漏口在伤后 1～2 周内自行愈合。超过 1 个月仍漏液者,可考虑手术。

2.手术治疗颅底骨折引起的合并症

(1)脑脊液漏不愈合达 1 个月以上者,或反复引发脑膜炎及脑脊液大量漏出的患者,在抗感染前提下,开颅手术修补硬脑膜,以封闭漏口。

(2)对伤后出现视力减退,疑为碎骨片挫伤或血肿压迫视神经者,应在 12h 内行视神经管减压术。

(3)需要特殊处理的情况如下:创伤性动脉瘤、外伤性颈内动脉海绵窦漏、面部畸形、外伤后面神经麻痹。

第三节　脑损伤

脑损伤是指暴力作用于头部造成的脑组织器质性损伤。根据致伤物、受力程度等因素不同,将伤后脑组织是否与外界相通而分为开放性和闭合性脑损伤。前者多由锐器或火器直接造成,均伴有头皮裂伤、颅骨骨折、硬脑膜破裂和脑脊液漏;后者为头部受到钝性物体或间接暴力所致,往往头皮颅骨完整,或即便头皮、颅骨损伤,但硬脑膜完整,无脑脊液漏,为闭合性脑损伤。

根据脑损伤发生的时间,可将颅脑损伤分为原发性和继发性脑损伤。前者主要是指暴力作用在脑组织的一瞬间所造成损伤,即神经组织和脑血管的损伤,表现为神经纤维的断裂和传出功能障碍,不同类型的神经细胞功能障碍甚至细胞的死亡,包括脑震荡、脑挫裂伤等;后者指受伤一定时间后出现的脑损伤,包括脑缺血、颅内血肿、脑肿胀、脑水肿和颅内压升高等。

一、脑震荡

脑震荡又称轻度创伤性脑损害,头部受力后在临床上观察到有短暂性脑功能障碍,是由轻度脑损伤所引起的临床综合征,其特点是头部外伤后短暂意识丧失,旋即清醒,除有近事遗忘外,无任何神经系统缺损表现。脑的大体标本上无肉眼可见到的神经病理改变,显微病理可有毛细血管充血、神经元胞体肿大、线粒体和轴索肿胀。

(一)临床表现

(1)意识改变:受伤当时立即出现短暂的意识障碍,对刺激无反应,可完全昏迷,常为数秒或数分钟,大多不超过半小时。个别出现为期较长的昏迷,甚至死亡。

(2)短暂性脑干症状:伤情较重者在意识改变期间可有面色苍白、出汗、四肢肌张力降低、血压下降、心动徐缓、呼吸浅慢和各生理反射消失。

(3)无意识凝视或语言表达不清。

(4)语言和运动反应迟钝：回答问题或遵嘱运动减慢。

(5)注意力易分散：不能集中精力，无法进行正常的活动。

(6)定向力障碍：不能判断方向、日期、时间和地点。

(7)语言改变：语言急促不清或语无伦次，内容脱节或陈述无法理解。

(8)动作失调：步态不稳，不能保持连贯的行走。

(9)情感夸张：不适当的哭泣，表情烦躁。

(10)记忆缺损：逆行性遗忘，反复问已经回答过的同一问题，不能在 5min 之后回忆起刚提到的 3 个物体的名称。

(11)恢复期表现：有头痛、头昏、恶心、呕吐、耳鸣、失眠等症状。通常在数周至数月内逐渐消失，有的患者症状持续数月甚至数年，即称为脑震荡后综合征或脑外伤后综合征。

(12)神经系统检查：可无阳性体征。

(二)辅助检查和神经影像检查

1.实验室检查

腰椎穿刺颅内压正常；脑脊液无色透明，不含血液，白细胞正常。

2.神经影像学检查

头颅 X 检查，有无骨折发现。

(三)诊断

主要以受伤史、伤后短暂意识障碍、近事遗忘，无神经系统阳性体征作为诊断依据。目前尚缺乏客观诊断标准，常需参考各种辅助方法，如腰穿测压、颅骨平片。

(四)治疗

1.观察病情变化

伤后短时间内可在急诊科观察，密切注意意识、瞳孔、肢体运动和生命体征的变化。对于离院患者，嘱其家属在当日密切注意头痛、恶心、呕吐和意识障碍，如症状加重即来院检查。

2.无需特殊治疗

卧床休息，急性期头痛、头晕较重时，嘱其卧床休息，症状减轻后可离床活动。多数患者在 2 周内恢复正常，预后良好。

3.对症治疗

头痛时可给予罗通定等镇痛剂。对有烦躁、忧虑、失眠者可给予地西泮、三溴合剂等药物。

二、弥漫性轴索损伤

弥漫性轴索损伤(DAI)是指头部遭受加速性旋转暴力时，在剪应力的作用下，脑白质发生的以神经轴索断裂为特征的一系列病理生理变化。

病理改变主要以位于脑的中轴部(胼胝体、脑白质、脑干上端背外侧及小脑上脚等处)的挫伤、出血或水肿为主。大体改变：组织间裂隙及血管撕裂性出血灶。镜下检查可见神经轴索断裂、轴浆溢出，并可见轴索断裂形成的圆形轴缩球及血细胞溶解后的含铁血黄素。

(一)临床表现

1.意识障碍

意识障碍是其典型的表现，通常 DAI 均有脑干损伤表现，且无颅内压增高。受伤当时立即出现昏迷,且昏迷时间较长。神志好转后,可因继发性脑水肿而再次昏迷。

2.瞳孔变化

如累及脑干,可有一侧或双侧瞳孔散大。对光反应消失,或同向性凝视。

（二）辅助检查

1.血常规检查

了解应激状况。

2.血生化检查

鉴别昏迷因素。

3.头颅 CT 扫描

可见大脑皮质与髓质交界处、胼胝体、脑干、内囊区或第三脑室周围有多个点状或片状出血灶,常以脑挫伤改变作为诊断标准。

4.头颅 MRI 扫描

可精确反映出早期缺血灶、小出血灶和轴索损伤改变。

（三）诊断

（1）创伤后持续昏迷 6h 以上。

（2）CT 显示脑白质、第三脑室、胼胝体、脑干以及脑室内出血。

（3）颅内压正常但临床状况差。

（4）无颅脑明确结构异常的创伤后持续植物状态。

（5）创伤后弥漫性脑萎缩。

（6）尸检 DAI 可见的病理征象。

（四）治疗及预后

（1）对 DAI 的治疗仍沿用传统的综合治疗方式,无突破性进展。此病预后差,占颅脑损伤早期死亡的 33%。

（2）脱水治疗。

（3）昏迷期间加强护理,防止继发感染。

三、脑挫裂伤

暴力作用于头部时,着力点处颅骨变形或发生骨折,同时脑组织在颅腔内大幅度运动,导致脑组织着力点或冲击点损伤,均可造成脑挫伤和脑裂伤,由于两种改变往往同时存在,故又统称脑挫裂伤。前者为脑皮质和软脑膜仍保持完整;而后者,有脑实质及血管破损、断裂,软脑膜撕裂。脑挫裂伤的显微病理表现为脑实质点片状出血、水肿和坏死。脑皮质分层结构不清或消失,灰质与白质分界不清。脑挫裂伤常伴有邻近的局限性血管源性脑水肿和弥漫性脑肿胀。

外伤性急性脑肿胀又称弥漫性脑肿胀（DBS）,是指发生在严重的脑挫裂伤和广泛脑损伤之后的急性继发性脑损伤,以青少年多见。治疗以内科治疗为主。

（一）临床表现

1.意识障碍

受伤当时立即出现,一般意识障碍时间均较长,短者半小时、数小时或数日,长者数周、数月,有的为持续昏迷或植物状态。

2.生命体征改变

常较明显,体温多在38℃左右,脉搏和呼吸增快,血压正常或偏高。如出现休克,应注意全身检查。

3.局灶症状与体征

受伤当时立即出现与伤灶相应的神经功能障碍或体征,如运动区损伤的锥体束征、肢体抽搐或瘫痪,语言中枢损伤后的失语以及昏迷患者脑干反射消失等。颅内压增高,为继发脑水肿或颅内血肿所致。尚可有脑膜刺激征。

4.头痛、呕吐

患者清醒后有头痛、头晕、恶心呕吐、记忆力减退和定向力障碍。

(二)检查

1.实验室检查

(1)血常规:了解应激状况。

(2)血气分析:可有低氧血症、高碳酸血症存在。

(3)脑脊液检查:脑脊液中有红细胞或血性脑脊液。

2.神经影像学检查

(1)头颅 X 平片:多数患者可发现有颅骨骨折。

(2)头颅 CT:了解有无骨折、有无中线移位及除外颅内血肿。

(3)头颅 MRI:不仅可以了解具体脑损伤部位、范围及其周围脑水肿情况,而且尚可推测预后。

(三)常规治疗

(1)轻型脑挫裂伤患者,通过急性期观察后,治疗与弥漫性轴索损伤相同。

(2)抗休克治疗,如合并有休克的患者首先寻找原因,积极抗休克治疗。

(3)重型脑挫裂伤患者,应送重症监护病房。

(4)对昏迷患者,应注意维持呼吸道通畅。

(5)对来院患者呼吸困难者,立即行气管插管连接人工呼吸机进行辅助呼吸。对呼吸道内分泌物多,影响气体交换,且估计昏迷时间较长者(3d 以上),应尽早行气管切开术。

(6)对伴有脑水肿的患者,应适当限制液体入量,并结合脱水治疗。

(7)脱水治疗后颅内压仍在 40～60mmHg(5.32～7.98kPa)会导致严重脑缺血或诱发脑疝,可考虑行开颅去骨瓣减压和(或)脑损伤灶清除术。

(8)手术指征,适用于脑挫裂伤严重,局部脑组织坏死伴有脑水肿和颅内压增高的患者,经各种药物治疗无效,症状进行性加重者。具体方法:清除挫伤坏死的脑组织及小的出血灶,再根据脑水肿、脑肿胀的情况进行颞肌下减压或局部去骨瓣减压。

(四)其他治疗

(1)亚低温治疗,维持体温 33～34℃,多针对重型或特重型脑外伤患者。

(2)药物治疗,糖皮质激素,改善脑细胞代谢,止血剂等。

(3)高压氧疗法(HBO)。

四、脑干损伤

脑干原发性损伤在头、颈部受到暴力后可以立即出现,多不伴有颅内压增高表现。病理变化有脑干神经组织结构紊乱、轴索断裂、挫伤和软化。由于脑干内除脑神经核团、躯体感觉运动传导束外,还有网状结构和呼吸、循环等生命中枢,故其致残率和死亡率均较高。

原发性脑干损伤的病理变化常为脑挫伤伴灶性出血和水肿,多见于中脑被盖区,脑桥及延髓被盖区次之。继发性脑干损伤常因严重颅内高压致脑疝形成,脑干受压移位,变形使血管断裂而引起出血和软化等继发病变。

(一)临床表现

1. 典型表现

多为伤后立即陷入持续昏迷状态,生命体征多有早期紊乱,表现为呼吸节律紊乱,心跳及血压波动,双瞳孔大小多变,眼球斜视,四肢肌张力增高,去皮质强直状态,伴有锥体束征。多有高热、消化道出血、顽固性呃逆,甚至脑性肺水肿。

2. 中脑损伤表现

意识障碍突出,瞳孔可时大时小、双侧交替变化,去皮质强直。

3. 脑桥损伤表现

除持久意识障碍外,双瞳孔常极度缩小,角膜反射及咀嚼肌反射消失,呼吸节律不整,呈现潮式呼吸或抽泣样呼吸。

4. 延髓损伤表现

主要为呼吸抑制和循环紊乱,呼吸缓慢、间断,脉搏快弱,血压下降,心眼反射消失。

(二)辅助检查

1. 腰椎穿刺

脑脊液多呈血性,压力多为正常或轻度升高,当压力明显升高时,应除外颅内血肿。

2. 头颅 X 线平片

往往伴有颅骨骨折。

3. 头颅 CT 扫描

在伤后数小时内检查,可显示脑干有点片状高密度区,脑干肿大,脚间池、桥池、四叠体池及第四脑室受压或闭塞。

4. 头颅及上颈段 MRI 扫描

有助于明确诊断,了解伤灶部位和范围。

5. 脑干诱发电位

波峰潜伏期延长或分化不良。

(三)治疗

(1)一般治疗措施同脑挫裂伤。

(2)对一部分合并有颅内血肿者,应及时诊断和手术。对合并有脑水肿或弥漫性轴索损伤及脑肿胀者,应用脱水药物和激素等予以控制。

(3)伤后 1 周,病情较为稳定时,为保持患者营养,应由胃管进食。

(4)对昏迷时间较长的患者,应加强护理,防止各种并发症。

(5)有条件者,可行高压氧治疗,以助于康复。

五、下丘脑损伤

单纯下丘脑损伤少见,多伴有严重脑干损伤和(或)脑挫裂伤,可引起神经－内分泌紊乱和机体代谢障碍。其损伤病理多为灶性出血、水肿、缺血、软化及神经细胞坏死,偶可见垂体柄断裂和垂体内出血。

（一）临床表现

(1)意识与睡眠障碍。

(2)循环及呼吸紊乱。

(3)体温调节障碍,中枢性高热,体温高达 41～42℃。

(4)水、电解质代谢紊乱,尿崩症。

(5)糖代谢紊乱。

(6)消化系统功能障碍。

(7)癫痫发作。

（二）诊断

通常只要有某些代表丘脑下部损伤的征象,即可考虑伴有此部位的损伤。

（三）治疗

与原发性脑干损伤基本相同。需加强监测。

第四节　颅内血肿

一、概述

颅内血肿属颅脑损伤严重的继发性病变,在闭合性颅脑损伤中约占 10%,在重型颅脑损伤中占 40%～50%。颅内血肿继续发展,容易导致脑疝。因此,颅内血肿的早期诊断和及时手术治疗非常重要。

一般而言,急性颅内血肿量幕上超过 20mL,幕下超过 10mL 即可引起颅内压增高症状。由于脑实质不能被压缩,所以调节颅内压作用主要在脑脊液和脑血容量之间进行。颅内压增高时只有 8% 的颅腔代偿容积。若颅内高压的发生和发展较为缓和,颅腔容积的代偿力可以充分发挥,这在颅内压监测示容积压力曲线上可以看到。若颅内高压的发生与发展急骤,超出容积代偿力,越过容积压力曲线的临界点,则可很快进入失代偿期。此时,颅腔容积的顺应性极差,即使从脑室入出 1mL 脑脊液,也可使压力下降 0.4kPa(3mmHg)以上。若颅内高压达到平均体动脉压水平时,脑灌注压已少于 2.6kPa(20mmHg),则脑血管趋于闭塞,中枢血液供应濒临中断,患者将陷于脑死亡状态。

（一）颅内血肿的类型

1.按血肿在颅内结构的解剖层次不同可分为 3 种类型

(1)硬脑膜外血肿:指血肿形成于颅骨与硬脑膜之间者。

(2)硬脑膜下血肿:指血肿形成于硬脑膜与蛛网膜之间者。

(3)脑内(包括脑室内)血肿:指血肿形成于脑实质内或脑室内者(图 5-1)。

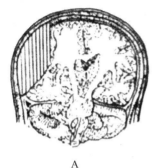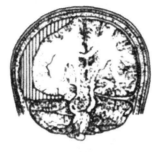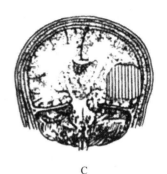

图 5-1 颅内血肿类型

A. 硬脑膜外血肿；B. 硬脑膜下血肿；C. 脑内血肿

2. 按血肿的症状出现时间不同分为 3 型

(1)急性型：伤后 3d 内出现者，大多数发生在 24h 以内。

(2)亚急性型：伤后 4～21d 出现者。

(3)慢性型：伤后 3 周以后出现者。

3. 特殊部位和类型的血肿

如颅后窝血肿、多发性血肿等。因其各有临床特点而与一般血肿有所区别。

(二)临床表现

1. 症状与体征

(1)头痛、恶心、呕吐：血液对脑膜的刺激或颅内血肿引起颅内压增高可引起症状。一般情况下，脑膜刺激所引起的头痛、恶心和呕吐较轻。在观察中若症状加重，出现剧烈头痛、恶心和频繁呕吐时，可能有颅内血肿，应结合其他症状或必要时采用辅助检查加以确诊。

(2)意识改变：进行性意识障碍为颅内血肿的主要症状之一。颅内血肿出现意识变化过程，与原发性脑损伤的轻重有密切关系，通常常有 3 种情况：原发性脑损伤较轻，可见到典型的"中间清醒期"(昏迷→清醒→再昏迷)，昏迷出现的早晚与损伤血管的大小或出血的急缓有关，短者仅 20～30min，长者可达数日，但一般多在 24h 内。有的伤后无昏迷，经过一段时间后出现昏迷(清醒→昏迷)，多见于小儿，容易导致漏诊；若原发性脑损伤较重，则常表现为昏迷程度进行性加深(浅昏迷→昏迷)，或一度稍有好转后又很快恶化(昏迷→好转→昏迷)；若原发性脑损伤过于严重，可表现为持续性昏迷。一般认为，原发性昏迷时间的长短取决于原发性脑损伤的轻重，而继发性昏迷出现的迟早主要取决于血肿形成的速度。所谓的中间清醒期或中间好转期，实质上就是血肿逐渐增大、脑受压不断加重的过程，因而，在此期内，伤员常有躁动、嗜睡、头痛和呕吐加重等症状。在排除了由于药物引起的嗜睡或由于尿潴留等原因引起的躁动后，即应警惕有并发颅内血肿的可能。

(3)瞳孔改变：对于颅内血肿者，阳性体征的出现极为重要。一侧瞳孔进行性散大，对光反射消失，是小脑幕切迹疝的重要征象之一。在瞳孔散大之前，常有短暂的瞳孔缩小，这是动眼神经受刺激的表现。瞳孔散大多出现在血肿的同侧，但约 10% 的伤员发生在对侧。若脑疝继续发展，则脑干受压更加严重，中脑动眼神经核受损，可出现两侧瞳孔均散大，表明病情已进入垂危阶段。

一般情况下，出现两侧瞳孔散大，可迅速注入脱水药物，如一侧缩小而另一侧仍然散大，则散大侧多为脑疝或血肿侧;如两侧瞳孔仍然散大,则表示脑疝未能复位,或由于病程已近晚期,脑干已发生缺血性软化。若术前两侧瞳孔均散大,将血肿清除后,通常总是对侧瞳孔先缩小,然后血肿侧缩小;如术后血肿侧瞳孔已缩小,而对侧瞳孔仍然散大,或术后两侧瞳孔均已缩小,但经过一段时间后对侧瞳孔又再次散大,多表示对侧尚有血肿;如术后两侧瞳孔均已缩小,病情一度好转,但经一段时间后手术侧的瞳孔再度散大,应考虑有复发性血肿或术后脑水肿的可能,还应及时处理。瞳孔散大出现的早晚,也与血肿部位有密切关系。颞区血肿,瞳孔散大通常出现较早,额极区血肿则出现较晚。

(4)生命体征变化:颅内血肿者多有生命体征的变化。血肿引起颅内压增高时,可出现Cushing反应,血压出现代偿性增高,脉压增大,脉搏徐缓、充实有力,呼吸减慢、加深。血压升高和脉搏减慢常较早出现。颅后窝血肿时,则呼吸减慢较多见。随着颅内压力的不断增高,延髓代偿功能衰竭,出现潮式呼吸乃至呼吸停止,随后血压亦逐渐下降,并在呼吸停止后,经过一段时间心跳也停止。如经复苏措施,心跳可恢复,但如血肿未能很快清除,则呼吸恢复困难。一般而言,如果血压、脉搏和呼吸3项中有2项的变化比较肯定,对颅内血肿的诊断有一定的参考价值。但当并发胸腹腔脏器损伤合并休克时,常常出现血压偏低、脉搏增快,此时颅内血肿的生命体征变化容易被掩盖,必须提高警惕。

(5)躁动:常见于颅内血肿伤员,容易被临床医师所忽视,或不做原因分析即给予镇静剂,以致延误早期诊断。躁动通常发生在中间清醒期的后一阶段,即在脑疝发生(继发性昏迷)前出现。

(6)偏瘫:幕上血肿形成小脑幕切迹疝后,疝出的脑组织压迫同侧大脑脚,引起对侧中枢性面瘫和对侧上下肢瘫痪,同时伴有同侧瞳孔散大和意识障碍,也有少数伤员的偏瘫发生在血肿的同侧,这是因为血肿将脑干推移至对侧,使对侧大脑脚与小脑幕游离缘相互挤压,这时偏瘫与瞳孔散大均发生在同一侧,多见于硬脑膜下血肿;血肿直接压迫大脑运动区,由于血肿的位置多偏低或比较局限,故瘫痪的范围也多较局限,如额叶血肿和额颞叶血肿仅出现中枢性面瘫或中枢性面瘫与上肢瘫,范围较广泛的血肿也可出现偏瘫,但一般瘫痪的程度多较轻,有时随着血肿的发展,先出现中枢性面瘫,而后出现上肢瘫,最后出现下肢瘫。矢状窦旁的血肿可出现对侧下肢单瘫,跨矢状窦的血肿可出现截瘫。左侧半球血肿还可伴有失语。由伴发的脑挫裂伤直接引起的偏瘫多在伤后立即出现。

(7)去大脑强直:在伤后立即出现此症状,应考虑为原发性脑干损伤。如在伤后观察过程中出现此症状时,则为颅内血肿或脑水肿继发性脑损害所致。

(8)其他症状:婴幼儿颅内血肿可出现前囟突出。此外,由于婴幼儿的血容量少,当颅内出血量达100mL左右即可发生贫血的临床表现,甚至发生休克。小儿的慢性血肿可出现头颅增大等。

2.影像学检查

(1)颅骨X线平片:在患者身情情况允许时,应行颅骨X线平片检查,借此可确定有无骨折及其类型,尚可根据骨折线的走行判断颅内结构可能出现的损伤情况,利于进一步的检查和治疗。颅盖骨折X线平片检查确诊率为95%~100%,骨折线经过脑膜中动脉沟、静脉窦走行区时,应注意有无硬脑膜外血肿发生的可能。颅底骨折经X线平片确诊率仅为50%左右,因此,必须结合临床表现做出诊断,如有无脑神经损伤及脑脊液漏等。

(2)头颅CT扫描:是目前诊断颅脑损伤最理想的检查方法。可以准确地判断损伤的类型及血肿的大小、数量和位置。脑挫裂伤区可见点状、片状高密度出血灶,或为混杂密度;硬脑膜外血肿在脑表面呈现双凸球镜片形高密度影;急性硬脑膜下血肿则呈现新月形高密度影;亚急性或慢性硬脑膜下血肿表现为稍高密度、等密度或稍低密度影。

(3)头颅 MRI 扫描:一般较少用于急性颅脑损伤的诊断。头颅 CT 和 MRI 扫描对颅脑损伤的诊断各有优点。对急性脑外伤的出血,CT 显示较 MRI 为佳,对于亚急性、慢性血肿及脑水肿的显示,MRI 常优于 CT。急性早期血肿在 T_1 及 T_2 加权像上均呈等信号强度,但亚急性和慢性血肿在 T_1 加权像上呈高信号,慢性血肿在 T_2 加权像上可见低信号边缘,血肿中心呈高信号。应注意血肿与脑水肿的 MRI 影像鉴别。

(三)手术技术

1.早期手术

对有颅内血肿可能的伤员,应在观察过程先把头发剃光,并做好手术器械的消毒和人员组织的准备,诊断一经确定,即应很快施行手术。对已有一侧瞳孔散大的脑疝伤员,应在静脉滴注强力脱水药物的同时,做好各项术前准备,伤员一经送到手术室,立即进行手术。对双侧瞳孔散大、病理呼吸甚至呼吸已经停止的伤员,抢救更应当争分夺秒,立即在气管插管辅助呼吸下进行手术。为了争取时间,术者可带上双层手套(不必刷手),迅速进行血肿部位钻孔,排出部分积血,使脑受压得以暂时缓解,随后再扩大切口或采用骨瓣开颅,彻底清除血肿。

2.钻孔检查

当病情危急,又未做 CT 扫描,血肿部位不明确者,可先做钻颅探查。在选择钻孔部位时,应注意分析损伤的机制,参考瞳孔散大的侧别、头部着力点、颅骨骨折的部位、损伤的性质以及可能发生的血肿类型等安排钻孔探查的先后顺序(图 5-2)。

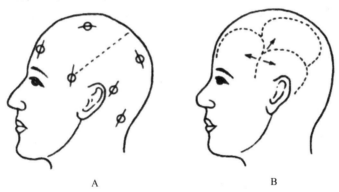

A   B

图 5-2　钻孔探查和开颅手术切口设计

A. 常用钻孔探查部位;B. 开颅手术切口设计

(1)瞳孔散大的侧别:因多数的幕上血肿发生在瞳孔散大的同侧,故首先应选择瞳孔散大侧进行钻孔。如双侧瞳孔均散大,应探查最先散大的一侧。如不知何侧首先散大,可在迅速静脉滴入强力脱水药物过程中观察,如一侧缩小而另侧仍散大或变化较少,则首先在瞳孔仍然散大侧钻孔。

(2)头部着力部位:可借头皮损伤的部位来推断头部着力点。如着点在额区,血肿多在着力点处或其附近,很少发生在对冲部位,应先探查额区和颞区。如着力点在颞区,则血肿多发生在着力部位,但也可能发生在对冲的颞区,探查时宜先探查同侧颞区,然后再探查对侧颞区。如着力点在枕区,则以对冲部位的血肿为多见,探查应先在对侧额叶底区和颞极区,然后同侧的额叶底区和颞极区,最后在着力侧的颅后窝和枕区。

(3)有无骨折和骨折部位:骨折线通过血管沟,并与着力部位和瞳孔散大的侧别相一致时,硬脑膜外血肿的可能性为大,应首先在骨折线经过血管沟处钻孔探查。若骨折线经过上矢状窦,则应在矢状窦的两侧钻孔探查,并先从瞳孔散大侧开始。如无骨折,则硬脑膜下血肿的可能性为大,应参考上述的头部着力部位确定钻孔探查顺序。

(4)损伤的性质:减速性损伤的血肿,既可发生在着力部位,也可发生在对冲部位,例如枕部着力时,发生对冲部位的硬脑膜下血肿机会较多,故应先探查对冲部位,根据情况再探查着力部位。前额区着力时,应探查着力部位。头一侧着力时,应先探查着力部位,然后再探查对冲部位。加速性损伤,血肿主要发生在着力部位,故应在着力部位探查。

3.应注意多发血肿存在的可能

颅内血肿中约有15%为多发性血肿。在清除一个血肿后,如颅内压仍很高,或血肿量少不足以解释临床症状时,应注意寻找是否还有其他部位的血肿,如对冲血肿、深部的脑内血肿和邻近部位的血肿等。怀疑多发血肿,情况容许时,应立即进行CT检查,诊断证实后再行血肿清除。

4.减压术

清除血肿后脑迅速肿胀,无搏动,且突出于骨窗处,经注入脱水药物无效者,在排除多发性血肿后,应同时进行减压术。术中脑膨出严重、缝合困难者,预后多不良。

5.注意合并伤的处理

闭合性颅脑伤伤员在观察过程中出现血压过低时,除注意头皮伤的大量失血或婴幼儿颅内血肿所引起外,应首先考虑有其他脏器损伤,而未被发现,必须仔细进行全身检查,根据脏器出血和颅内血肿的急缓,决定先后处理顺序。一般应先处理脏器出血,然后行颅内血肿清除手术。如已出现脑疝,可同时进行手术。

6.复发血肿或遗漏血肿的处理

术后病情一度好转,不久症状又加重者,应考虑有复发性血肿或多发性血肿被遗漏的可能。如及时再次进行手术清除血肿,仍能取得良好效果。如无血肿,则行一侧或双侧颞肌下减压术,也可使伤员转危为安。

(四)并发症及其防治

部分颅内血肿患者同时伴有重型颅脑损伤,因全身处于应激状态和长期昏迷,极易造成全身并发症。其中肺部并发症、肾衰竭、严重上消化道出血以及丘脑下部功能失调等严重并发症是临床患者死亡和伤残的主要原因之一,正确处理这些并发症是颅脑救治工作中的重要环节。

1.肺部感染

肺部感染十分常见,它可进一步加重脑损害,形成恶性循环,是导致死亡的重要原因。防治措施如下。

(1)保持呼吸道通畅:①保持口腔清洁,及时彻底清除口腔及呼吸道的分泌物、呕吐物及凝血块等,做好口腔护理,用3%过氧化氢或生理盐水清洗口腔,防止口唇皮肤干燥裂开和及时治疗口腔炎、黏膜溃疡及化脓性腮腺炎等口腔感染。②定时翻身叩背,经常变换患者体位,以利于呼吸道分泌物排出,防止呕吐物误吸,并定时采用拍击震动法协助排痰。定时改变体位除能预防压疮形成外,尚能减轻肺淤血,提高氧气运送能力,克服重力影响造成的气体分布不均,改善通气与灌注的比例,并能促进分泌物的排出。拍击震动可使小支气管分泌物松动而易于排至中气管和大气管中,利于排出体外。③消除舌后坠,舌后坠影响呼吸通畅者,应取侧卧位并抬起下颌或采用侧俯卧位,仰卧时放置咽导管等,以改善呼吸道通气情况。④解除支气管痉挛,由于炎症的刺激,常引起支气管痉挛和纤毛运动减弱或消失,导致通气不畅和痰液积聚,故解除支气管痉挛对防治肺部感染甚为重要,严重支气管痉挛时可用氨茶碱或异丙肾上腺素肌内或静脉注射。一般可用雾化吸入。⑤及时清理呼吸道,彻底吸痰对预防颅脑损伤患者肺部感染是极其重要的,可经口腔、鼻腔或气管切开处吸痰。吸痰动作要轻柔,吸痰管自气管深部左右前后旋转,向外缓慢退出,防止因吸力过大或动作过猛造成口腔、气管黏膜损伤,引起出血。⑥纤维支气管镜吸痰和灌洗,主要用于严重误吸、鼻导管不易插入气管、插入气管内吸痰已无效、或已证实大片肺不张时,应尽早行纤维支气管镜吸痰。吸痰过程中要注意无菌操作。吸痰前要先从 X 线胸片了解痰液积聚和肺不张的部位,进行选择性吸引;双侧肺病变时应先吸重的一侧,后吸轻的一侧,防止发绀发生。吸引时间不宜过长,一般不超过1min。吸痰过程中要进行心电、血压、呼吸和氧饱和度的监测,观察口唇、指甲颜色,遇到心率增快、血压过低或过高、氧饱和度下降明显或发绀严重时应暂停操作,予以大流量面罩吸氧,待情况稳定后重新进行。严重肺部感染患者,即使在纤维支气管镜直视下进行吸痰,有时也难将呼吸道清理干净,此时可采用灌洗方法,将气管插管放入左支气管或右支气管内,注入灌洗液,当患者出现呛咳时,立即向外抽吸。可反复灌洗,左右支气管交替进行,灌洗液中可加入相应的抗生素,目前认为灌洗是治疗严重肺部感染的有效措施。⑦气管切开,颅脑损伤患者咳嗽反应差,如出现误吸、呼吸道梗阻、气管内分泌物增多而排出不畅,或合并颅面伤、颅底骨折及昏迷或预计昏迷时间长的患者,均应尽早行气管切开。气管切开及时能有效解除呼吸道梗阻,易于清除下呼吸道分泌物阻塞,减少通气无效腔,改善肺部通气功能,保证脑组织供氧,对减轻脑水肿和防治肺部感染具有重要作用。

(2)加强营养支持治疗,提高机体免疫力:颅脑损伤患者基础代谢率升高,能量消耗增加,蛋白分解利用大于合成,呈低蛋白血症、负氮平衡状态,营养不良可以导致机体免疫力降低。因此,对颅脑损伤患者应采用高热量、高蛋白营养支持治疗,可采用胃肠道内营养和胃肠道外营养两种方式予以补充,必要时应给予输新鲜血及血液制品等支持,同时注意维持水、电解质和酸碱平衡。

(3)抗生素的应用:正确及时地选用抗生素,是肺部感染治疗成功的关键。由于颅脑损伤合并肺部感染的致病菌株不断增多,菌群复杂,毒力和侵袭力强的致病菌表现为单纯感染,而毒力和侵袭力弱的致病菌则以混合感染的形式存在。因此,临床用药宜根据细菌敏感试验。在早期尚无药敏试验之前,可根据经验用药。采用足量针对性强的抗生素,严重的混合感染应采用联合用药。临床资料显示,颅脑损伤合并肺部感染的主要病原菌为革兰阴性杆菌,其病死率高达 70%。颅脑损伤合并肺部感染诊断一旦明确,经验性给药应选用广谱抗菌力强的抗生素,如第 2 代或第 3 代头孢菌素类药物或氟喹诺酮类。在经验性给药后 24～48h 内必须密切观察患者病情,注意症状、体征、体温的变化,痰的性状和数量增减等,以评估患者病情是否好转,同时行必要的痰涂片、细菌培养及药敏试验或其他有助于病因学确诊的检查,为进一步更有效治疗提供依据。治疗中,患者体温持续不退,肺部感染症状、体征及 X 线胸片检查无改善,应考虑是否存在混合感染、二重感染及抗药性病原菌。应根据反复呼吸道分泌物的培养结果,调整抗生素种类和剂量,或采用联合用药,以便达到最佳的治疗效果。抗生素的使用时间应该根据肺部感染的性质和轻重而定,不能停药太早,但也不宜长期用药。一般情况下,体温维持在正常范围,外周血白细胞计数已在正常范围,临床肺部感染症状体征消失者,即可考虑停药。对于严重感染、机体免疫功能低下者,疗程应适当延长。

2. 上消化道出血

上消化道出血是颅脑损伤的常见并发症,文献报道其发生率为 16%~47%,多见于下丘脑损伤、脑干损伤、广泛脑挫裂伤及颅内血肿等重症患者,对患者的生命有很大威胁。

(1)预防性措施:①积极治疗原发性病变,如降低增高的颅内压,纠正休克,维持正常血氧浓度,保持水、电解质及酸碱平衡等措施,解除机体的持续应激状态。②早期留置胃管,抽吸胃液及观察其性状,有利于早期发现和及时处理。③应用抗酸药物。严重颅脑损伤尤其有下丘脑损伤时,可预防性应用如氢氧化铝凝胶、雷尼替丁或法莫替丁,抑制胃酸分泌,提高胃液pH,减轻胃肠黏膜损害。④维持能量代谢平衡,予以静脉高价营养,纠正低蛋白血症,给予大剂量维生素 A,有助于胃黏膜的再生修复。⑤减少使用大剂量肾上腺皮质激素及阿司匹林等诱发应激性溃疡的药物。

(2)非手术治疗:①密切观察病情,注意血压、脉搏及呕血或黑便的数量。②持续胃肠减压,吸尽胃液及反流的胆汁,避免胃扩张。③停用肾上腺皮质激素。④应用维生素 K、酚磺乙胺(止血敏)、巴曲酶(立止血)、凝血因子Ⅰ(纤维蛋白原)及抗纤维蛋白溶解药等止血药物。⑤建立通畅的静脉通道,对大出血者应立即输血,进行抗休克治疗。⑥抗酸止血治疗,通过中和胃酸、降低胃液 pH 或抑制胃液分泌,达到抗酸止血目的。常用药物包括氢氧化铝凝胶、西咪替丁(甲氰咪胍)、雷尼替丁、法莫替丁(高舒达)、奥美拉唑(洛赛克)、生长抑素等。⑦局部止血治疗,胃管注入冰盐水去甲肾上腺素液(去甲肾上腺素 6~8mg 溶于 100mL 等渗冰盐水中),每 4~6h 可重复使用 1 次。⑧内镜止血治疗,可经内镜注射高渗盐水、肾上腺素混合液或注射医用 99.9%乙醇,使血管收缩,血管壁变性及血管腔内血栓形成而达到止血目的;或经内镜通过激光、高频电凝、热探头及微波等热凝固方式,起到有效的止血作用;也可通过内镜活检管道将持夹钳送入胃腔,直视下对出血部位进行钳夹止血,适用于喷射性小动脉出血。⑨选择性动脉灌注血管紧张素胺(加压素),经股动脉插管,将导管留置于胃左动脉,持续灌注血管紧张素胺(加压素),促使血管收缩,达到止血目的。

(3)手术治疗:部分患者出血量大或反复出血,经非手术治疗无效,应考虑行手术治疗。可根据情况选择全胃切除、胃部分切除、幽门窦切除加迷走神经切除或幽门成形加迷走神经切除等手术方式。

3. 急性肾衰竭(ARF)

颅脑损伤出现急性肾衰竭是严重的并发症,其病情发展快,对机体危害大,如处理不当,可导致严重后果。

(1)预防性措施:①消除病因,积极抗休克,控制感染,及时发现和治疗弥散性血管内凝血,积极治疗脑损伤,清除颅内血肿,防治脑水肿,避免神经源性肾衰竭的发生。②及时纠正水、电解质失衡,对颅脑损伤患者,要补充适量的含钠盐溶液,避免过分脱水,维持有效循环血量,改善和维护肾小管功能和肾小球滤过率,减少肾衰竭的发生。③减轻肾脏毒性损害作用,避免或减少使用对肾脏有损害的抗生素及其他药物(如氨基糖苷类抗生素);积极碱化尿液,防止血红蛋白在肾小管内形成管型;对已有肾功能损害者,减少或停用甘露醇降颅压,改用甘油果糖或呋塞米(速尿)注射液,可取得同样降颅压效果;积极控制感染,消除内毒素的毒性作用。④解除肾血管痉挛,减轻肾缺血,休克患者伴有肾衰竭时,不宜使用易致肾血管收缩的升压药物(如去甲肾上腺素等);如补充血容量后仍少尿,可用利尿合剂或扩血管药物(如多巴胺)以解除肾血管痉挛。

(2)少尿期或无尿期的治疗:①严格控制液体入量,准确记录24h出入水量,包括显性失水、隐性失水及内生水,按"量出为入,宁少勿多"的原则进行补液。②控制高钾血症,高血钾是急性肾衰竭的危险并发症,可引起严重心律失常,威胁患者生命。因此,必须每日1次或2次监测血清钾离子浓度及心电图变化,及时处理。措施包括禁用钾盐,避免使用含钾离子的药物(青霉素钾盐)、陈旧库存血及控制含钾离子饮食的摄入;彻底清创,减少创面坏死和感染引起的高血钾;积极预防和控制感染,纠正酸中毒,防治缺氧和血管内溶血;供给足够热量,减少蛋白质分解;高渗葡萄糖溶液加胰岛素静脉滴注,使钾离子转移至细胞内;5%碳酸氢钠对抗钾离子对心脏的毒性作用;应用阳离子交换树脂,每次15g,口服,每日3次;对抗心律失常,钙剂能拮抗钾离子的抑制心脏作用和兴奋、加强心肌收缩作用,减轻钾离子对心脏的毒性作用。③纠正酸中毒,可根据患者情况给予11.2%乳酸钠,5%碳酸氢钠或7.2%三羟甲基氨基甲烷溶液,每次100~200mL静脉滴注。④供给足够热量,减少蛋白分解,采用低蛋白、高热量、高维生素饮食,减少机体蛋白质的分解,减轻氮质血症及高血钾。同时应用促进蛋白质合成的激素苯丙酸诺龙或丙酸睾酮。⑤防治感染,患者应适当隔离,注意口腔、皮肤及会阴部的护理。在应用抗生素控制感染时,应考虑药物半衰期在肾功能不全时的延长因素,适当减少用药剂量及用药次数,避免引起肾毒性或选用对肾脏无毒性损害的抗菌药物。⑥透析治疗,随着透析设备的普及及技术上的提高,对急性肾衰竭患者,近年多主张早期进行透析治疗,对减轻症状、缩短病程、减少并发症和争取良好预后有着重要意义;对防治水中毒、高钾血症及其他电解质紊乱、消除体内代谢毒物或产物、纠正酸中毒、改善全身症状等都有肯定作用。

(3)多尿期的治疗:急性肾衰竭进入多尿期,病情初步好转,患者的尿量明显增加,体内电解质特别是钾离子大量丢失,需积极补充入量,以防止细胞外液的过度丧失造成缺水,补液量以每日出量的1/3~1/2为宜,每日根据电解质测定结果,来决定补充适量的钾盐、钠盐,以维持水、电解质的平衡。同时要补充足够的维生素,逐步增加蛋白质的摄入,以保证组织修复的需要,积极治疗感染,预防并发症的发生,纠正贫血,使患者迅速康复。

(4)恢复期的治疗:此期患者仍十分虚弱,还应加强支持治疗,增强机体抗病能力;定期复查肾功能,避免使用损害肾脏的药物,注意休息,积极治疗原发病,促进肾功能的完全恢复。

二、急性与亚急性硬脑膜外血肿

在颅脑损伤中,硬脑膜外血肿占30%左右,可发生于任何年龄,但以15~30岁的青年比较多见。小儿则很少见,可能因小儿的脑膜中动脉与颅骨尚未紧密靠拢有关。血肿好发于幕上半球的凸面,绝大多数属于急性,亚急性型者少见,慢性型者更为少见。本部分主要讨论急性与亚急性硬脑膜外血肿。

(一)出血来源与血肿位置

1.出血来源

(1)脑膜中动脉:是最为常见的动脉破裂出血点。脑膜中动脉经棘孔进入颅腔后,沿脑膜中动脉沟走行,在近翼点处分为前后两支,当有骨折时,动脉主干及分支可被撕破出血,造成硬脑膜外血肿。脑膜中动脉的前支一般大于后支,骨沟也较深,故前支较后支更容易遭受损伤,发生血肿的机会也更多,而且,血肿形成的速度也更快。

（2）静脉窦：骨折若发生在静脉窦附近，可损伤颅内静脉窦引起硬脑膜外血肿，血肿多发生在矢状窦和横窦，通常位于静脉窦的一侧，也可跨越静脉窦而位于其两侧，称为骑跨性血肿。

（3）脑膜中静脉：与脑膜中动脉伴行，较少损伤，出血较缓慢，容易形成亚急性或慢性血肿。

（4）板障静脉或导血管：颅骨板障内有网状的板障静脉和穿通颅骨的导血管。骨折时出血，流入硬脑膜外间隙形成血肿，是静脉性出血，形成血肿较为缓慢。

（5）脑膜前动脉和筛动脉：是硬脑膜外血肿出血来源中少见的一种，发生于前额部和颅前窝颅底骨折时，出血缓慢，易漏诊。

此外，少数病例并无骨折，可能是外力造成颅骨与硬脑膜分离，以致硬脑膜表面的小血管撕裂，此类血肿形成也较缓慢。

2.血肿位置

硬脑膜外血肿最多见于颞部区、额顶区和颞顶区。近脑膜中动脉主干处的出血，血肿多在颞区，可向额区或顶区扩展；前支出血，血肿多在额顶区；后支出血，则多在颞顶区；由上矢状窦出血形成的血肿则在它的一侧或两侧；横窦出血形成的血肿多在颅后窝或同时发生在颅后窝与枕区。脑膜前动脉或筛动脉所形成的血肿则在额极区或额叶底区。

（二）临床表现

1.症状与体征

（1）颅内压增高：由于血肿形成造成颅内压增高，患者在中间清醒期内，颅内压增高症状更为明显，常有剧烈头痛、恶心、呕吐、血压升高、呼吸和脉搏缓慢等表现，并在再次昏迷前患者出现躁动不安。

（2）意识障碍：一般情况下，因为脑原发性损伤比较轻，伤后原发性昏迷的时间较短，多数出现中间清醒期或中间好转期，伤后持续性昏迷者仅占少数。中间清醒或中间好转时间的长短，与损伤血管的种类及血管直径的大小有密切关系。大动脉出血急剧，可在短时间内形成血肿，其中间清醒期短，再次昏迷出现较早，多数在数小时内出现。个别严重者或合并严重脑挫裂伤，原发性昏迷未恢复，继发性昏迷又出现，中间清醒期不明显，酷似持续性昏迷。此时，与单纯的严重脑挫裂伤鉴别困难。但可详细了解伤后昏迷过程，如发现昏迷程度有进行性加重的趋势，应警惕有颅内血肿的可能。

（3）神经损害症状与体征：硬脑膜外血肿多发生在运动区及其附近，可出现中枢性面瘫、偏瘫及运动性失语等；位于矢状窦的血肿可出现下肢单瘫；颅后窝硬脑膜外血肿出现眼球震颤和共济失调等。

（4）脑疝症状：当血肿发展很大，引起小脑幕切迹疝时，则出现Weber综合征，即血肿侧瞳孔散大，对光反射消失，对侧肢体瘫痪，肌张力增高，腱反射亢进和病理反射阳性。此时伤情多发展急剧，短时间内即可转入脑疝晚期，有双瞳孔散大、病理性呼吸或去皮质强直等表现。如抢救不及时，即将引起严重的脑干损害，导致生命中枢衰竭而死亡。

2.影像学检查

（1）颅骨X线平片：颅骨骨折发生率高，硬脑膜外血肿患者约有95%显示颅骨骨折，绝大多数发生在着力部位。以线性骨折最多，凹陷骨折少见。骨折线往往横过脑及脑膜血管沟或静脉窦。

（2）CT或MRI检查：对重症患者应作为首选检查项目，不仅能迅速明确诊断，缩短术前准备时间,而且可显示血肿发生的位置,为手术提供准确部位。一般而言,CT 的阳性发现在急性期优于 MRI。

(3)脑血管造影:在无 CT 设备时,如病情允许可行脑血管造影检查,在血肿部位显示典型的双凸形无血管区,并有中线移位等影像,在病情危急时,应根据受伤部位、局灶神经症状、体征及 X 线颅骨平片征象果断进行血肿探查和清除术。

(三)手术技术

1.适应证

(1)伤后有明显的中间清醒期,骨折线经过血管沟或静脉窦,伴有明显脑受压症状和(或)出现一侧肢体功能障碍及早期钩回疝综合征者。

(2)头颅 CT 检查,颅内有较大的血肿,中线明显移位者。

(3)经钻孔探查证实为硬脑膜外血肿者。

2.禁忌证

(1)双侧瞳孔散大,自主呼吸停止 1h 以上,经积极的脱水、降颅压治疗无好转,处于濒死状态者。

(2)患者一般状态良好,CT 检查见血肿量较小,且无明显脑受压症状者,在严密观察病情变化情况下,可先行非手术治疗。

3.术前准备

(1)麻醉:一般麻醉方法多采用气管插管全身麻醉,部分患者也可在局部麻醉下进行。可根据血肿部位,采用相应的体位。

(2)术前认真采集病史,进行全身体格检查和神经系统检查,阅读辅助检查资料,明确诊断,讨论手术方案。

(3)向患者家属交代病情、手术必要性、危险性及可能发生的情况,以取得理解。

(4)剃光患者全部头发,头皮清洗、消毒后用无菌巾包扎。

(5)备血及术前、麻醉前用药。

4.手术入路与操作(图 5-3)

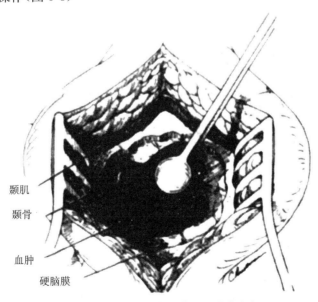

颞肌

颞骨

血肿

硬脑膜

图 5-3　骨窗开颅,硬脑膜外血肿清除术

（1）皮瓣的大小依血肿大小而定，切口一般为马蹄形，基底部较宽，以保证有充足的血液供应。

（2）按常规行皮瓣、肌骨瓣或游离骨瓣开颅，部分患者可行骨窗开颅，开瓣大小要充分，以能全部或大部暴露血肿范围为宜。

（3）翻开骨瓣后可见到血肿，血肿多为黯红色血细胞凝集块，附着在硬脑膜外，可用剥离子或脑压板轻轻将血肿自硬脑膜上游剥离下来，也可用吸引器将其吸除。血肿清除后如遇到活动性出血，应仔细寻找出血来源，探明损伤血管后，应将其电凝或用丝线贯穿结扎，以期彻底止血。位于骨管内段的脑膜中动脉破裂时，可采用骨蜡填塞骨管止血处理。如上矢状窦或横窦损伤，可覆盖吸收性明胶海绵压迫止血，出血停止后，可于静脉窦损伤处，用丝线缝合加以固定。对硬脑膜表面的小血管渗血，要一一予以电凝，务求彻底止血。

（4）血肿清除、彻底止血后，应沿骨瓣周围每隔 2～3cm，用丝线将硬脑膜与骨膜悬吊缝合。如仍存在渗血处，须在硬脑膜与颅骨内板之间放置吸收性明胶海绵止血。对骨瓣较大者，应根据骨瓣大小，于骨瓣上钻数小孔。做硬脑膜的悬吊，尽量消灭无效腔。

（5）硬脑膜外放置引流，回复骨瓣，缝合切口各层。

5. 术中注意事项

（1）在清除血肿过程中，如残留薄层血块与硬脑膜紧密粘连，且无活动出血，不必勉强剥离，以免诱发新的出血。

（2）血肿清除后，如果发现硬脑膜张力很高，脑波动较弱，硬脑膜下方呈蓝色，说明硬脑膜下可能留有血肿，应切开硬脑膜进行探查，如发现有血肿，则按硬脑膜下血肿继续处理。如未见硬脑膜下有血肿并排除邻近部位的脑内血肿，提示可能在远隔部位存在血肿，应行 CT 复查或钻孔探查，以免遗漏血肿。

（3）如果血肿清除后，受压的脑部不见膨起回复，已无波动，多因脑疝未能复位所致。可将床头放低，行腰椎穿刺，向内注入生理盐水 20～30mL，常能使脑疝复位，脑即逐渐膨起。若仍处于塌陷状态不见膨起，可经颞叶下面轻轻上抬钩回使之复位，或切开小脑幕游离缘，解除钩回的嵌顿。

（4）特殊紧急情况下，为争取抢救时间，可采取骨窗开颅清除血肿，但术后遗留有颅骨缺损，需后期修补。

6. 术后处理

术后处理与一般开颅术后处理相同，但出现下列 3 种情况应予特殊处理。

（1）脑疝时间较长，年老体弱，或并发脑损伤较重，脑疝虽已回复，但估计意识障碍不能在短时间内恢复者，宜早期行气管切开术，保持呼吸道通畅。

（2）对继发严重脑干损伤，术后生命体征不平稳，可采用人工呼吸机辅助呼吸，必要时进行冬眠低温疗法。

（3）对重症患者，如条件许可，应收入重症监护病房，进行监护。

（四）并发症及其防治

除一般颅脑损伤与开颅术后常易发生的并发症外，还应注意：①术后应严密观察病情变化，发现复发血肿及迟发性血肿，应及时处理。②应妥善控制继发性脑肿胀和脑水肿。③重症患者可并发上消化道出血，术后早期应加以预防。④长期昏迷患者易发生肺部感染、水电解质平衡紊乱、下丘脑功能紊乱、营养不良、压疮等。在加强护理措施的同时，及时予以相应的处理。⑤出院后应于 1～3 个月内进行随访调查,以了解手术效果和可能存在的颅内并发症(图 5-4)。

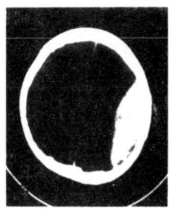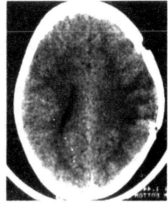

图 5-4　急性硬脑膜外血肿手术前后 CT 扫描显示血肿已获清除,但术后局部仍有轻度水肿

三、慢性硬脑膜外血肿

(一)概述

慢性硬脑膜外血肿较少见,是指伤后 2～3 周以上出现血肿者。一般而言,伤后 13d 以上,血肿开始有钙化现象即可作为慢性血肿的诊断依据。

慢性硬脑膜外血肿的转归与硬脑膜下血肿不同,通常在早期血细胞凝集块状,后期在局部硬脑膜上形成一层肉芽组织,这些肉芽组织可在 CT 上显示。仅有少数慢性血肿形成包膜及中心液化,但为时较久,一般约需 5 周。临床上可发现少数迟发性硬脑膜外血肿:即首次 CT 扫描时无明显影像异常,但在相隔几小时甚至十多天之后再次 CT 扫描时,才发现血肿,这是指血肿的期龄或病程的急缓。原因可能是患者头部外伤时存在硬脑膜的出血源,但因伤后脑组织水肿、其他引起颅内压增高的因素,形成了填塞效应而对出血源有压迫作用。但后来采用过度换气、强力脱水、控制脑脊液漏、清除颅内血肿及手术减压等措施,或因全身性低血压的影响使颅内高压迅速降低,突然失去了填塞效应,故而造成硬脑膜自颅骨剥离,遂引起迟发性硬脑膜外血肿。

(二)临床表现

1. 症状与体征

以青年男性为多见,好发部位与急性或亚急性硬脑膜外血肿相似,多位于额区、顶区、枕区等处,位于颞区较少。临床出现慢性颅内高压症状,也可出现神经系统阳性体征,如意识障碍、偏瘫、瞳孔异常或眼部症状等。

2. 影像学检查

(1)慢性硬脑膜外血肿的诊断有赖影像学检查。绝大多数患者有颅骨骨折,骨折线往往穿越硬脑膜血管压迹或静脉窦。

(2)CT 扫描表现典型,见位于脑表面的梭形高密度影,周界光滑,边缘可被增强,偶见钙化。

(3)MRI 扫描 T_1 和 T_2 加权像上均呈边界锐利的梭形高信号区。

（三）手术技术

1.适应证

对已有明显病情恶化的患者，应及时施行手术治疗。除少数血肿发生液化，包膜尚未钙化，可行钻孔冲洗引流之外，其余大多数患者须行骨瓣开颅清除血肿，达到暴露充分与不残留颅骨缺损的目的，同时，利于术中查寻出血点和施行止血操作。

2.禁忌证

对个别神志清楚、症状轻微，没有明显脑功能损害的患者，也有人采用非手术治疗，在 CT 监护下任其自行吸收或机化。

术前准备，手术入路与操作，术中注意事项，术后处理与并发症及其防治与急性、亚急性硬脑膜外血肿处理基本相同。

四、急性与亚急性硬脑膜下血肿

（一）概述

硬脑膜下血肿可分为急性、亚急性和慢性 3 种。本节主要讨论急性、亚急性硬脑膜下血肿。急性、亚急性硬脑膜下血肿在闭合性颅脑损伤中占 5％～6％，在颅内血肿中占 50％～60％，为颅内血肿中最常见者，也是颅脑伤患者死亡的主要原因之一。

急性和亚急性硬脑膜下血肿与脑挫裂伤的关系密切，多发生在减速性损伤。大多数血肿的出血来源为脑皮质的静脉和动脉。血肿常发生在着力部位的脑凸面、对冲部位或着力部位的额叶、颞叶底区和极区，多与脑挫裂伤同时存在，其实为脑挫裂伤的一种并发症，称为复合性硬脑膜下血肿。复合性硬脑膜下血肿受继发性脑水肿所引起的颅内压升高的限制，出血量多不大，多局限在挫裂伤部位，与挫伤的脑组织混杂在一起。当然，如脑挫裂伤和脑水肿不重，也可形成较大的血肿。另一种比较少见的称为单纯性硬脑膜下血肿。由于桥静脉在经硬脑膜下隙的一段被撕裂或静脉窦本身被撕裂，血肿常分布于大脑凸面的较大范围，以位于额顶区者多见。如回流到矢状窦的桥静脉或矢状窦被撕裂，血肿除位于大脑凸面外，也可分布于两大脑半球间的纵裂内；如果回流到横窦或岩上窦的脑底区静脉撕裂，则血肿也可位于脑底区。单纯性硬脑膜下血肿伴有的原发性脑损伤多较轻，出血量一般较复合型者为多，如及时将血肿清除，多可获得良好的效果。

（二）临床表现

1.症状与体征

临床表现是在脑挫裂伤症状的基础上又加上脑受压的表现。

（1）意识障碍：复合性硬脑膜下血肿临床表现与脑挫裂伤相似，有持续性昏迷，或意识障碍的程度逐渐加重，有中间清醒期或中间好转期者较少，如果出现，时间也比较短暂。单纯性或亚急性硬脑膜下血肿由于出血速度较慢，多有中间清醒期。因此，在临床上，对伴有较重脑挫裂伤的伤员，在观察过程中如发现意识障碍加重时，应考虑有血肿存在的可能。

（2）瞳孔改变：由于病情进展迅速，复合性血肿多很快出现一侧瞳孔散大，而且由于血肿增大，对侧瞳孔亦散大；单纯性或亚急性血肿的瞳孔变化多较慢。

（3）偏瘫：主要有 3 种原因。伤后立即出现的偏瘫是脑挫裂伤所致；由于小脑幕切迹疝所致的偏瘫，在伤后一定时间才出现，常同时出现一侧瞳孔散大和意识进行性障碍；颅内血肿压迫运动区，也在伤后逐渐出现，一般无其他脑疝症状，瘫痪多较轻。复合性血肿时，上述 3 种原因均可存在,而单纯性血肿则主要为后两种原因。

(4)颅内压增高和脑膜刺激症状:出现头痛、恶心、呕吐、躁动和生命体征的变化,颈强直和克尼格征阳性等脑膜刺激症状也比较常见。

(5)其他:婴幼儿血肿时,可出现前囟隆起,并可见贫血,甚至发生休克。

2.影像学检查

(1)主要依靠CT扫描,既可了解脑挫裂伤情况,又可明确有无硬脑膜下血肿。

(2)颅骨X线平片检查发现有半数患者可出现骨折,但定位意义没有硬脑膜外血肿重要,只能用作分析损伤机制的参考。

(3)磁共振成像(MRI)不仅能直接显示损伤程度与范围,同时对处于CT等密度期的血肿有独到的效果,因红细胞溶解后高铁血红蛋白释出,T_1、T_2加权像均显示高信号,故有其特殊优势。

(4)脑超声波检查或脑血管造影检查,对硬脑膜下血肿亦有定侧或定位的价值。

(三)手术技术

1.适应证

(1)伤后意识障碍无明显的中间清醒期,表现有明显脑受压症状和(或)出现一侧肢体功能障碍者。

(2)伤后意识进行性加重,出现一侧瞳孔散大等早期脑疝症状者。

(3)头颅CT检查示颅内有较大血肿和(或)伴有脑挫裂伤,中线明显移位者。

(4)经钻孔探查证实为硬脑膜下血肿者。

2.禁忌证

(1)意识处于深昏迷,双侧瞳孔散大,去皮质强直,自主呼吸停止1h以上,经积极的脱水、降颅压治疗无好转,处于濒死状态者。

(2)患者一般状态良好,CT检查见血肿量较小和(或)伴有局灶性脑挫裂伤,且无明显脑受压症状,中线移位不明显者,在严密观察病情变化情况下,可先行非手术治疗。

3.术前准备

(1)麻醉:一般麻醉方法多采用气管插管全身麻醉,部分患者也可在局部麻醉下进行。可根据血肿部位,采用相应的体位。

(2)术前认真采集病史,进行全身体格检查和神经系统检查,阅读辅助检查资料,明确诊断,讨论手术方案。

(3)向患者家属交代病情、手术必要性、危险性及可能发生的情况,以取得理解。

(4)剃去患者全部头发,头皮清洗、消毒后用无菌巾包扎。

(5)备血及术前、麻醉前用药。

4.手术入路与操作

根据血肿是液体状(多为单纯性硬脑膜下血肿和亚急性硬脑膜下血肿)或固体凝血块(多为复合性硬脑膜下血肿),分别采用钻孔引流或骨瓣开颅两种不同的血肿清除方法。急性硬脑膜下血肿往往与脑挫裂伤和脑内血肿并存,且多位于对冲部位的额叶底区和颞极区,易发生于两侧,故多需采用开颅手术清除血肿。

(1)骨瓣开颅切口:按血肿部位不同,分别采取相应骨瓣开颅。因额叶底和额极的对冲伤最为多见,常采用额颞区骨瓣或双侧前额区冠状瓣开颅,具有手术野显露广泛和便于大范围减压的优点,但其缺点为不能充分显露额极区与颞极区以及脑的底面,难以彻底清除上述部位坏死的脑组织,及对出血源止血。对损伤严重者可采用扩大的翼点入路切口,即在发际内起自中线旁3cm,向后延伸,在顶结节前转向额部,再向前下止于颧弓中点。皮瓣翻向前下,额颞骨瓣翻向颞侧,骨窗的下界平颧弓,后达乳突,前达颞窝及额骨隆突后部。这种切口可以充分显露额叶前中区与其底面、外侧裂、颞极和颞叶底区。有利于清除硬脑膜下血肿及止血,易于清除额极区和颞极底区的挫裂伤灶。如血肿为双侧,对侧亦可采用相同切口(图5-5)。

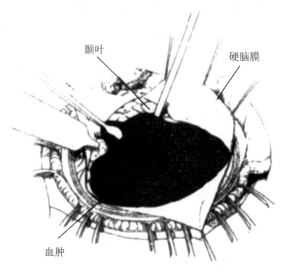

图5-5　骨瓣开颅,硬脑膜下血肿清除术

(2)钻孔减压:对于脑受压明显,估计颅内压显著升高者,可先在设计的颞区切口线上做小的切开,颅骨钻孔后,切开硬脑膜,清除部分血肿,迅速减轻脑受压。如是两侧血肿,也用同法将对侧血肿放出后再继续扩大开颅完成手术全过程。这样可以避免加重脑移位,防止脑膨出和脑皮质裂伤,以及损伤脑的重要结构。

(3)清除血肿:翻开硬脑膜瓣后,先用生理盐水冲洗术野及冲洗出骨瓣下较远部位脑表面的血液,吸除术野内的血块和已挫裂失活的脑组织。对脑皮质出血用积极电凝耐心细致地加以止血。然后分别从颅前窝底和颅中窝底将额叶和颞叶轻轻抬起,探查脑底面挫裂伤灶。用吸引器清除失活的脑组织,并彻底止血。最后用大量生理盐水冲洗出术野内积血。

(4)减压:应视情况而定。如损伤以出血为主,脑挫裂伤不重,血肿清除后见脑组织已自行塌陷、变软、波动良好者,只需将颞鳞部做适当切除,行颞肌下减压即可;如血肿量不太大,脑挫裂伤较重,血肿清除后仍有明显脑肿胀或出现急性脑膨出,并确已证明无其他部位血肿时,在应用脱水药物的同时将额极区和颞极区做适应切除,并弃去骨瓣,行颅内外减压术,否则,术后严重的脑水肿和脑肿胀常常导致脑疝或脑干功能衰竭,患者难免死亡。

(5)关颅:用生理盐水冲洗伤口内积血,用过氧化氢(双氧水)和电凝彻底止血后,将硬脑膜边缘缝在颞肌上,伤灶处置一引流,分层缝合切口。

5.术中注意事项

(1)在翻开骨瓣切开硬脑膜时,要特别注意观察,如果硬脑膜很紧张,脑压很高,最好用宽的脑压板经硬脑膜的小切口伸入硬脑膜下将脑皮质轻轻下压,然后迅速将硬脑膜切口全部剪开,以免在切开硬脑膜的过程中,严重肿胀的脑组织由较小的切口中膨出,造成脑皮质裂伤。

（2）在清除血肿过程中，要特别注意多血管的活动性出血。必须耐心细致地探查，避免遗漏并逐一加以电凝止血。

（3）对已挫伤失活的脑组织，必须彻底清除，否则术后脑水肿和颅内压增高难以控制。

6.术后处理

与一般颅脑损伤及开颅术后处理相同，但出现下列3种情况应予特殊处理。

（1）年老体弱，脑疝形成时间较长，原发脑损伤较重，虽经积极治疗脑疝已回复，但估计意识障碍不能在短时间内恢复者，宜早期行气管切开术，保持呼吸道通畅。

（2）对继发严重脑干损伤，术后生命体征不平稳，可采用人工呼吸机辅助呼吸，必要时进行冬眠低温疗法。

（3）对重症患者，如条件许可，应收入重症监护病房，进行生命体征及颅内压动态监护。

（四）并发症及其防治

除一般颅脑损伤与开颅术后常易发生的并发症外，尤应注意下列4种情况：①术后应严密观察病情变化，发现复发性血肿及迟发性血肿，应及时处理。②应妥善控制继发性脑肿胀和脑水肿。③重症患者易并发上消化道出血，术后早期应采取相应措施加以预防。④长期昏迷患者易发生肺部感染、下丘脑功能紊乱、营养不良、压疮等，在加强护理措施的同时，应及时予以相应的处理。

五、慢性硬脑膜下血肿

（一）概述

慢性硬脑膜下血肿是指头部伤后3周以上出现症状者。血肿位于硬脑膜与蛛网膜之间，具有包膜。好发于小儿及老年人，占颅内血肿的10%。占硬脑膜下血肿的25%。起病隐匿，临床表现多不明显，容易误诊。从受伤到发病的时间，一般在1～3个月。

一般将慢性硬脑膜下血肿分为婴幼儿型及成人型。成人型绝大多数都有轻微头部外伤史，老年人额前或枕后着力时，脑组织在颅腔内的移动较大，易撕破脑桥静脉，其次静脉窦、蛛网膜粒等也可受损出血。非损伤性慢性硬脑膜下血肿十分少见，可能与动脉瘤、脑血管畸形或其他脑血管疾病有关。慢性硬脑膜下血肿扩大的原因，可能与患者脑萎缩、颅内压降低、静脉张力增高及凝血机制障碍等因素有关。

婴幼儿慢性硬脑膜下血肿以双侧居多，除由产伤和一般外伤引起外，营养不良、维生素C缺乏病、颅内外炎症及有出血素质的儿童，甚至严重脱水的婴幼儿，也可发生本病。出血来源多为大脑表面汇入上矢状窦的脑桥静脉破裂所致，非外伤性硬脑膜下血肿则可能由全身性疾病或颅内炎症所致的硬脑膜血管通透性改变引起。

（二）临床表现

1.症状与体征

存在很大差异，可将其归纳为3种类型。①发病以颅内压增高症状为主者较常见，表现为头痛、呕吐、复视和视神经乳头水肿等，但缺乏定位症状，易误诊为颅内肿瘤。②发病以智力和精神症状为主者，表现为头昏、耳鸣、记忆力和理解力减退，反应迟钝或精神失常等，易误诊为神经官能症或精神病。③发病以神经局灶症状和体征为主者，如出现局限性癫痫、偏瘫、失语等，易与颅内肿瘤混淆。婴幼儿型慢性硬脑膜下血肿，常表现有前囟突出、头颅增大类似脑积水的征象，常伴有贫血等症状。

2.影像学检查

(1)头颅 CT 扫描不仅能从血肿的形态上估计其形成时间,而且能从密度上推测血肿的期龄。一般从新月形血肿演变到双凸形血肿,需 3～8 周,血肿的期龄平均在 3.7 周时呈高密度,6.3 周时呈低密度,至 8.2 周时则为等密度。但对某些无占位效应或双侧慢性硬脑膜下血肿的患者,必要时尚需采用增强后延迟扫描的方法,提高分辨率。

(2)MRI 更具优势,对 CT 呈等密度时的血肿或积液均有良好的图像鉴别。

(三)手术技术

1.适应证

慢性硬脑膜下血肿患者的病史相对较长,血肿体积多逐渐增大,大部分经钻孔冲洗引流的简单手术方法即可治愈,故确诊后有症状者都应手术治疗。

2.禁忌证

(1)血肿量过少,且无颅内压增高和脑压迫症状者可暂不行手术。

(2)血肿已形成厚壁甚至钙化,且患者一般情况不佳,难以耐受血肿切除术者,可视为手术禁忌证。

3.术前准备

(1)麻醉:大部分患者可在局部麻醉下进行。可根据血肿部位,采用相应的体位。

(2)术前认真采集病史,进行全身体格检查和神经系统检查,阅读辅助检查资料,明确诊断,讨论手术方案。

(3)向患者家属交代病情、手术必要性、危险性及可能发生的情况,以取得理解。

(4)剃去患者全部头发,头皮清洗、消毒后用无菌巾包扎。

(5)备血及术前、麻醉前用药。

4.手术入路与操作

(1)钻孔冲洗引流术:①钻孔冲洗引流法。即在血肿最厚的位置将头皮切一个 3～5mm 小口,用骨钻经颅骨钻孔,骨缘周围涂抹骨蜡止血,可见硬脑膜发蓝,电凝硬脑膜外小血管,尖刀"十"字划开硬脑膜,可见黯红色陈旧性血液涌出,待大部血液流出后,放入带侧孔的引流管,用生理盐水反复冲洗,直至流出的液体清亮无色透明为止,保留引流管,将切口缝合,引流管接闭式引流装置,行闭式引流。这种方法简单易行,但遇血肿较大时,冲洗有时不易彻底。②双孔冲洗引流法。于血肿的后上方与前下方各钻 1 孔。切开硬脑膜后,用 2 支导管分别置于血肿腔中,用生理盐水反复冲洗,直至流出的液体清亮无色透明为止。然后将前方导管拔出缝合切口,保留后方导管,接闭式引流装置,做闭式引流。

(2)骨瓣开颅血肿切除术:根据血肿的部位,沿血肿边缘做一大型骨瓣开颅,皮瓣呈马蹄形。瓣状切开硬脑膜,向中线翻转;如血肿外侧囊壁与硬脑膜粘连致密不易分离时,可将其一同切开和翻转。从血肿上方内侧开始,逐渐将包膜从脑表面分离后切除。如粘连致密不易分离时可留小片包膜,也可只将外侧包膜切除。严密止血后,按常规缝合关颅。腔内置引流管引流。

5.术中注意事项

(1)采用钻孔冲洗引流术式时,因骨孔较小,插入的导管不宜过硬,而且手法要轻柔,不可强行插入引流管,避免将导管穿过内侧包膜插入脑内造成脑组织损伤。可将骨孔适当扩大以便插入引流管冲洗引流。

(2)冲洗时避免将空气注入血肿腔,应使冲洗与排液均在密闭条件下进行,以防止空气逸入,形成张力性气颅。如用两管开放冲洗时,应用生理盐水填充残腔将空气排出后再行缝合引流。

(3)采用单孔冲洗引流法冲洗较大血肿时,应将引流管更换不同方向冲洗,尽量避免遗留残血。

(4)采用开颅清除血肿术时,提倡在手术显微镜下施行,可以使止血更为彻底,脑组织损伤轻微。

6.术后处理

(1)除一般常规处理外,可将床脚垫高,早期补充大量液体(每日 3500～4000mL),避免低颅压,利于脑复位。

(2)记录每 24h 血肿腔的引流量及引流液的颜色,如引流量逐渐减少且颜色变淡,表示脑已膨胀,血肿腔在缩小,3～5d 后即可将引流管拔除。如颜色为鲜红,多示血肿腔内又有出血,应及时处理。

(四)并发症及其防治

(1)脑损伤:因放置引流管时操作技术不当而引起,应仔细操作。

(2)张力性气颅:发生原因及防止办法已如前述。

(3)硬脑膜下血肿:多为血肿包膜止血不彻底所致,或血肿抽吸后颅内压急剧下降引起桥静脉的撕裂,应及时再次手术处理。

(4)硬脑膜外血肿:多为钻孔时硬脑膜与颅骨间的血管被剥离撕裂引起出血,出血后又使剥离不断扩大,应及时开颅将血肿清除。

六、脑内血肿

(一)概述

外伤性脑内血肿,是指外伤后发生在脑实质内的血肿。它常与枕部着力的额区、颞区对冲性脑挫裂伤并存,也可由着力部位凹陷骨折所致。在闭合性脑损伤中其发生率为 0.5%～1%。外伤性脑内血肿多数属于急性,少数为亚急性。一般分为浅部与深部两型,前者又称复合型脑内血肿,后者又称为单纯型脑内血肿,临床上以浅部血肿较多见。浅部血肿多由于挫裂伤的脑皮质血管破裂出血所引起,因此在血肿表面常可有不同程度的脑挫裂伤,时常与急性硬脑膜下血肿同时存在,一般而言,血肿多位于额叶和颞叶前区靠近脑底的部位;深部血肿多位于脑白质内,是脑深部血管破裂出血所致,可向脑室破溃造成脑室内出血,脑表面无明显损伤或仅有轻度挫伤,触诊可有波动感。

(二)临床表现

1.症状与体征

脑内血肿与伴有脑挫裂伤的复合性硬脑膜下血肿的症状极为相似,常出现以下症状与体征。

(1)颅内压增高和脑膜刺激症状:头痛、恶心、呕吐、生命体征的变化等均比较明显。部分亚急性或慢性脑内血肿,病程较为缓慢,主要表现为颅内压增高,眼底检查可见视神经乳头水肿。

(2)意识改变:伤后意识障碍时间较长,观察中意识障碍程度多逐渐加重,有中间清醒期或中间好转期者较少。因脑内血肿常伴有脑挫裂伤或其他类型血肿，伤情变化多较急剧，可很快出现小脑幕切迹疝。

（3）多数血肿位于额叶、颞叶前区且靠近其底面，常缺乏定位体征，位于运动区附近的深部血肿，可出现偏瘫、失语和局限性癫痫等。

2. 影像学检查

（1）头颅 CT 扫描：90%以上急性期脑内血肿可显示高密度团块，周围有低密度水肿带；2～4 周时血肿变为等密度，易于漏诊；4 周以上时则呈低密度。应注意发生迟发性脑内血肿，必要时应复查头颅 CT。

（2）紧急情况下可根据致伤机制分析或采用脑超声波定侧，尽早在颞区或可疑的部位钻孔探查，并行额叶及颞叶穿刺，以免遗漏脑内血肿。

（三）手术技术

1. 适应证

（1）CT 诊断明确，颅内压增高或局灶症状明显者。

（2）伤后持续昏迷，出现一侧瞳孔散大或双侧瞳孔散大，经积极的脱水和降颅压治疗一侧瞳孔回缩者。

（3）硬脑膜下或硬脑膜外血肿清除后颅内压仍高，脑向外膨出或脑皮质有限局性挫伤，触诊有波动者。

（4）血肿位于重要功能区深部，经穿刺吸引后，血肿无减少，颅内压增高不见改善者。

2. 禁忌证

（1）单纯型脑内血肿，血肿量较小，且无颅内压增高或仅轻度增高者。

（2）经穿刺吸引后，血肿已缩小或不再扩大，颅内压增高已改善者。

（3）意识处于深昏迷，双侧瞳孔散大，去皮质强直，自主呼吸停止，经积极的脱水、降颅压治疗无好转，自主呼吸无恢复，处于濒死状态者。

3. 术前准备

（1）多采用气管插管全身麻醉，钻孔引流手术可采用局部麻醉，根据血肿部位不同，采用适当体位。

（2）术前认真采集病史，进行全身体格检查和神经系统检查，阅读辅助检查资料，明确诊断，讨论手术方案。

（3）向患者家属交代病情、手术必要性、危险性及可能发生的情况，以取得理解。

（4）剃去患者全部头发，头皮清洗、消毒后用无菌巾包扎。

（5）备血及术前、麻醉前用药。

4. 手术入路与操作

（1）开颅脑内血肿清除术：选择血肿距表面最近且避开重要功能区处骨瓣开颅，翻开骨瓣时，如遇硬脑膜外或硬脑膜下有血肿时应先行清除。剪开硬脑膜后，检查脑表面有无挫伤，在挫伤重的位置常常可发现浅部的脑内血肿。如看不到血肿，可选择挫伤处为穿刺点，先行电凝脑表面小血管，然后用脑室针逐渐向脑内穿刺确定血肿位置。如脑表面无挫伤，则按 CT 确定的血肿方向在非功能区的脑回上选择穿刺点进行穿刺。确定深部脑内血肿的位置后，电凝脑表面小血管，切开 2～3cm 的脑皮质，然后用脑压板和吸引器按穿刺的方向逐渐向脑深部分离，直达血肿腔内。探及血肿后，直视下用吸引器将血肿吸除，如有活动性出血予以电凝止血。对软化、坏死的脑组织也要一并清除。彻底止血后,血肿腔内置引流管,关闭切口。如脑组织塌陷,脑波动恢复良好,脑压明显降低,可缝合硬脑膜,还纳骨瓣,逐层缝合头皮关颅;如脑组织仍较膨隆,脑张力较高,可不缝合硬脑膜,去骨瓣减压,逐层缝合头皮关颅。

(2)脑内血肿钻孔穿刺术:适用于血肿已液化,不伴有严重脑挫裂伤及脑膜下血肿的患者。对虽未液化或囊性变,但并无颅内高压或脑受压表现的深部血肿,特别是脑基底核或脑干内的血肿,一般不考虑手术,以免增加神经功能损伤。手术方法:根据脑内血肿的定位,选择非功能区又接近血肿的部位切开头皮长 2～3cm,颅骨钻孔,孔缘涂抹骨蜡止血。电凝硬脑膜仁的血管,硬脑膜"十"字形切开,电凝脑回表面的血管,选择适当的脑针,按确定的部位,缓缓刺入,达到预定的深度时,用空针抽吸观察。证实到达血肿后,如果颅内压高,可自任血肿积液流出,然后用空针轻轻抽吸,负压不可过大。排出部分血肿积液后,即可抽出脑穿刺针,按脑穿刺针的深度,改用软导管插入血肿腔,用生理盐水反复冲洗,直至冲洗液变清亮为止。留置导管经穿刺孔引出颅外,接闭式引流装置,术后持续闭式引流,持续引流期间,在严格无菌操作下,可经引流管注入尿激酶溶解固态血块,加强引流效果。

5.术中注意事项

(1)清除脑深部血肿时,脑皮质切口应选择非功能区和距脑表面最近的部位,不宜过大,以免加重脑损伤。

(2)提倡在手术显微镜下进行手术,以期止血彻底,脑损伤轻微。

(3)在处理接近脑组织的血肿时,应减轻吸引力,以防出现新的出血和加重脑的损伤。对与脑组织粘连较紧的血块不必勉强清除,以防引发新的出血。

(4)钻孔穿刺冲洗时,应避免将空气带入血肿腔。

6.术后处理

(1)对原发脑损伤较重,估计意识障碍不能在短时间内恢复者,应早期行气管切开术,保持呼吸道通畅。

(2)对继发严重脑干损伤,术后生命体征不平稳,可采用人工呼吸机辅助呼吸,在密切观察病情的前提下,可行冬眠低温疗法。

(3)对重症患者,如条件许可,应收入重症监护病房,进行生命体征及颅内压动态监护。

(四)并发症及其防治

(1)术后应严密观察病情变化,发现复发性及迟发性血肿,应及时处理。

(2)应妥善控制继发性脑肿胀和脑水肿。

(3)重症患者易并发上消化道出血,术后应早期采取相应措施加以预防。

(4)长期昏迷患者易发生肺部感染、水电解质平衡紊乱、下丘脑功能紊乱、营养不良、压疮等,在加强护理措施的同时,应及时予以相应的处理。

七、颅后窝血肿

(一)概述

颅后窝血肿包括小脑幕以下的硬脑膜外、硬脑膜下、脑内及多发性血肿 4 种。按其出现症状的时间可分为急性、亚急性和慢性 3 种。颅后窝血肿较为少见,占颅内血肿的 2.6％～6.3％,易引起小脑扁桃体疝及中枢性呼吸、循环衰竭,病情极为险恶,病死率达 15.6％～24.3％。颅后窝血肿常由枕区着力的损伤所引起。颅后窝血肿中,以硬脑膜外血肿多见,出血多来自横窦,也可来自窦汇、脑膜血管、枕窦或乙状窦等。临床上以亚急性表现者为多见。硬脑膜下血肿较少见,常伴有小脑、脑干损伤,血肿主要来源于小脑表面的血管或注入横窦的静脉破裂,也可来源于横窦和窦汇的损伤。小脑内的血肿罕见,因小脑半球挫裂伤引起。血肿范围以单侧者多见,双侧者较少。颅后窝血肿中约有 1/3 合并其他部位的颅内血肿,以对冲部位的额叶底区和颞极区硬脑膜下血肿为多见。颅后窝硬脑膜外血肿亦可伴发横窦上方的枕区硬脑膜外血肿(即骑跨性血肿)。

(二)临床表现

1.症状与体征

(1)枕部头皮伤:大多数颅后窝血肿在枕区着力部位有头皮损伤,在乳突区或枕下区可见皮下淤血(Battle 征)。

(2)颅内压增高和脑膜刺激症状:可出现剧烈头痛,频繁呕吐,躁动不安,亚急性或慢性血肿者可出现视神经乳头水肿。

(3)意识改变:约半数有明显中间清醒期,继发性昏迷多发生在受伤 24h 以后,若合并严重脑挫裂伤或脑干损伤时则出现持续性昏迷。

(4)小脑、脑干体征:意识清醒的伤员,半数以上可查出小脑体征,如肌张力低下、腱反射减弱、共济失调和眼球震颤等。部分患者可出现交叉性瘫痪或双侧锥体束征,或出现脑干受压的生命体征改变,如果发生呼吸障碍和去皮质强直,提示血肿对脑干压迫严重,必须迅速治疗,以免脑干发生不可逆的损害。

(5)眼部症状:可出现两侧瞳孔大小不等、眼球分离或同向偏斜。如伴有小脑幕切迹上疝,则产生眼球垂直运动障碍和瞳孔对光反射消失。

(6)其他:有时出现外展神经和面神经瘫痪以及吞咽困难等。强迫头位或颈部强直,提示有可能发生了枕骨大孔疝。

2.影像学检查

(1)X 线额枕前后位平片:多数可见枕骨骨折。

(2)头颅 CT 扫描:可见颅后窝高密度血肿影像。

(三)手术技术

1.适应证

颅后窝的容积较小,对占位性病变的代偿功能能力很差,加之血肿邻近脑干,故一旦诊断确定,除出血量小于 10mL,患者状态良好者外,都应尽早进行手术将血肿清除。

2.禁忌证

对于血肿量小于 10mL,患者意识清楚,无颅内压增高表现者,可在严密观察下行非手术疗法。

3.术前准备

(1)采用气管内插管全身麻醉。患者取侧卧位或侧俯卧位。

(2)术前认真采集病史,进行全身体格检查和神经系统检查,阅读辅助检查资料,明确诊断,讨论手术方案。

(3)向患者家属交代病情、手术必要性、危险性及可能发生的情况,以取得理解。

(4)剃去患者全部头发,头皮清洗、消毒后用无菌巾包扎。

(5)备血及术前、麻醉前用药。

4.手术入路与操作

如为单侧硬脑膜外或脑内血肿,可于同侧枕下中线旁行垂直切口。如血肿位于中线或双侧或为硬脑膜下血肿时,则行正中垂直切口,切口应上超过枕外粗隆,或枕下弧形切口。遇骑跨性血肿时,可用向幕上延伸的中线旁切口,或将正中垂直切口在幕上做向病侧延伸的倒钩形切口。切开皮肤及皮下组织后,将枕下肌肉向两侧剥离,边电凝边剥离,用颅后窝牵开器牵开切口,探查有无骨折线存在。如有骨折线,应先在枕鳞区靠近骨折线处钻孔,并用咬骨钳逐渐扩大使之形成骨窗。也可先在血肿周围做多处钻孔,而后用咬骨钳将各骨孔间咬断,骨瓣大小可按血肿的范围而定。见到硬脑膜外血肿后,清除血肿的方法与幕上硬脑膜外血肿相同。清除血肿后需彻底止血。对硬脑膜上的出血,电凝止血即可。清除硬脑膜外血肿后,如见硬脑膜下呈蓝色且张力仍高时,则应将硬脑膜呈放射状切开进行探查,如发现硬脑膜下血肿或小脑内血肿,则予以清除。硬脑膜是否需要缝合,应根据血肿清除术后小脑的肿胀程度而定。为了防止术后脑肿胀对脑干的压迫,多采用不缝合的枕下减压术。仔细止血后,分层缝合切口。

5.术中注意事项

(1)要注意横窦损伤后形成的硬脑膜外骑跨性血肿,不可仅将幕下血肿清除而将幕上血肿遗漏。

(2)在未准确判断是否为非主侧横窦之前,不可轻易用横窦结扎法止血。

6.术后处理

除一般常规处理外,最好置脑室引流。

(四)并发症及其防治

除一般颅脑损伤与开颅术后常易发生的并发症外,尤应注意对呼吸道的管理。

八、多发性血肿

(一)概述

颅脑损伤后颅内同时形成一个以上不同部位及类型的血肿者称为多发性血肿。该类血肿占颅内血肿总数的 14.4%～21.4%。

多发性颅内血肿一般以减速伤较加速伤为多见,在减速伤中,枕区与侧面着力较额区着力者多见。

根据部位和血肿类型的不同将血肿分为:①同一部位不同类型的多发血肿。其中以硬脑膜外和硬脑膜下血肿、硬脑膜下和脑内血肿较多见;硬脑膜外和脑内血肿较少。②不同部位同一类型的多发血肿,较多见。多数为一侧额底(极)区和颞极(底)区或双侧半球凸面硬脑膜下血肿,多发性硬脑膜外血肿则很少见。③不同部位不同类型的多发性血肿,较少见。以着力部位的硬脑膜外血肿和对冲部位的硬脑膜下血肿及脑内血肿为常见。

(二)临床表现

1.症状与体征

症状比单发性颅内血肿更严重。

(1)伤后持续昏迷或意识障碍进行加重者较多见,很少有中间清醒期。

(2)伤情变化快,脑疝出现早,通常一侧瞳孔散大后不久对侧瞳孔也散大。

(3)颅内压增高、生命体征变化和脑膜刺激症状等都较明显。

2.影像学检查

(1)当疑有多发性血肿可能时,应及早施行辅助检查如 CT、MRI 或脑血管造影。

(2)颅骨 X 线平片可以提示有无跨越静脉窦或血管压迹的骨折线。

(3)脑超声波探测若发现中线波无移位或稍有偏移而与临床体征不符时,即应考虑存在多发性血肿。

(三)手术技术

根据损伤机制,估计多发性血肿可能发生的部位和发生机会,合理设计手术入路、方法和先后顺序,酌情做骨窗或骨瓣开颅。依次清除血肿后,脑肿胀仍较重时,应进行一侧或两侧充分减压。

1.适应证

病情危急,头颅 CT 检查,颅内有多发血肿者。

2.禁忌证

双侧瞳孔散大,自主呼吸停止 1h 以上,经积极的脱水、降颅压治疗无好转,处于濒死状态者。

3.术前准备

(1)采用气管内插管全身麻醉。视不同情况决定体位。

(2)术前认真采集病史,进行全身体格检查和神经系统检查,阅读辅助检查资料,明确诊断,讨论手术方案。

(3)向患者家属交代病情、手术必要性、危险性及可能发生的情况,以取得理解。

(4)剃去患者全部头发,头皮清洗、消毒后用无菌巾包扎。

(5)备血及术前、麻醉前用药。

4.手术入路与操作

根据血肿大小、部位,尤其是对颅内压增高或脑干受压的影响,确定对一个或几个血肿进行手术。

5.术中注意事项

清除一个血肿后,其余血肿可能因为颅内压下降而增大,需提高警惕。术后处理、并发症及其防治与脑内血肿、急性硬脑膜下血肿基本相同。

九、脑室内出血

(一)概述

脑室内出血在重型颅脑损伤患者中,发生率为 1.5%～5.7%,在头颅 CT 检查的颅脑损伤患者中,占 7.1%。外伤性脑室内出血大多数伴有脑挫裂伤,出血来源多为脑室附近的脑内血肿,穿破脑室壁进入脑室,或室管膜下静脉撕裂出血。

(二)临床表现

1.症状与体征

(1)大多数患者在伤后有意识障碍,昏迷程度重、持续时间长。

(2)瞳孔呈多样变化,如出现两侧缩小,一侧散大或两侧散大,对光反射迟钝或消失。

(3)神经局灶体征比较少见,部分患者可有轻偏瘫,有的患者呈去皮质强直状态。

(4)出现明显脑膜刺激征,呕吐频繁,颈项强直和克匿格征阳性比较常见。

（5）常有中枢性高热。

2. 影像学检查

头颅 CT 扫描可见高密度影充填脑室系统，一侧或双侧，有时可见脑室铸形。

（三）手术技术

1. 适应证

（1）患者意识障碍进行性加重，脑室内积血较多或脑室铸形者。

（2）伴有严重脑挫裂伤，脑深部血肿破入脑室，或因开放性贯通伤继发脑室内积血者。

2. 禁忌证

（1）脑内血肿量较小，患者意识情况较好，无颅内压增高或仅轻度增高者。

（2）合并有严重的脑组织损伤，意识深昏迷，一侧瞳孔散大，自主呼吸停止，濒临死亡者。

3. 术前准备

（1）根据术式不同，采用局部麻醉或气管内插管全身麻醉及相应的体位。

（2）术前认真采集病史，进行全身体格检查和神经系统检查，阅读辅助检查资料，明确诊断，讨论手术方案。

（3）向患者家属交代病情、手术必要性、危险性及可能发生的情况。以取得理解。

（4）剃去患者全部头发，头皮清洗、消毒后用无菌巾包扎。

（5）备血及术前、麻醉前用药。

4. 手术入路与操作

（1）脑室内血肿引流术：颅骨钻孔脑室引流的方法与传统的脑室穿刺引流相同。首先根据脑室内血肿的部位，按侧脑室穿刺的标准入路，施行穿刺，穿刺成功后，放入脑室引流管，然后再轻转向内送入 1～2cm，并检查确定导管确在脑室内。用生理盐水 3～5mL 反复冲洗。待冲洗液转清时，留置引流管，经穿刺孔导出颅外，如常缝合钻孔切口。

（2）骨瓣开颅脑室内血肿清除术：骨瓣开颅，切开硬脑膜。于清除脑内血肿之后，可见血肿腔与脑室相通，此时即有血性脑脊液流出。用脑压板深入到脑室破口处。剥开脑室壁，在直视下吸出脑室内血细胞凝集块。可利用吸引器上的侧孔，调节负压强度，将血细胞凝集块吸住，轻轻拖出脑室。然后将引流管插入脑室，反复冲洗并留置引流管，作为术后持续引流。仔细止血，分层缝合切口。

5. 术中注意事项

（1）穿刺脑室置引流管成功后，应注意小心冲洗交换，切不可用力推注和抽吸，以免引起新的出血。

（2）骨瓣开颅进入脑室显露血细胞凝集块后，应仔细操作，如血细胞凝集块与脑室壁粘连紧密，切忌粗暴强行完全剥离，避免损伤脑室壁引发新的出血。

6. 术后处理

（1）对原发脑损伤较重，估计意识障碍不能在短时间内恢复者，应早期行气管切开术，保持呼吸道通畅。

（2）对继发严重脑干损伤，术后生命体征不平稳，可采用人工呼吸机辅助呼吸，在密切观察病情的前提下，可行冬眠低温疗法。

（3）对重症患者，如条件许可，应收入重症监护病房，进行生命体征及颅内压动态监护。

（四）并发症及其防治

（1）术后应严密观察病情变化，发现复发性及迟发性血肿，应及时处理。并做影像复查（图5-6）。

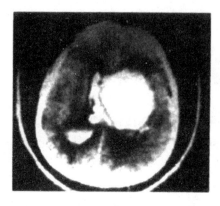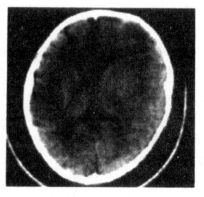

图5-6 脑内巨大血肿手术前、后CT复查影像

（2）应妥善控制继发性脑肿胀和脑水肿。

（3）重症患者易并发上消化道出血，术后应早期采取相应措施加以预防。

（4）长期昏迷患者易发生肺部感染、水电解质平衡紊乱、下丘脑功能紊乱、营养不良、压疮等，在加强护理措施的同时，应及时予以相应的处理。

参考文献

[1]崔丽英.神经内科诊疗常规[M].北京:中国医药科技出版社,2013.

[2][美]赫斯特,[美]罗森瓦塞尔.介入神经放射学[M].北京:科学出版社,2011.

[3]唐朝芳,毛素芳.神经外科颅脑术后并发手术部位感染患者抗菌药物的应用分析[J].中国实用神经疾病杂志,2014(2):16-18.

[4]曾进胜.神经内科疾病临床诊断与治疗方案[M].北京:科学技术文献出版社,2009.

[5]苏海涛,柳爱军,王志军.早期综合治疗颅脑损伤致颈性眩晕、头痛的临床研究[J].中国实用神经疾病杂志,2014(6):29-30.

[6]刘玉光.简明神经外科学[M].济南:山东科学技术出版社,2010.

[7]雷霆.神经外科疾病诊疗指南[M].3版.北京:科学出版社,2013.

[8]杨春伍,刘爱举,顾汉印,等.20例大面积脑梗死临床分析[J].中国实用神经疾病杂志,2013(22):35-36.

[9]赵世光.神经外科危重症诊断与治疗精要[M].北京:人民卫生出版社,2011.

[10]张宏兵,苏宝艳,王晓峰,等.急性小脑出血伴脑疝53例临床分析[J].中国实用神经疾病杂志,2014(4):75-76.

[11]蒋宇钢.神经外科手术及有创操作常见问题与对策[M].北京:军事医学科学出版社,2009.

[12]王国芳,朱青峰.颅后窝手术后颅内感染12例分析[J].中国实用神经疾病杂志,2012(23):20-21.

[13]陈礼刚,李定君.神经外科手册[M].北京:人民卫生出版社,2011.

[14]朱金生,彭国光.神经内科疾病诊疗精要[M].北京:中国科学技术出版社,2009.

[15]黄焕森,高崇荣.神经外科麻醉与脑保护[M].郑州:河南科学技术出版社,2012.

[16]徐圣君,赵晓平.老年脑卒中患者并发肺部感染60例临床分析[J].中国实用神经疾病杂志,2013(24):22-24.

[17]赵继宗.神经外科学[M].2版.北京:人民卫生出版社,2012.

[18]冯毅,蔡冰,白西民,等.高血压脑出血术后再出血的影响因素分析[J].中国实用神经疾病杂志,2014(19):7-9.

[19]张其利,张守庆,王泉相.实用神经外科诊疗指南[M].北京:中医古籍出版社,2009.

[20]李义游.血管栓塞术在脑动脉瘤患者中的综合应用价值研究[J].中国实用神经疾病杂志,2014(13):33-35.

[21]北京协和医院.神经外科诊疗常规[M].2版.北京:人民卫生出版社,2012.

[22]李春晖,邸辉,王佳良.神经外科手术治疗学[M].上海:第二军医大学出版社,2010.